Handbook on Diabetes Education

糖尿病
療養指導
の手びき

改訂第5版

日本糖尿病学会　編・著

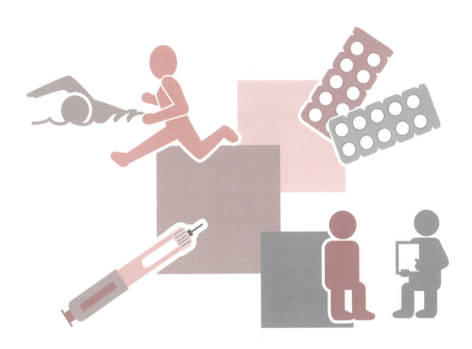

南江堂

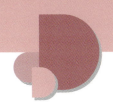

改訂第5版 序

　『糖尿病療養指導の手びき』は1999年5月に初版が発行され，第4版の改訂が2012年6月になされている．本書は糖尿病の患者さんやその家族が『糖尿病治療の手びき』(日本糖尿病学会編・著，日本糖尿病協会・南江堂発行)を用いて糖尿病の知識や治療・療養の知識・技術を学習する際，医療サイドから指導する糖尿病療養指導チームのための指導書として企画されたものである．

　『糖尿病治療の手びき』は2014年6月に改訂第56版が発行され，その内容が刷新されている．これを受けて『糖尿病治療の手びき』編集委員会として指導書である本書を全面的に見直すこととし，今回の改訂となった．『糖尿病治療の手びき』に沿った目次構成とし，患者指導を受け持つ糖尿病療養指導チームにとって，より便利な指導書となることを意図している．さらに，最近のSGLT-2阻害薬を含む新たな治療薬の登場や，新しい糖尿病腎症病期分類への対応，本学会の出版物やガイドラインとの整合性など，本書を現時点の状況に見合うよう変更した．

　本書は，初版が発行されてから16年にわたり，糖尿病専門医や糖尿病療養指導士をはじめとした糖尿病療養指導チームにかかわる医師，看護師，栄養士，薬剤師など多くの教育スタッフに活用いただき，好評を博している．患者さんや家族への指導は，単に糖尿病の専門知識のみでなく，本人やその生活環境に適した指導が原則となり，画一的なマニュアルのみでは対応できないため，患者さん個々人をより尊重した糖尿病療養指導が求められる．これは個々の患者さんに対して，明確な目標のもとに，糖尿病療養の指導にあたるスタッフの経験を踏まえて達成される．本書がこのような糖尿病療養指導の実際に活用され，患者さんや家族の皆様への糖尿病の克服に向けての一助となることを願う．

2015年4月

日本糖尿病学会
『糖尿病治療の手びき』編集委員会

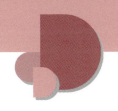

初版 序

　わが国の糖尿病患者は増加し続けており，1997年秋の厚生省の調査によれば糖尿病が強く疑われる人の数は690万人にも達するとされている．患者の増加に伴って，網膜症，腎症，神経障害などの糖尿病合併症の増加も加速されている．これらは国民の健康あるいは糖尿病患者のQOL（Quality of Life）という立場での深刻な問題であるばかりではなく，医療経済にも少なからぬ影響を与えていることは周知のとおりである．

　乳幼児も含めて実に国民20人に1人という糖尿病患者が糖尿病合併症の発症，進行を防いでQOLを達成するには，適切な治療と生活管理が不可欠であることはいうまでもないが，これを可能にするのはコメディカルスタッフを含めた教育チームによる「療養指導」である．欧米諸国では，すでにDiabetes Educator（糖尿病療養指導士）による「療養指導」が一般化し，その実効をあげているが，わが国では一部の先進的な施設を除いてその経験が乏しい．日本人の糖尿病の特性あるいはわが国の文化的・社会的特性を踏まえた糖尿病「療養指導」の原理・原則は必ずしも確立されているとはいいがたく，臨床現場でそれぞれが手探りで工夫をしているというのが現状である．本書は，わが国でのこのような糖尿病「療養指導」の現状に鑑み，コメディカルスタッフを含めた教育チームによる臨床現場での糖尿病「療養指導」の一般的原則をできるだけ実際に即して示したものである．もちろん，患者さん1人1人の文化的・社会的背景あるいは医学的状況によって，その「療養指導」が個別化して行われなければならないのは当然である．本書が，臨床現場で糖尿病患者の「療養指導」に広く活用され，患者のQOL達成に役立つことを期待するものである．

　なお，患者さん用には『糖尿病治療の手びき』が出版されているが，本書はこれと対比した内容になっているので，両書を併用して糖尿病「療養指導」の実効をあげていただきたい．本書をより良いものにするために，本書についてのご意見，ご批判を，日本糖尿病学会『糖尿病治療の手びき』編集委員会にお寄せいただきたい．

1999年5月

日本糖尿病学会
『糖尿病治療の手びき』編集委員会

本書の使い方

『糖尿病治療の手びき』を使ってどのように患者指導するか

　『糖尿病治療の手びき』(改訂第56版)が日本糖尿病学会から2014年6月に刊行されました．この患者とその家族のための冊子は1961年から版を重ね，今日に至っています．その歴史の長さをみても，いかに多くの方々への万人のための書であるかをご理解いただけると思います．

　本書『糖尿病療養指導の手びき』は，この『糖尿病治療の手びき』をテキストブックとして，医療サイドから糖尿病療養についての指導をどのようにするか，あるいは指導に際してのより詳細な記述やエビデンスを示し，指導がより実際的で効果的になることを目的としています．このため，目次は『糖尿病治療の手びき』とできる限り対となるように編集しました．本書を用いることで，患者や家族はメモを最小限にすることができ，また短時間で多くのことを指導する立場にある医師，看護師，栄養士，薬剤師にとっては使い勝手がよいように，さらにコンパクトに改訂しています．

　糖尿病療養指導に際して，昨今，種々のガイドライン，治療指針が日本糖尿病学会をはじめ，各種学会や米国，欧州の学会や諸団体から出版されています．また，その改訂が著しく早く行われ，専門家でもこれらを十分に熟知しておくことが困難なくらいです．このような意味でも，従来の知識のみでなく，最新の考え方やガイドラインに沿った治療，療養指導の方針を提示し，また日本糖尿病学会から出版されているほかの啓発目的や教育目的のテキストブック，たとえば『糖尿病治療ガイド2014-2015』，『糖尿病専門医研修ガイドブック(改訂第6版)』，『科学的根拠に基づく糖尿病診療ガイドライン2013』などとの整合性を図り，本書においても糖尿病教育が均質性を保てるように工夫しています．

　本書で特徴的な記載として，「糖尿病の療養指導と指導者の役割」，「糖尿病診療のネットワーク」，および付録として「日本糖尿病協会・都道府県糖尿病協会一覧」を加えています．糖尿病の指導を具体的に行う方法や考え方，また，患者サイドからの具体的な質問として，各種団体の所在地や連絡方法など，読者に必要と考えられる事項は可能な限り記載しました．

　本書の改訂が，より実際的で有用な書として糖尿病患者や家族への教育指導に携わる多くの方々のお役に立てば，本書を編集した委員会として幸甚です．

HbA1cの国際標準化に伴う表記法の変更―2014年4月1日よりNGSP値のみを表記

　HbA1cは，国際的に糖尿病治療上の重要な指標として汎用されているが，わが国で使用されてきたJapan Diabetes Society（JDS）値で表記されたHbA1cは，わが国以外のほとんどの国で使用されているNational Glycohemoglobin Standardization Program（NGSP）値と比較すると約0.4%低値であるという問題があった．そこで日本糖尿病学会では，従来のJDS値で表記されたHbA1c（JDS値）に0.4%を加えた新しいHbA1c値に表記法を変更することを決定し，先にこれを「国際標準値」と呼ぶこととした（国際標準値はNGSP値そのものではなく，あくまでもNGSP値に相当する値）．そして2010年7月1日以降，英文誌の原著論文や国際学会の発表においては国際標準値を使用することとしたが，日常臨床や検診・健康診断などの場においては，当面は従来のHbA1c（JDS値）を継続して使用し，別途告示する日時をもって，HbA1c（国際標準値）に全国一斉に変更することとした．

　しかしその後，2011年10月1日付で，（一社）検査医学標準物質機構（ReCCS）がNGSPの基準測定施設であるアジア地区Secondary Reference Laboratory（SRL）の認証を取得したことを受け，国際標準化に向けた検査の標準化・最適化を目指して関係諸団体と協議を重ねた結果，NGSP値（%）＝JDS値（%）×1.02＋0.25%，JDS値（%）＝NGSP値（%）×0.980－0.245（%）という換算式[注1)]が確定し，「国際標準値」（NGSP相当値）ではなく，正式に「NGSP値」と呼ぶことが可能となった．そこで2012年4月1日以降，HbA1cの表記とその運用を，以下のように改めることとなった．

1. 日常臨床においてもNGSP値を用い，「HbA1c（NGSP）」と表記する．従来のJDS値は「HbA1c（JDS）」と表記するが，2014年4月1日をもって，HbA1cの表記をすべてNGSP値のみとし[注2)]，JDS値の併記は行わない．
2. 特定健診・特定保健指導に関しては，システム変更や保健指導上の問題を避けるため2012年4月1日～2013年3月31日の期間は，受診者への結果通知および医療保険者への結果報告のいずれにおいても，従来通りJDS値のみを用いていたが，2013年4月1日以降は結果通知，結果報告のいずれもNGSP値のみを用いることになった．

（詳細については，日本糖尿病学会のホームページ（http://www.jds.or.jp/）を参照のこと．）
上記のような状況を鑑み，本書では以下の内容としてHbA1cを表記している．
- HbA1cは基本的にNGSP値のみで表記し，HbA1cのあとに「（NGSP）」を記入しない．なお，JDS値からは上記式を用いて換算している．
- 過去の知見からの出典で，JDS値あるいは国際標準値を記載する必要がある場合には，HbA1c（JDS）あるいはHbA1c（国際標準値）として，個々に記載する．

注1) この換算式で計算すると，以下のようになる（小数点以下第三位まで計算し第二位を四捨五入）．①JDS値で4.9%以下ではNGSP値(%)＝JSD値(%)＋0.3%，②JDS値で5.0～9.9%ではNGSP値(%)＝JDS値(%)＋0.4%，③JDS値で10.0～14.9%ではNGSP値(%)＝JDS値(%)＋0.5%．逆に❶NGSP値で5.2%以下ではJDS値(%)＝NGSP値(%)－0.3%，❷NGSP値で5.3～10.2%ではJDS値(%)＝NGSP値(%)－0.4%，❸NGSP値で10.3～15.2%ではJDS値(%)＝NGSP値(%)－0.5%

注2) HbA1cのあとに「（NGSP）」を記入しない．

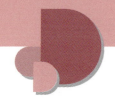

目 次

総 論　療養指導のあり方 — 1

1　糖尿病の療養指導と指導者の役割 — 3
1. 糖尿病療養指導士とは …… 3
2. 患者教育法について …… 6
3. 患者教育チーム …… 9
4. 初期教育の効果を上げるために …… 10

2　糖尿病診療のネットワーク — 13
1. 診療形態の多様性とその必要性 …… 14
2. 糖尿病診療ネットワーク …… 15
3. 「健康日本21」と日本糖尿病対策推進会議 …… 18

各 論　『糖尿病治療の手びき』の解説 — 19

1　糖尿病とはどのような病気か — 21
1. 血糖とインスリンの働き …… 21
2. どのような症状が出るのか …… 24
3. 早期糖尿病でも合併症を引き起こす …… 26

2　なぜ私が糖尿病なのか——検査と診断 — 29
1. 尿糖が出ない，症状もない，でも糖尿病？ …… 29
2. 血糖とヘモグロビン A1c（HbA1c）の検査で確定診断を …… 30
3. 「境界型」とメタボリックシンドローム …… 37

3 糖尿病の原因は？ 39

1	糖尿病の原因はひとつではない	39
2	1型糖尿病	41
3	2型糖尿病	43
4	その他の原因による糖尿病	44
5	妊娠糖尿病	46
6	糖尿病分類の指標とその意義	46

4 糖尿病が長く続くとどうなるのか──合併症を考える 49

Ⅰ．糖尿病の合併症 ... 49
Ⅱ．細い血管の合併症（細小血管症） ... 50
 A 「糖尿病網膜症」とはどのような病気か ... 50
  1 眼の構造 ... 50
  2 糖尿病網膜症とは ... 50
  3 糖尿病網膜症の疫学 ... 50
  4 糖尿病網膜症の病態と眼底所見 ... 51
  5 糖尿病網膜症の症状 ... 53
  6 程度と治療 ... 53
  7 管理 ... 54
 B 「糖尿病腎症」とはどのような病気か ... 55
  1 腎臓の役割と糸球体の機能 ... 55
  2 腎症の原因と成り立ち ... 55
  3 臨床経過と病期分類 ... 55
  4 治療 ... 56
 C 「糖尿病神経障害」とはどのような病気か ... 62
  1 病型分類と病態 ... 62
  2 発症機序 ... 63
  3 診断と検査 ... 64
  4 治療 ... 65
Ⅲ．太い血管の合併症（動脈硬化） ... 68
 1 動脈硬化とは ... 68
 2 動脈硬化の発症進展機序 ... 68
 3 動脈硬化による大血管症 ... 69
 4 治療 ... 70
Ⅳ．感染症 ... 74
 1 糖尿病患者の感染に対する抵抗力 ... 74
 2 呼吸器感染症 ... 74
 3 尿路感染症 ... 75

4	気腫性胆嚢炎	75
5	皮膚の感染	76
6	歯周病	76

V. 糖尿病足病変とフットケア
1	糖尿病足病変の発症機序と種類	77
2	足病変を起こしやすい人	78
3	足を守る予防法（フットケア）を指導する	79
4	フットケア外来	79

5 経過をみよう──合併症の予防のために　81

1	糖尿病の経過観察の重要性	81
2	経過観察に必要な検査とその目標	82
3	合併症を防ぐためのコントロール目標	88
4	「糖尿病連携手帳」の活用	90

6　1型糖尿病はどのように治療するのか　93

Ⅰ. 治療の原則
1	インスリン療法	93
2	食事療法	94
3	運動療法	94

Ⅱ. インスリン療法
1	インスリンの種類	95
2	どのようなインスリンをいつ注射するのか	95
3	インスリン注射の具体的方法と注意点	97
4	強化インスリン療法の実際	99
5	低血糖	103

Ⅲ. 食事療法──2型糖尿病との違い
1	1日の適正エネルギー量の計算	106
2	食事療法の実際	107
3	カーボカウント	109

Ⅳ. 運動療法──2型糖尿病との違い
| 1 | 運動療法の効果 | 111 |
| 2 | 運動療法を実施する際の注意点 | 112 |

7　2型糖尿病はどのように治療するのか　119

Ⅰ. 治療の原則
| 1 | 食事療法と運動療法 | 119 |

	2	薬物療法 ··· 120
	3	その他の注意事項 ··· 121
Ⅱ.	食事療法が基本	122
	1	糖尿病における食事療法の目的 ··· 122
	2	食事療法の原則 ··· 122
	3	食事療法の進め方 ··· 123
	4	食事療法の実際 ··· 123
	5	糖尿病腎症の食事 ··· 127
Ⅲ.	運動のすすめ	128
	1	なぜ運動がよいのか ··· 128
	2	運動療法の実際 ··· 129
	3	運動を避けるほうがよい場合 ··· 132
Ⅳ.	内服薬による治療	134
	1	糖尿病の病態と血糖制御 ··· 134
	2	内服薬の種類 ··· 135
	3	使用上で注意すること ··· 141
Ⅴ.	注射薬による治療	143
	1	インスリン注射による治療 ··· 143
	2	GLP-1 受容体作動薬による治療 ··· 145

8 妊娠中の糖代謝異常はどのように治療するのか　147

1	糖代謝異常のある妊婦は厳格なコントロールが必要 ····························· 147
2	治療の実際 ··· 148
3	妊娠糖尿病の早期発見のために ··· 150

9 緊急治療が必要な意識障害を起こすこともある　153

1	糖尿病昏睡とは ··· 153
2	糖尿病昏睡はどのように治療するのか ··· 155
3	糖尿病昏睡は予防できるのか ··· 155
4	乳酸アシドーシス ··· 156

10 低血糖にどのように対応するのか　157

1	なぜ低血糖になるのか ··· 157
2	低血糖の症状 ··· 157
3	低血糖になりやすいとき ··· 158
4	無自覚低血糖とは ··· 159
5	低血糖にどのように対応するのか ··· 159

11 ほかの病気にかかったとき──シックデイ対策を考える　　161

1. シックデイとは ... 161
2. 内服薬やインスリン注射をどうするか ... 162
3. 主治医を受診すべきケース ... 163
4. 手術を受けるとき ... 163
5. 副腎皮質ホルモン（グルココルチコイド）投与時の血糖管理 ... 164

12 こころの問題にどのように対応するのか　　167

1. 糖尿病と診断されたとき ... 167
2. どうしても食べてしまうとき ... 169
3. 家庭，職場，学校でのトラブルがあるとき ... 170
4. 落ち込んでしまったとき ... 171

13 子どもの糖尿病　　173

1. 子どもの糖尿病の種類と特徴 ... 173
2. 治療の原則 ... 176
3. 学校生活 ... 178
4. サマーキャンプについて ... 179

14 高齢者の糖尿病　　181

1. 高齢者の糖尿病の特徴 ... 181
2. 高齢者の糖尿病の注意点 ... 184

15 糖尿病と日常生活　　189

Ⅰ．家庭生活 ... 189
1. 結　婚 ... 189
2. 妊娠，出産 ... 190
3. 家族関係 ... 191

Ⅱ．職業と職場での対応策 ... 192
1. 労働者としての権利 ... 192
2. 職業の選択 ... 192
3. 職場での対処 ... 193

Ⅲ．運転免許と保険 ... 195
1. 自動車の運転 ... 195
2. 生命保険 ... 196

- Ⅳ．余暇を楽しむ 198
  - 1 スポーツ 198
  - 2 旅行―時差のある地域への旅行 199
- Ⅴ．酒，タバコ，嗜好品 201
  - 1 酒（アルコール） 201
  - 2 タバコ（喫煙） 201
  - 3 嗜好品―コーヒーと糖尿病 202

16 今後の糖尿病療養指導の課題　　203

- Ⅰ．遺伝についての療養指導のあり方 203
  - 1 糖尿病の遺伝とは 203
  - 2 遺伝情報をどのように扱うか 203
  - 3 患者からの問い合わせにどのように対応するか 204
- Ⅱ．糖尿病における移植治療 205
  - 1 膵移植 205
  - 2 膵島移植 206

付　録　日本糖尿病協会・都道府県糖尿病協会一覧　　207

索　引 210

執筆者一覧 215

総論

療養指導のあり方

1 糖尿病の療養指導と指導者の役割

ポイント
- 糖尿病は生涯にわたる療養が必要であり，療養のためには患者への情報提供，自己管理への支援が必要である．
- 糖尿病の療養指導は食事療法，運動療法，インスリン注射を含む薬物療法，患者の日常生活全般にわたる．
- 患者の自己管理を援助する医師・糖尿病療養指導士などの教育担当者は，糖尿病の臨床・医学的知識を十分にもち，各々の患者の社会的背景に合わせて療養指導を実施する役割を担う．

　インクレチン関連薬など，新たな糖尿病治療薬が開発され，糖尿病の薬物療法は少しずつ糖尿病の原因療法へ近づきつつある．しかし，それでも糖尿病の治療が患者の生活と密接にかかわりあっている限り，糖尿病療養は糖尿病治療の重要な一部であり続ける．糖尿病治療の目標が，糖尿病に特徴的な合併症や併発症の発症，進展を防ぎ，健康人と同様な日常生活の質（QOL）を保ち，健康人と変わらない寿命を全うすることにあるのであれば，いかなるタイプの糖尿病であっても早期より厳格なコントロールを必要とすることは多くの報告が明らかにしている．糖尿病療養指導者はさまざまな状況にある糖尿病患者と密接に連携し，個々の患者に則した十分な医学的知識や必要な技術をそれぞれの職種に応じて援助していかなければならない．
　すべての糖尿病療養指導者が専任として業務をしているとは限らないが「日本糖尿病療養指導士」の意義や役割は糖尿病療養指導者としてのあり方の参考となる．
　ここでは「日本糖尿病療養指導士」の役割について述べる．

糖尿病療養指導士とは

A 日本糖尿病療養指導士

　糖尿病療養指導士とは，糖尿病とその療養指導に対する幅広い専門知識をもち，患者の病態や生活環境，社会的条件を理解し，糖尿病管理に対して適切な自己管理が行えるように援助する役割をもつメディカルスタッフのための資格である．
　糖尿病の治療には患者自身が正しい知識による自己管理が必要であることが1950年ころから認知され，全国で自己管理への指導が始まった．1961年日本糖尿病協会の設立を機に日本糖尿病学会は適正な療養指導内容の普及のため指導媒体の発行や研修会を開催するようになった．1986年には米国において糖尿病療養指導従事者の専門資格制度（Certified Diabetes Educator : CDE）が発足した．米国のCDEは患者教育について「個々の患者の生理，心理，社会的ニーズを評価する．カリキュラムは糖尿病に関する

(1) 看護師，管理栄養士，薬剤師，臨床検査技師，理学療法士のいずれかの資格を有していること

(2) 下記の①②③の条件をすべて満たしている医療施設において，現在または過去10年以内に2年以上継続(注1)して勤務し糖尿病患者の療養指導業務に従事した方で，かつこの間に通算1,000時間以上糖尿病患者の療養指導を行った(注2)こと
　①当該施設に勤務する，以下の（イ）（ロ）のいずれかに該当する医師が，糖尿病療養指導にあたり受験者を指導していること
　　（イ）常勤または非常勤の日本糖尿病学会専門医（非常勤の場合，勤務は月1回以上）
　　（ロ）日本糖尿病学会の会員で糖尿病の診療と療養指導に従事している常勤の医師
　②外来で糖尿病患者の診療が恒常的に行われていること
　③糖尿病の患者教育，食事指導が恒常的に行われていること

(3) 受験者が（2）の「糖尿病療養指導業務に従事した期間」に当該施設で携わった糖尿病療養指導の自験例が10例以上あること

(4) 本機構が開催する講習会を受講し，受講修了証(注3)を取得していること

(注1)「2年以上継続して」とは：
　　異動，転勤，退職と再就職などにより，業務に従事する施設を変更した場合，変更前後ともに①②③の条件をすべて満たす施設で引き続き糖尿病患者の療養指導業務に従事していれば，「継続して業務に従事している」として申請できます．この場合，変更前後の施設では業務に従事した期間を合わせて継続2年以上であることが必要です．ただし，業務に従事した期間は，継続している必要があり，被雇用者としての身分が1日でも中断している場合は中断の前後どちらかの期間で計算してください．
　　なお，以下の場合，その期間を業務従事期間に含めることはできませんが，その前後の期間は継続しているものとして合算できます（証明書添付）．
　・産前・産後休暇，育児休業（労働基準法および育児介護休業法で認められた範囲内に限る）
　・病気・介護休職（6ヵ月まで）
　・施設の事情により①（受験者を指導する医師）の条件を満たせない場合（6ヵ月まで）

(注2)「糖尿病患者の療養指導を行った」時間とは，「糖尿病療養指導の業務に従事していた」時間ではなく，直接糖尿病患者に接して療養指導を行った時間のみです．

(注3) 受講修了証の有効期限は原則として取得年度限りです．ただし，当該年度の認定試験を受験しなかった場合に限り，取得年度の次年度までお使いいただけます．

図1　第15回日本糖尿病療養指導士認定試験受験資格

知識と自己管理とにする．教育目標や計画の実行はこれまで確立されている指導，学習理論と生活スタイルのカウンセリングを取り組んで行う．教育を通して起こるすべての事柄を適切に記録する．患者の自己管理能力と知識，理解度，遵守度，その必要性の再認識を評価する．」と定義されている．

　わが国でも1993年から療養指導制度の検討が始まった．CDEは主治医の治療方針をより的確に行えることを目指し，2000年に日本糖尿病学会，日本糖尿病教育看護学会，日本病態栄養学会が母体となり「日本糖尿病療養指導士認定機構」が設立された．2001年より日本糖尿病療養指導士（Certified Diabetes Educator of Japan：CDEJ）の認定を行っている．糖尿病の療養指導は医療そのものであるとの考えのもとに，CDEの資格は図1-(1)にあるような医療職の資格を有すること，また図1-(2)～(4)の条件を満たした場合にのみ受験資格が与えられる．日本糖尿病療養指導士の資格を得るということは糖尿病の生活指導のエキスパートであると認められたことである．

B 糖尿病療養指導士としての資質

　CDEは，患者が正しく糖尿病の自己管理を行うために，正しい知識や，技術を教えるだけではなく，患者が自己管理を開始する動機づけや，モチベーションの維持も考慮し支援していくことが望まれる．糖尿病の療養指導にあたるメディカルスタッフは十分な知識と経験をもち，常に進歩する医学，医療の実践と研鑽を重ねて最新の知識・技能

を身につける必要がある．

　CDE は資質としてティーチングマインドとコーチングマインドを併せてもつことが望まれる．すなわち，個々の患者の生活を理解し評価できること，患者の自己管理能力，理解度，遵守度を評価できること，心のケアができること，そして患者指導の基本として患者のエンパワーメントを引き出すことができることを求められる．また，医療者としてこれら患者の自己管理能力と知識，理解度，遵守度などを記述，記録できること，常に向上心をもつことも要求される．さらに糖尿病療養指導チームの仲間とのコミュニケーションをとることも要求されている．CDE としての専門的知識を十分に擁し，患者との間に信頼関係を築き，患者の話に共感できることが基本的な資質となる．

C 糖尿病療養指導士の役割

　糖尿病療養指導士の位置づけを（図2）に示す．糖尿病療養指導士は主治医と治療チームのパートナーであるとともに，患者とともに糖尿病療養を歩んでいくパートナーでもある．主治医とともに速やかに，適切な患者の評価，計画，実施を行い，患者に療養指導，援助を行う．また，チーム医療のコーディネーターとしての役割も果たす．チームには多くの職種がかかわっているが，患者に対しすべての職種が同じ方向性をもって教育指導していかなければならない．糖尿病療養指導士は施設内における糖尿病チームを立ち上げ，医師の指示のもとに糖尿病治療方針や方法を標準化し，一人の患者の情報を多職種の医療者が共有化できる方法，すべての患者に漏れのない評価を行える方法をクリニカルパスやマニュアルなどの作成を通して行う．このような作業を行うことによりチーム力を高め，スキルを上げ，チームの和を養うことも役割のひとつである．また糖尿病教室の運営，患者会の支援，院内におけるカンファレンスなどの開催もマネージメントしていく．

　活動の主目標は糖尿病における二次予防であるが，その活動の場は病院，診療所，保

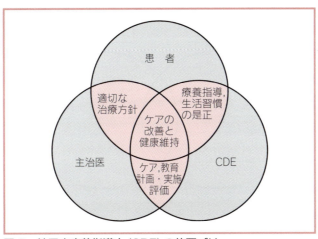

図2　糖尿病療養指導士（CDE）の位置づけ
　専門的能力をもって，患者に適切な生活指導ができるかたわら，主治医が適切な治療方針を立てることができるよう活動する．患者のケア，療養指導の実施，計画された教育の評価，評価の活用など，糖尿病という特異な分野における，医療職種として独特な位置を占める．

健所，市町村保健センター，高齢者福祉関連施設，介護保険関連施設，リハビリテーションセンターなど，多岐にわたる．このような施設において糖尿病療養指導士は二次予防とともに一次予防の担い手となる．また，糖尿病協会や市町村の医師会，糖尿病対策推進会議による講演会などに積極的にかかわり，サマーキャンプや歩く会に参加し，地域における糖尿病予防や糖尿病療養のボトムアップに貢献することが期待される．

2 患者教育法について

A 医学モデルと教育モデル

　糖尿病患者が正しい知識や技術を取得し，自ら管理できる能力をもち，良好な血糖管理を行えることが患者教育の目的である．正しい患者教育の成果は患者が満足感，充実感をもって血糖管理に取り組むことで得られる．その結果として合併症の発症や進展の阻止の効果が期待できる．患者が糖尿病の診断を受けて治療に入るときは図3に示すように医学モデルと教育モデルが車の両輪となって同時進行することが必要である．「医学モデル」は医学知識や医療技術などを応用して診察，検査，診断を行い治療方針を決め，それを実行することである．一方，「教育モデル」とは教育学の知識や手法を用いて患者の知識，心構え，習得能力，学習準備状態を評価し指導方針を決め，それを実行することである．患者に沿ったテーラーメイドな指導を行うには教育モデルによる心理学的な分析や社会面などを加味した指導法が必要である．

　医学モデルの「治療」が経口薬やインスリンを用いるとすれば，教育モデルの「治療」とは療養指導を実施することである．使用する医薬品やインスリンの量が個々の患者で異なるように，療養指導方法もまた個々の患者に適切なものにするためには，療養指導プログラムが異なってくる．それには患者を教育学的，心理学的，社会学的に評価する

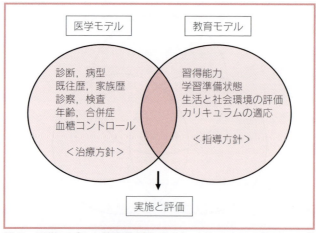

図3　医学モデルと教育モデル
　患者が治療プログラムに入るとき，教育モデルと医学モデルをバランスよく併行して進めること．どちらが先走っても，教育の効率が上がらない．

[松岡健平ほか：糖尿病学 1995，小坂樹徳，赤沼安夫（編），診断と治療社，東京，p235-251，1995 より]

必要がある．糖尿病の治療効果が上がらない場合には，患者の病型や病態，合併症併発症の診断や判断，そこから導かれた摂取エネルギー量，薬剤やインスリン療法などの種類あるいは用法・用量の違いなど，医学モデルによる治療が間違っている場合と，患者自身の心理学的評価や生活・社会環境，医療者と患者との医療環境などが正しく評価できずに，結果的に療養指導が誤っていたり足りないことがある．

療養指導実施に必要な考え方は，糖尿病療養指導者自身が，患者の心理や社会環境，生活を理解し，患者が教育学的にどの段階にいるのか，習得能力や学習の準備状態を判断する能力と実践指導してきた経験は重要である．

特に患者が療養行動を開始する動機づけは重要であり，教育モデルの中心は動機づけとモチベーションの維持をいかに行うかにある．患者教育は単なる知識の切り売りではなく，実践の意欲を高めるための情報や手技を，患者の受け入れ状況や準備状態を確認しながら対話をしながら進めていく．

B 教育モデルによる評価法

病態や病型，合併症，治療法など医学的情報と患者の心理学的状態，生活の構造や，文化的因子，家庭環境などの情報を正しく評価することは重要である．医学的評価は血液検査，生理学的検査，画像診断など医学的アプローチで得られる．教育学的評価については，①患者理解のための心理・行動科学評価，②生活理論の評価，③生活の質（QOL）などから，患者の病気に対する思い，認識，態度（スタンス，取り組み方），患者の社会環境に対する心理状態などを評価する（表1）．

1 心理・行動科学的評価

患者が糖尿病療養を開始しようとするとき，疾患の受容過程や行動ステージのどの位

表1 患者教育に必要な社会・教育学的知識

① 患者理解のための心理・行動学		
	a 受容過程	Kübler-Ross の悲嘆過程における心の軌跡 （怒り・不安・否認・取り引き・抑うつ・受容・順応） Prochaska の変化ステージ （無関心期・関心期・準備期・行動期・維持期）
	b コーピング	外的・内的要因に対する処理能力
	c 健康信念モデル health belief model	疾患に対する罹病性・重大性・利益性・傷害性
	d 自己効力理論 self efficacy	セルフケア行動に対する成功体験
	e 健康管理主 health locus of control	健康を管理する主体．自己・他人・運と偶然
	f 社会支援活用	情報・物質・情緒・評価の支援の有無・程度
	g ストレス・マネジメント	ストレス程度・ストレス対処法
② 生活理論		
	a 生活構造と機能	患者生活背景と援助，支援
	b ライフスタイル	個人・地域・社会・風習・文化など
	c 家族構成と機能	家族内支援の有無など
③ 生活の質		

置にあるかを評価する．患者が糖尿病の診断を受けたときに「怒り，拒否，無視」し，糖尿病であることを受け入れなければ治療は始まらない．「糖尿病療養を考えてもいない」という行動変化ステージの前熟考期（無関心期）にはどのようにプログラムを進めていくのか，熟考期と準備期ではおのずとそのプログラムも到達目標も異なってくる．コーピングは患者が内的（精神的，心理的），あるいは外的（生活の構造・文化的因子，家庭機能）なストレスや問題点に対してどのような処理能力をもち対処ができるのか，どのような対処法が適切なのかを知るために行う．患者のよくなろうという信念（健康信念）や自分はできるという自己効力感，あるいは health locus of control として行動をコントロールしている主体は自分なのか，それとも他人任せなのかなど心理学的評価を行う方法である．

2 生活理論

患者の生活そのものの評価であり，支援者や職場環境，学校など社会的環境の評価である．療養指導の行動と密接に連携しており，糖尿病ではこの評価を行わなければそのプログラムは机上の論理となってしまう．

3 生活の質（QOL）

糖尿病は食事療法や低血糖など，QOL を悪化させる要因が多いため，療養指導は常に患者の QOL を考慮しながら進めていく．無理な要求は糖尿病治療の中断につながる．

C エンパワーメント

エンパワーメントとは治療の主体が患者となり，患者が積極的に治療に参加し，患者自身が治療法や療養行動の自己裁量で行える能力をもたせることである．糖尿病療養指導の最終的目標は患者がエンパワーメントを発揮できるようにすることである．表2にエンパワーメントにより変化した患者の行動を示す．患者は受動的受診から能動的，積極的な受診態度となる．

患者がエンパワーメントを発揮するには，そこに至る過程が重要である．患者が安心して話しをすることができる環境をつくること，医療者が患者の話しに批評や評価を加えず，共感すること，そして患者が自己行動や経験を振り返ることにより自己が行える行動を選択し，決断し行動の改善ができるように支援をしていくことが医療者の役割である．そのためには患者と医療者とのあいだで信頼関係が築かれていることが基本である．患者が生活のなかでできうる療養行動を行うために，医療者は医学的な助言や行動

表2　エンパワーメントによる変化

	従来の診療	エンパワーメントの結果
受　診	受け身，風評 「ストレスをもって」来院	積極的，情報に基づいて 自分の意見をもって相談
主　訴	抽象的な愁訴	具体的（情報の提供）
治　療	結果のみ （すべて医師に依存）	プロセスを重視 （情報と教育による選択能力）
医療側の態度	同情 何を言うか	対等 どう説明するか

急性期，緊急事態でほかに選択の余地がないときを除く．
［日本糖尿病療養指導士認定機構（編）：糖尿病療養指導ガイドブック 2014，メディカルレビュー社，大阪，p6，2014 より］

の問題点，結果の原因などを分析同定し，患者に理解できる言葉で伝える．

エンパワーメントの方法論として，患者の心理や生活を理解し，心理的障壁を取り除いて接するよう求められている．①迅速で適切な治療法の選択，②患者と医療関係者の緊密なコミュニケーション，③問題解決への患者を含むチームの共同作業，④治療の選択とその転帰情報の患者との共有化，⑤治療の開始と調整段階で一貫した基準をもつ，⑥治療が失敗してもそれは「患者の失敗ではない」とする姿勢，など6項目が大切である．

3 患者教育チーム

療養指導のプログラムおよび個々の患者に固有なスケジュールの作成には，各職種のスタッフが参入し，治療や療養指導の人員や資材の効果的利用計画を検討し運用する（表3）．指導内容は職種により一部限定される（自己注射や血糖自己測定のように観血的処置を伴う場合は看護師以外は認められていない）が，チームの構成により補完し合うことが必要である．

療養指導のチームには以下の3つの方式がある．チームのリーダーは治療上の最終責任を負う医師である．一医療機関で完全なチームが形成されない場合は，医療連携によるチームを組織することができる．

表3 糖尿病療養指導チームのメンバーの役割分担（例）*

療養指導項目	医師	看護師 准看護師	管理栄養士 栄養士	薬剤師	臨床検査技師	理学療法士
糖尿病の診断，治療方針の決定	●					
療養における自己管理の意義	○	○	○	○	○	○
療養上の課題/問題把握**	●	●	○	○	○	○
食事療法の概要	○	○	○	○	○	○
栄養管理の意義	●		●			
献立・調理の理論と実践	○		●			
薬物治療の概要	○	○	○	○	○	○
薬剤の作用機序	●			●		
服薬指導	○	○		●		
インスリン自己注射	○	○		○		
糖尿病に関する検査の概要	○	○	○	○	○	○
検査の意義	●				●	
血糖自己測定	○	○			○	
運動療法の概要	○	○	○	○	○	○
運動の種類と効果	●					●
運動の実践方法と評価	○					●
療養指導の計画と立案	●	○	○	○	○	○
療養指導の実践と評価	○	●	○	○	○	○

○：一般的であるが患者教育として必要なもの，●：特に専門知識を必要とするもの
*：この表は各職種の役割分担の一例である．表に示した●の役割を担う，医師以外の職種がいない施設では，医師，あるいは医師の指示のもので他の職種がその役割を分担する．
**：療養上の知識・生活経験に関して，情報収集・アセスメントし，課題や問題点を明確化する．

①専門分野別チーム（multidisciplinary team）：医師，看護師，栄養士，薬剤師，理学療法士，臨床検査技師など各専門職種が自己の専門分野に限定して指導するチームである．高度な内容を供給できるが，各分野におけるチームメイトの有機的なつながりを維持するには頻回に連絡会を行い，指導内容について共有した見解をもつ必要がある．

②専門連合チーム（interdisciplinary team）：チームが糖尿病療養指導を担当するすべての職種で構成できない場合には，自己の専門分野の枠を超えて総合的な療養指導を行うように，糖尿病について一定水準の療養指導能力をもち，ほかの専門分野に踏み込んで療養指導を行えることである．自己の能力を超える部分や医療法上ほかの専門職に該当する分野はその専門家が指導する．

③超専門チーム（transdisciplinary team）：1人の専門家がすべての分野の指導を担当する．保健所や企業の保健師，僻地の診療所の医師は，この形式にあてはまる．一貫した管理方針のもとに指導できる代わりに，すべてにわたり指導することは困難である．場合によっては近隣の医療機関と連携し地域医療連携チームをつくることも考慮する．

さまざまな専門職がそれぞれの分野で漏れのない指導支援をしていく仕組みとしてチーム医療は欠かせない．療養指導を誰がどこで実施するかを明らかにするため，各チームにおいて役割分担と責任を決定する．指導内容については，表4に示す『糖尿病治療の手びき（改訂第56版）』（日本糖尿病学会編・著，南江堂刊）の目次，日本糖尿病療養指導士認定機構のテキストなどを参考に，項目を列挙して指導プログラムを作成する．医師が患者に指示する治療方針を，正しく適切に患者に伝え，患者が自己管理できるように援助する必要がある．

4 初期教育の効果を上げるために

糖尿病治療の目的は，健常人と同様な生活の質を維持し，寿命を達成することである．それには，糖尿病に特有な，あるいは糖尿病患者に多い合併症の発症と進展を抑制しなければならない．そのためには血糖を中心とする代謝コントロールが必要であり，食事療法を遵守し，適切な身体活動を維持し，禁煙・節酒をして，体重，血中脂質の正常化を図らなければならない．

2型糖尿病患者の治療が困難な理由として，①潜在的で無症候性の発症，②尿糖検査が理由もなく容易に陰性化する，③境界型あるいは早期2型糖尿病例では経口ブドウ糖負荷試験の成績は再現性が必ずしもよくない，④自覚症状に気づいていない，あるいは自覚症状がわずかな努力で消失する，⑤食事療法と運動療法の遵守不良がただちに血糖コントロールの悪化に結びつかない，⑥糖尿病の症状としての空腹感を抑えきれない，また空腹感や疲労感を食事療法や運動療法のためと考える，⑦合併症の所見や症状と代謝コントロールの指標とが一致しない，などである．

どんなに軽症であっても，正しい糖尿病の知識，本格的な食事療法，運動療法の本質を知り，できれば習得する機会をもたせるようにする．教育にはある程度の厳しさは必要である．それを感じさせない療養指導を目指すのがCDEである．

表4 『糖尿病治療の手びき(改訂第56版)』目次

はじめに
❶ 糖尿病とはどんな病気か
　① 血糖とインスリンの働き
　② どのような症状が出るのか
　③ 軽い糖尿病でも合併症を引き起こす
❷ なぜ私が糖尿病なのか―検査と診断
　① 尿糖が出ない，症状もない，でも糖尿病？
　② 血糖とヘモグロビンA1c（HbA1c）の検査で確定診断を
　③ 「境界型」は糖尿病予備群
　④ 内臓脂肪とメタボリックシンドローム
❸ 糖尿病の原因は？
　① 糖尿病の原因はひとつではない
　② 1型糖尿病
　③ 2型糖尿病
　④ その他の原因による糖尿病
　⑤ 妊娠糖尿病
❹ 糖尿病が長く続くとどうなるのか―合併症を考える
　① 糖尿病の合併症
　② 細い血管の合併症（細小血管症）
　③ 太い血管の合併症（動脈硬化）
　④ 感染症
　⑤ フットケアについて
❺ 経過をみよう―合併症の予防のために
　① 糖尿病の経過観察の重要性
　② 経過観察に必要な検査とその目標
　③ 合併症を防ぐためのコントロール目標
　④ 糖尿病連携手帳を活用しましょう
❻ 1型糖尿病はどのように治療するのか
　① 治療の原則
　② インスリン療法
　③ 食事療法
　④ 運動療法
❼ 2型糖尿病はどのように治療するのか
　① 食事療法が基本
　② 運動のすすめ
　③ 内服薬による治療
　④ 注射薬による治療
❽ 妊娠中の糖尿病はどのように治療するのか
　① 糖代謝異常のある妊婦さんでは厳格な血糖コントロールが必要
　② 治療の実際
　③ 母体に起こる合併症

❾ 緊急治療が必要な意識障害を起こすこともある
　① 糖尿病昏睡とは
　② 糖尿病昏睡はどのように治療するのか
　③ 糖尿病昏睡は予防できるのか
❿ 低血糖にどのように対応するのか
　① どうして低血糖になるのか
　② 低血糖の症状
　③ 低血糖になりやすいとき
　④ 無自覚低血糖症とは
　⑤ 低血糖にどのように対応するのか
⓫ ほかの病気にかかったとき―シックデイ対策を考える
　① シックデイとは
　② 内服薬やインスリン注射をどうするか
　③ 主治医を受診すべきケース
　④ 手術を受けるとき
⓬ こころの問題にどのように対応するのか
　① 糖尿病と診断されたとき
　② 落ち込んでしまったとき
　③ どうしても食べてしまうとき
　④ 家庭，職場，学校でのトラブルがあるとき
⓭ 子どもの糖尿病
　① 子どもの糖尿病の特徴
　② 治療の原則
　③ 学校生活
　④ サマーキャンプ
⓮ 高齢者の糖尿病
　① 高齢者の糖尿病の特徴
　② 高齢者の糖尿病の注意点
⓯ 糖尿病と日常生活
　① 家庭生活
　② 職業と職場での対応策
　③ 運転免許と保険
　④ 余暇を楽しむ
　⑤ 酒，タバコ，嗜好品
　⑥ 血圧・脂質のコントロール
・おわりに
・(公益社団法人)日本糖尿病協会・都道府県糖尿病協会一覧
・付録：BMI（Body Mass Index）一覧表
・索引
・執筆者一覧
・(一般社団法人)日本糖尿病学会糖尿病治療の手びき編集委員会
・携帯カード

参考文献

1) 日本糖尿病学会（編）：科学的根拠に基づく糖尿病診療ガイドライン2013，南江堂，東京，p295-306，2013
2) SDM研究会（編）：Staged Diabetes Management 1999：臨床病期に応じた糖尿病治療マニュアル，SDM研究会，東京，p1，1999
3) 日本糖尿病療養指導士認定機構（編）：糖尿病療養指導ガイドブック2014，メディカルレビュー社，大阪，p1-16，p118-125，2014
4) 日本糖尿病学会（編・著）：糖尿病治療ガイド2014-2015，文光堂，東京，p33-37，2014
5) 門脇　孝，間田弘美：全てがわかる糖尿病―治療・ケア・教育，昭林社，東京，p328-349，2011
6) NCBDE : 2000 Certification Handbook, National Certification Board for Diabetes Educators, Arlington Height, Illinois, 2000
7) Cooppan R : General management of the treatment of diabetes mellitus. Joslin's Diabetes Mellitus, 13th Ed, Kahn R, Wier G (eds), Lea&Febiger, Philadelphia, p397-403, 1994

2 糖尿病診療のネットワーク

> **ポイント**
> - 早期診断・早期治療とともに，継続治療を実現するためには，チーム医療に加えて，糖尿病診療ネットワークづくりが望まれる．
> - 糖尿病には，急性・慢性の多種多様な合併症（臓器障害）が付随する可能性があり，その診療において他科との連携ネットワークが不可欠である．
> - 糖尿病診療ネットワークには，院内ばかりでなく，地域内でのネットワーク（病診連携）も重要である．
> - 糖尿病診療ネットワークを完成させるためには，糖尿病療養指導士などのメディカルスタッフも加わった院内および地域ネットワークを十分に機能させなければならない．

　2013年から厚生労働省医療計画では，がん，脳卒中，急性心筋梗塞に比して，増加する精神疾患，そして糖尿病を「5大疾病」とする方針が示されている．糖尿病は患者数の増加に伴い，その診療のあり方が問題となっている．具体的な問題としては，①現在，日本における糖尿病専門医が約4,760人であるのに対し，糖尿病患者数は950万人と推定され，単純に考えると，糖尿病専門医のみによる診療（専門医1人が400～500人の診療を行っても，たかだか200万人）では，とても可能であるとは考えられないこと，②したがって，熱意のある熟練した一般内科医あるいはかかりつけ医など，非糖尿病専門医も主治医となって糖尿病診療に携わる必要性があること，一方で，③現実には，糖尿病患者の多くは高血圧症や脂質異常症，あるいは高尿酸血症（痛風）などを併発することも多く，それぞれの分野（内科だけとは限らない）の医師の診療のなかで"埋没"（血糖コントロールはしばしば不十分）してしまっている可能性も高いと考えられること，④放置・未受診，治療中断の糖尿病患者が少なくないこと（種々の健診などでも明らかになっている），そして最後に，⑤慢性合併症などを抱えた重症糖尿病患者が増加していること，などがあげられよう．高齢化社会から超高齢社会を迎えて量的にも質的にも糖尿病診療の重要性が増しているなかで，診療施設の役割分担，あるいは患者の適正受診が必要なことは間違いない（図1）．

　行政的には，基本健康診査あるいは各職域における定期健診などを通して，糖尿病患者のスクリーニングに努め，一次ないしは二次予防が，「健康日本21」などの施策を通して進められてきたが，その効果を十分発揮していないのが実情であろう．このような状況のもとで，2005年には「日本糖尿病対策推進会議」が，日本医師会，日本糖尿病学会，そして日本糖尿病協会の3者で立ち上げられたことは周知である．各都道府県ごとの相違はあるが，未受診や治療中断の実態調査とともに，その対策が進められている．

　糖尿病診療のチーム医療の実を上げるために発足した糖尿病療養指導士認定制度も15年を迎え，17,600人を超える糖尿病療養指導士が生まれてきたが，このシステムを十分に機能させなければならない．医師を含めて，各職種の全医療スタッフの役割と活

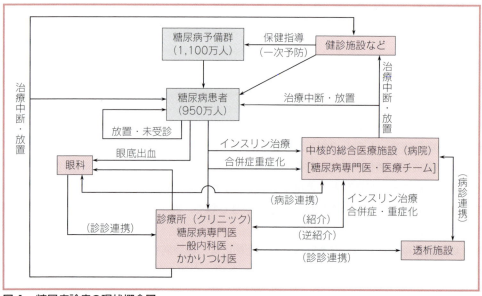

図1 糖尿病診療の現状概念図

動が問われている．

　以上，糖尿病診療においては，院内チーム医療および院外とのチーム医療（病診連携）も巻き込んでの糖尿病診療ネットワークが必須課題となる．地域の基幹病院と各種診療所（クリニック）との緊密な連携がなされ，かつ効率よく運営されなければならない．

1 診療形態の多様性とその必要性

　一般に，糖尿病はひとつの疾患単位として扱われているが，周知のようにその原因は必ずしも単一ではなく，その病態は広範に全身に及ぶ症候群と捉えることもできる．そして同時に，大別すると，その慢性合併症として，糖尿病に特異的なもの（主として細小血管症）と非特異的なもの（主として大血管症）があるが，それらはほとんど全身の諸臓器に障害をもたらすといっても過言ではない．昏睡あるいは感染症などの急性合併症を含めて考えると，糖尿病により惹起される諸病態そして諸臓器障害は枚挙にいとまがないほどである．当然，その関連する診療科目も全科にわたり，同時に小児科（主に1型糖尿病）から産婦人科（主に妊娠糖尿病），老年病科（主に高齢者糖尿病），さらには緊急対策（diabetic emergency，高血糖と低血糖など）を必要とするような救急救命・夜間外来にまで及ぶ（表1）．

　糖尿病診療においては，医学の全領域の力が結集されなければ成立，完成しないといえよう．当然，糖尿病診療に携わる医療スタッフ（メディカルスタッフ）には，広範・多様かつ専門性に富むことが要求される．したがって，糖尿病専門医と糖尿病療養指導士・糖尿病看護認定看護師らはその中核となって，本来の糖尿病診療そのものと同時に，院内外の他科との連携プレイのためのよきコーディネーターの役割をも果たさなければならない．

表1 医療施設間ネットワークの実際:他科との連携内容

診療科		関連診療内容(病名)	備考
糖尿病内科 (一部小児科,老人科)		糖尿病管理[インスリン治療(特に1型)を含む] 血糖管理(diabetic emergency を含む)	糖尿病専門医(糖尿病学会) 内分泌代謝専門医(内分泌学会) 保健師,糖尿病療養指導士 糖尿病看護認定看護師
一般内科(かかりつけ医)		糖尿病管理(一,二,三次予防を含む) 一般的内科疾患	プライマリ・ケア医 総合診療医,家庭医 一般内科医
内科系	循環器内科	高血圧,狭心症,心筋梗塞,不整脈	循環器専門医
	腎臓内科	糖尿病腎症,急性・慢性腎不全,腹膜・血液透析	腎臓専門医
	神経内科	脳出血,脳梗塞,認知症	神経内科専門医
	老年病(老人)科	高齢者糖尿病,脂質異常症,高尿酸血症	老年病専門医
	消化器・肝臓内科	肝炎,脂肪肝,大腸癌	
	呼吸器内科	急性肺炎,結核	
	血液内科	貧血,移植関連(HLAなど)	ステロイド糖尿病
	小児科	小児糖尿病(特に1型),遺伝疾患	
	精神科	心因反応,うつ病,統合失調症	臨床心理士
	中央検査部	尿・血液検査,生理学的検査	臨床検査技師(SMBG指導)
	薬剤部	服薬指導	薬剤師
	栄養部	栄養指導,NST	管理栄養士
	理学療法部	運動指導,理学療法	理学療法士
外科系	一般(腹部)外科 (乳腺腫瘍科)	急性・慢性膵炎,胆石,インスリノーマ,肥満外科,膵移植,乳癌	
	心臓(循環器)外科	冠動脈バイパス移植術(CABG) 弁膜症,大動脈瘤	
	血管外科	末梢閉塞性動脈疾患(間欠跛行,壊疽,四肢切断)	
	眼科	糖尿病網膜症(光凝固),硝子体出血手術,白内障,緑内障	眼科専門医 「糖尿病眼手帳」
	皮膚科	皮下膿瘍,癤疽,白癬,皮膚移植,帯状疱疹	
	耳鼻咽喉科	Ménière病,無呼吸症候群,蓄膿症,突発性難聴,悪性外耳道炎	
	産婦人科	妊娠糖尿病,糖尿病合併妊娠,妊娠高血圧症候群	産婦人科専門医
	泌尿器科	急性・慢性膀胱炎,神経因性膀胱,尿路結石,腎移植	
	整形外科,リハビリ科	骨粗鬆症,骨折,後縦靱帯骨化症,Charcot関節,外反母趾,痛風	理学療法士
	脳神経外科	脳出血,頭痛,バイパス手術,頸動脈手術	

NST (nutrition support team):栄養サポートチーム

糖尿病診療ネットワーク

 地域ネットワーク(病診連携)

糖尿病病態のステージにもよるが,近くにアクセスのよいニーズに適した診療所(ク

リニック）があり，そこで必要な良質の医療ないしはケアが受けられれば，十分に目的は達せられることになる．もちろん，そこには熱意のある熟練したかかりつけ医（糖尿病専門医であればなおさらよい）と医療スタッフ（糖尿病療養指導士であればなおさらよい）が必要である．いずれにせよ，糖尿病治療について，それぞれの医療機関で，何らかの支援のしくみ（糖尿病教室や栄養指導室，フットケア外来など）を備えることが有効で，それほど大掛かりでなくてもよいであろう．今後は，そのような外来診療施設（クリニック）と，場合によっては入院も可能な中核的総合医療施設との病診連携が進められる必要がある．実際，患者にとってアクセスのよい腎透析専門施設などは病診連携あるいは診診連携の実例としてよいモデルになっていると思われる．

地域ネットワーク形成の際，各地域の自治体（行政組織：保健センター）あるいは医師会との交流も重要な要素となる．日本糖尿病協会では，熱意のある非糖尿病専門のかかりつけ医に対し，日本糖尿病協会登録医および療養指導医を認定し，地域における糖尿病診療の量的・質的向上を目指している．このような地域ネットワークには，糖尿病療養指導士などの専門知識を有する医療スタッフは不可欠であり，糖尿病診療の中心的役割を果たすことが望まれる（図2）．

B 院内ネットワーク（他科との連携）

総合医療機関はもちろんのこと，ほかの中小規模の病院においても，院内における他科との連携は常時維持されていなければならない．同時に，他科入院患者についても，糖尿病を合併していれば，いつでも相談に応じることが求められ，糖尿病管理のすべての面について適切に助言できる態勢を整えておかねばならない．経口血糖降下薬療法やインスリン注射療法の指導ばかりでなく，生活・保健指導，栄養指導，運動指導，服薬指導，心のケア（臨床心理士が望ましい）も含まれよう．これらのなかには，他科で使用される薬剤の副作用についても見過ごすことのできないものがある．リウマチ，膠原病，血液疾患などにおいて使用されるステロイド薬，精神科領域のフェニトイン（抗てんかん薬），オランザピン（統合失調症），降圧薬のサイアザイド系利尿薬，β遮断薬など，多彩なものが含まれる．

したがって，それぞれの場面において，糖尿病専門医を中心とした，保健師，看護師，管理栄養士，理学療法士，臨床検査技師，薬剤師などの医療チームの形成が必要である．このような医療チームは，定期的な協議の場（カンファレンスなど）を設け，患者ごとにきめ細かな検討と連携プレイをする必要がある．また，症例検討会などの勉強会を設け，各職種間の理解を深めると同時に，考え方の交流（すり合わせ）を図ることが望ましい（図3）．

C 医療施設と糖尿病患者のネットワーク

現在，医療機関においても，情報技術（IT）をさまざまなかたちで用いる試みがなされている．院内での活用として，「電子カルテ」がすでに実用化されているが，院外との通信手段にもなりつつある．すでに，尿，血液検査結果などを中央検査室あるいは検査施設からただちにオンラインで診療の現場へ送るシステムは日常的なものとなっている．一方，患者と診療施設間の通信手段として，携帯電話，e-mailなどが従来の手紙，ハガキ，電話，ファックスに代わるものになるのもそう遠くないと思われる．現実に，体重や血圧の測定結果を瞬時に送信するシステムなどが開発され，薬の治験などで使用

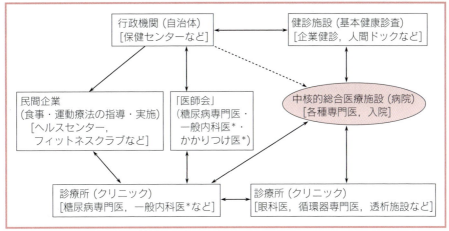

図2 糖尿病診療における地域ネットワーク
＊：日本糖尿病協会による糖尿病登録医，療養指導医も含まれる．

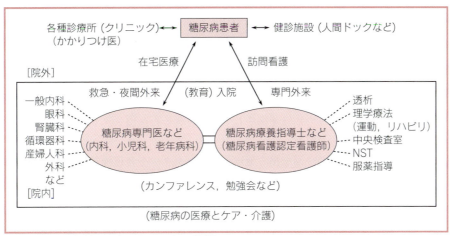

図3 糖尿病患者と医療スタッフとの関係
NST（nutrition support team）：栄養サポートチーム（栄養相談，指導）

されている．患者が自身で行う血糖自己測定（self-monitoring of blood glucose：SMBG）の結果を主治医に刻々と送信するシステムも開発されている．栄養指導の一助として，患者の食事内容を画像として送る，または持参するという試みもなされている．

ここで問題となるのは，その受け手となる医療機関側にあるかもしれない．24時間態勢は事実上困難であり，忙しい診療時間中にこれらのデータを十分に活用するのも大変である．また，各種データやメモは，日本糖尿病協会の「糖尿病連携手帳」や「自己管理ノート（SMBGノート）」などに記載されてきたが，それらの活用も重要である．患者自身の療養の動機を高めるばかりでなく，診療施設間のネットワーク形成にも共通の情報（資源）をもつことはきわめて有用である．たとえば日本糖尿病眼学会の「糖尿病眼手帳」は，眼科と他科間の情報交換に大いに役立っている（各論-4-Ⅱ-A「糖尿病網膜症」とはどのような病気か）．

3 「健康日本21」と日本糖尿病対策推進会議

　これまで「健康日本21」において，生活習慣病が広く取り上げられてきたことは周知である．これに加えて，さらに2005年には，糖尿病が特に問題であることが認識され，「日本糖尿病対策推進会議」が立ち上げられた．これに対して，逐次，各都道府県単位で実行組織が立ち上げられ，それぞれに活動が開始された．また，2007年には日本歯科医師会，2008年には健康保険組合連合会，国民健康保険中央会が参加している．主として，各自治体で実施されている基本健康診査を活用して，未治療患者をなくし，また，各診療施設の糖尿病患者の治療中断・脱落を防ぐことに力を注いでいる．糖尿病啓発資料として"糖尿病治療のエッセンス"などを作成し，かかりつけの医師が日常診療において活用できるようにした．加えて世界糖尿病デーへの協力を各都道府県医師会とともに推進している．このような状況下にあって，糖尿病療養指導士をはじめとする医療スタッフ（メディカルスタッフ）の活躍は欠かせないものである．

　糖尿病患者を取り囲む社会環境は整いつつあるようにみえながらも，無自覚な（自覚症状に乏しい）糖尿病をいかにして自覚してもらい，糖尿病診療ネットワークのなかに入ってもらうかは容易ではない．特に，糖尿病患者の95％を占める2型糖尿病患者においては，強力な生活習慣改善の効果は薬物に優るものといってもよいであろう．早期発見，早期治療，そして継続治療のためには，糖尿病診療ネットワークの確立が必須条件であり，地域ぐるみの病診連携そして医師を含めた医療スタッフのネットワークを完成させる必要がある（図4）．

　将来的には，行政の一端を担う地域の保健センターや各種健診施設も包含した糖尿病診療ネットワークづくりを行い，地域全体に益するものにしなければならない．

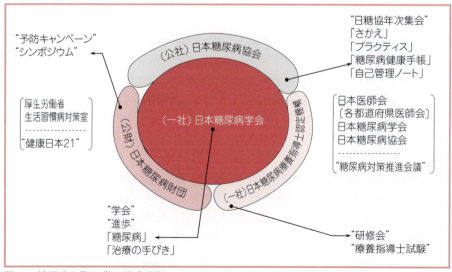

図4　糖尿病を取り巻く社会環境

各 論

『糖尿病治療の手びき』の解説

1 糖尿病とはどのような病気か

ポイント

- 糖尿病は，体内のエネルギー源となるブドウ糖（血糖）を調節するインスリンの分泌不全，またインスリンが作用する臓器におけるインスリン抵抗性によって引き起こされる疾患である．
- 糖尿病では，インスリン作用の不足により，口渇，多飲，多尿，さらに体重減少や全身倦怠感といった症状が現れる．重篤な場合には，意識障害，昏睡などの急性合併症を起こすこともある．
- 高血糖のまま放置すると，細小血管合併症である糖尿病網膜症，糖尿病腎症，糖尿病神経障害，また大血管合併症である動脈硬化といった合併症を引き起こす．

1 血糖とインスリンの働き

　ブドウ糖（グルコース）は，ヒト体内の種々の臓器において主要なエネルギー源となる．その循環血液中のブドウ糖濃度を血糖（値）と呼び，mg/dLを単位として表す．血糖値は，健常人においては，食事，運動，ストレスなどの変動する体内状況に対応して，生理的な範囲（70〜140 mg/dL）に適切にコントロールされる．この生理的な血糖調節は，主に膵からのインスリン分泌，肝における糖取り込みと放出，脂肪，骨格筋での糖取り込みと代謝によって巧妙に行われる．血糖調節の仕組みは，空腹状態と食後状態に分けて考えると理解しやすく，経口糖尿病治療薬やインスリン治療の理論的な根拠としても捉えられる．

 空腹状態における血糖調節（図1）

　空腹（夜間絶食）状態では，食後からの時間経過により，体内のエネルギー源としてのブドウ糖の主要な供給源が変化していく．食事終了後初期では，肝でのグリコーゲン分解によって産生され循環血中へ放出されたブドウ糖が主に血糖値の維持に用いられる．食後数時間以降になると，骨格筋ではエネルギー源としてブドウ糖に代わって脂質代謝によるエネルギー産生が行われ，肝ではグリコーゲン分解から糖新生によるブドウ糖産生，放出へとシフトして血糖値が維持される．脂肪組織でのトリグリセライド分解は，①血糖値低下による膵からのインスリン分泌低下によるトリグリセライド合成低下と分解亢進，②交感神経系亢進によるノルアドレナリン分泌による直接的な脂肪分解亢進，によって生じる．夜間絶食時の肝での糖新生の抑制，脂肪組織での脂肪分解抑制は，膵β細胞から少量持続して分泌されるインスリンによって行われ，このインスリン分泌は基礎分泌と呼ばれる．

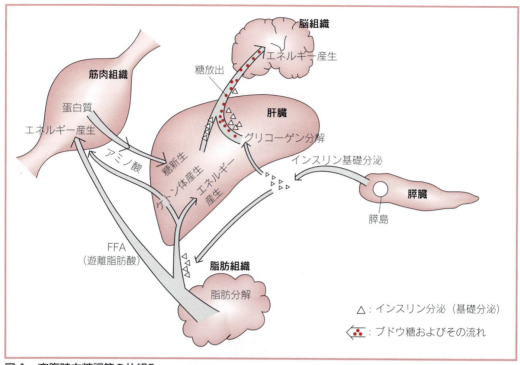

図1　空腹時血糖調節の仕組み
　空腹時（夜間絶食）状態では，インスリン分泌は基礎分泌量まで低下し，肝のグリコーゲン分解と糖新生によるブドウ糖放出により，血糖値が維持され，脳へ供給される．脂肪組織からの脂肪分解による遊離脂肪酸は，骨格筋でのエネルギーとなる．

B 食後状態における血糖調節（図2）

　食事摂取後，食物中の炭水化物は，消化酵素により分解され小腸粘膜よりブドウ糖として吸収され，門脈を通じて肝，さらに大循環系から全身に循環する．膵β細胞において血糖上昇が感知されると，インスリン分泌が惹起される．また，消化管に到達した栄養素は，インクレチン（インスリン分泌促進作用をもつ消化管ホルモン）の分泌を刺激し，血液循環を介して膵β細胞に作用し，グルコースによって惹起されたインスリンをさらに促進する．分泌されたインスリンは，門脈血中へ放出され，肝におけるブドウ糖取り込みを促進する．さらに大循環系へ循環したインスリンは，骨格筋・脂肪組織で，ブドウ糖取り込みと代謝を促進し，脂肪組織ではトリグリセライド合成を促進しエネルギー蓄積となる．このように食物摂取後のブドウ糖吸収による膵β細胞からのインスリン分泌反応は，追加分泌と呼ばれ，肝や末梢組織（骨格筋，脂肪組織）でのブドウ糖取り込み・代謝促進により食後上昇した血糖値を低下させる．

C インスリンの作用

　インスリンは，膵β細胞から分泌される血糖低下作用をもつホルモンである．歴史的には，1869年，Langerhansが膵に外分泌細胞群とは異なる細胞集団をはじめて報告した．1889年，Minkowskiとvon Meringは，イヌに膵全摘出術を行うと重症の糖尿病を発症し，膵移植により糖尿病症状が改善することを発見した．1921年，カナダの

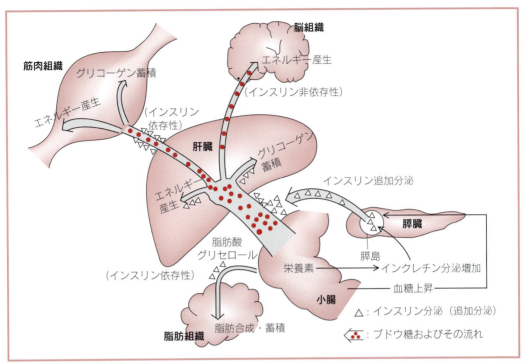

図2 食後血糖調節の仕組み
　炭水化物摂取後のブドウ糖の流れと血糖調節の仕組み．食物摂取後，血糖上昇，インクレチン分泌増加を介して，膵β細胞からインスリンが分泌され，肝，筋肉，脂肪組織での糖取り込み，代謝を促進する．肝，筋肉では過剰なブドウ糖はグリコーゲンとして，脂肪組織ではトリグリセライドとして蓄積される．

表1 インスリンの主なホルモン作用

筋　肉	● ブドウ糖取り込み・代謝促進 ● グリコーゲン合成促進 ● アミノ酸取り込み促進
脂肪組織	● ブドウ糖取り込み・代謝促進 ● 脂肪合成促進・分解抑制 ● 蛋白質合成促進
肝　臓	● 糖新生抑制 ● 解糖系促進 ● グリコーゲン合成促進・分解抑制

　BantingとBestによって膵島から分泌されるインスリンが発見され，翌年には，糖尿病患者に投与することにより劇的に血糖コントロールが改善したことから，糖尿病の本態がインスリン不足により生じていることが決定的となった．その後の研究により，インスリンは血糖低下作用のみならず，表1に示すように，蛋白質代謝，脂質代謝に対しても重要な生理的作用をもつことが明らかになっている．

D　インスリン分泌不全とインスリン抵抗性

　現在，糖尿病の概念は，日本糖尿病学会 糖尿病の分類と診断基準に関する委員会報

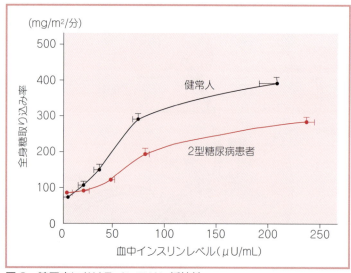

図3 糖尿病におけるインスリン抵抗性
2型糖尿病では，さまざまな血中インスリンレベルにおいて全身ブドウ糖代謝率（主に骨格筋における糖代謝率）が低下しており，インスリン抵抗性を示す．

(Groop LC et al : J Clin Invest 84 : 205-213, 1989 より)

告により，「糖尿病は，インスリン作用の不足に基づく慢性の高血糖状態を主徴とする代謝疾患群である」と考えられている．インスリン作用の不足は，膵β細胞から分泌されるインスリン分泌の低下（インスリン分泌不全）によって，また，骨格筋・脂肪組織・末梢組織や肝におけるインスリン感受性の低下（インスリン抵抗性）によって，また両者が種々の程度に併存することによっても生じ，糖尿病の病態を複雑なものとしている．

境界型耐糖能異常や2型糖尿病初期では，初期のインスリン追加分泌反応が低下しており，糖尿病病期の進行とともに基礎分泌も低下し，インスリン治療による血糖コントロールが必要となる．1型糖尿病では，追加分泌のみならず夜間の基礎分泌も低下・欠如し絶対的な分泌不足があるので，脂肪組織からの遊離脂肪酸（free fatty acid : FFA）放出の増加，肝へのFFA供給の増加をきたし，肝でのケトン体産生亢進を生じ，高血糖のみならずケトアシドーシスを発症する．末梢組織におけるインスリン感受性の低下は，2型糖尿病（特に肥満を伴った2型糖尿病）における高血糖の主要な病因となっている．健常人に比較して，生理的・非生理的高インスリン血症のもとでの骨格筋でのブドウ糖取り込み率は，50〜60％に低下している（図3）．

2 どのような症状が出るのか

糖尿病の代謝異常が軽度であれば，ほとんど症状を現さず，患者は糖尿病の存在を自覚することなく，長期間放置されることがしばしば認められる．著しい高血糖が出現する代謝状態では，「口渇，多飲，多尿，体重減少」がみられ（表2），これらの症状は，「糖尿病の典型的な症状」として糖尿病の診断基準にも含まれている．

表2 糖尿病と慢性合併症による種々の症状

症状の原因	主な症状
高血糖	● 口渇，多飲，多尿，体重減少，全身倦怠感など ● 脱水，悪心・嘔吐，意識障害
慢性合併症（三大合併症） ● 網膜症 ● 腎症 ● 神経障害　末梢神経障害 　　　　　　自律神経障害	● 視力障害，失明 ● 下肢・全身浮腫，全身倦怠感 ● 下肢しびれ，こむらがえり，異常感覚，自発痛 ● 起立性低血圧，胃無力症，便通異常，勃起障害，尿閉

A 初期症状

　インスリン作用の不足により血糖値が上昇し，腎尿細管での再吸収閾値を超えると，尿中にブドウ糖が排泄される．ブドウ糖尿細管再吸収閾値は，健常人では血糖値160〜180 mg/dLで尿糖が出現するが，個人差も大きく，加齢，妊娠，腎機能障害などにより変化する．血糖上昇による尿細管レベルでのブドウ糖増加により浸透圧が上昇し，浸透圧利尿を生じる．また，尿細管でのインスリン作用不足によりNa$^+$の再吸収低下を生じ，Na$^+$喪失を生じ，脱水状態を悪化させ，口渇，多飲，多尿をきたす．さらに，インスリン作用不足状態が持続すると，諸臓器における蛋白質分解や脂肪分解の亢進（異化亢進）をきたし，体重減少や全身倦怠感を生じる．

B 急性合併症とその症状

　1型糖尿病におけるインスリン分泌の絶対的不足状態（発症時やインスリン注射中断時，重篤な合併症併発時）や，2型糖尿病における清涼飲料水多飲によるケトアシドーシス（清涼飲料水ケトーシス）の際には，より高度のインスリン作用不足を生じ，糖代謝異常に加えて，脂質・蛋白質代謝異常を含めた高度の代謝失調状態に至る．糖尿病ケトアシドーシスは，重篤な糖尿病の急性合併症であるが，その症状と病態は，①著明な高血糖と脱水・電解質体外喪失状態（Na，K，Cl），②代謝性アシドーシス，③誘因となった合併症（感染症，心疾患，脳血管障害など），の3つのポイントで捉えると理解しやすく，治療方針も明らかとなる．もうひとつの重篤な急性合併症である高浸透圧高血糖症候群は，糖尿病ケトアシドーシスに比べてインスリン分泌の低下は著明ではないが，悪性疾患合併，高齢者，手術，高カロリー輸液などが誘因となり，より高度の脱水状態が病態と症状の中心となる．さらに感染症もあげられ，尿路感染症や皮膚感染症もみられ，特に皮膚感染症は壊疽の原因になりうる．

C 慢性合併症

　糖尿病罹病期間が長くなると，慢性合併症である網膜症，腎症，神経障害によりさまざまな症状を呈することが多い．視力障害，失明，眼圧上昇による眼痛，腎症の進行により下肢・全身浮腫，さらには種々の全身倦怠感を呈する．神経障害は，左右対称性に生じる末梢神経障害による下肢しびれ，こむらがえり，異常感覚，自発痛などと自律神経障害による起立性低血圧，胃無力症，便通異常，勃起障害，尿閉などの症状を呈する．さらに動脈硬化症，足病変，歯周病，認知症も慢性合併症として知られている．

3 早期糖尿病でも合併症を引き起こす

　高血糖による症状の自覚がなく，適切に糖尿病を治療せずに長期間放置すると，糖尿病には合併症（糖尿病合併症）が出現する．慢性の糖尿病合併症には，糖尿病に特有ではないが高頻度かつ重篤な合併症である動脈硬化症（大血管症）と，糖尿病に特有の合併症である細小血管症がある．

A 動脈硬化症（大血管症）

　動脈硬化症（大血管症）は全身の動脈において進展するが，狭心症・心筋梗塞，脳梗塞，下肢閉塞性動脈硬化症は，糖尿病患者の生命予後（寿命）を大きく決定づける．これらの動脈硬化性疾患は，非糖尿病者に比較して2〜4倍の高頻度に発症し，病変部位は広範囲で高度狭窄，石灰化を示すことが多い．近年，糖尿病患者での死因として，わが国においても心血管疾患の比率が増加している．さらに，糖尿病の前段階である境界型や比較的血糖コントロールの良好な糖尿病においても，すでに動脈硬化が進展し心血管疾患による死亡が多いことが明らかになっている（図4）．動脈硬化症の発症・進展には，高血糖に加えて，高血圧，脂質異常症，凝固能亢進状態などの種々の因子が悪影響を与えている．血糖，血圧，脂質異常症のコントロールを総合的に行うことにより，心血管疾患の発症予防が可能となる．

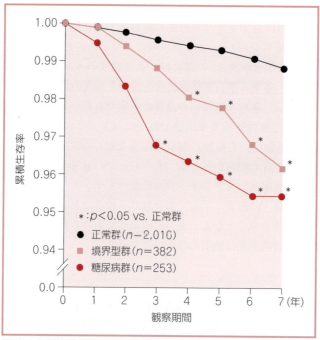

図4　舟形町研究における心血管死亡による累積生存率
　糖尿病群のみならず，糖尿病予備群である境界型群において心血管死亡による累積生存率は，正常群に比較して低下している．

（Tominaga M et al : Diabetes Care 22 : 920-924, 1999 より）

Ⓑ 細小血管症

　細小血管症では，高血糖の長期間持続により糖尿病網膜症，腎症，神経障害が発症する．慢性的に高血糖が持続することにより，①細胞内ポリオール（主要な糖アルコール）の蓄積，②細胞内解糖系代謝酵素（ジアシルグリセロールやプロテインキナーゼC）異常，③ブドウ糖による蛋白質糖化亢進などを生じ細胞機能が障害される．これらの細小血管症が進展すれば，眼底出血や失明，腎不全や透析療法の導入，下肢知覚障害や起立性低血圧などの神経障害をきたし，患者の生活の質（QOL）を著しく障害する．糖尿病網膜症のために年間約2,200人が失明し，成人の失明原因の第2位を占める．糖尿病腎症により年間約16,000人が新たに透析導入され，ほかの腎疾患を超えて慢性腎不全の第1位の原疾患となっている．現在では，1型および2型糖尿病患者において，前向きの大規模臨床研究により，強化インスリン療法や経口血糖降下薬を用いて厳格な血糖コントロールを行うことで，これらの細小血管症の発症進展を予防しうることが確立されている．

参考文献

1) 清野　裕ほか：糖尿病の分類と診断基準に関する委員会報告．糖尿病 53：450-467, 2010
2) Groop LC et al : Glucose and free fatty acid metabolism in non-insulin-dependent diabetes mellitus : evidence for multiple sites of insulin resistance. J Clin Invest 84 : 205-213, 1989
3) Tominaga M et al : Impaired glucose tolerance is a risk factor for cardiovascular disease, but not impaired fasting glucose : the Funagata Diabetes Study. Diabetes Care 22 : 920-924, 1999
4) Stratton IM et al : Association of glycaemia with macrovascular and microvascular complications of type 2 diabetes（UKPDS 35）: prospective observational study. BMJ 321 : 405-412, 2000
5) Gaede P et al : Multifactorial intervention and cardiovascular disease in patients with type 2 diabetes. N Engl J Med 348 : 383-393, 2003
6) Diabetes Control and Complications Trial Research Group : The effect of intensive treatment of diabetes on the development and progression of long-term complications in insulin-dependent diabetes mellitus. N Engl J Med 329 : 977-986, 1993
7) Ohkubo Y et al : Intensive insulin therapy prevents the progression of diabetic microvascular complications in Japanese patients with non-insulin-dependent diabetes mellitus : a randomized prospective 6-year study. Diabetes Res Clin Pract 28 : 103-117, 1995
8) UK Prospective Diabetes Study（UKPDS）Group : Intensive blood-glucose control with sulphonylureas or insulin compared with conventional treatment and risk of complications in patients with type 2 diabetes（UKPDS 33）. Lancet 352 : 837-853, 1998

2 なぜ私が糖尿病なのか
——検査と診断

> **ポイント**
> - 糖尿病はインスリン作用の不足により引き起こされる慢性的な高血糖状態と定義される.
> - 血糖値の上昇がわずかな場合は，症状は現れない.
> - 著しい高血糖は多尿・多飲などの症状をきたし，その結果起こる脱水状態が，より高度になれば糖尿病昏睡の原因となる.

　慢性高血糖は糖尿病の最も重要な特徴で，その確認は糖尿病診断に不可欠である. 1999年，日本糖尿病学会診断基準検討委員会により糖尿病の診断基準が報告された. 血糖値の判定基準を設け，空腹時血糖値と75g経口ブドウ糖負荷試験(oral glucose tolerance test : OGTT)の2時間値に基づいて，「糖尿病型」，「正常型」および「境界型」に分ける.「糖尿病型」と糖尿病とは区別し，「糖尿病型」に属する高血糖が持続的に認められたときに糖尿病と診断してよいとした. 一方，WHOなどの国際的基準との整合性も重視して，「糖尿病型」，「正常型」の血糖判定値はWHOの数値に合わせた. 2010年には，慢性の高血糖の指標としてヘモグロビンA1c(HbA1c)がJDS値6.1%以上(viiページ参照)なら「糖尿病型」と判定することが加わった. 同一採血でHbA1cと血糖値の両方が糖尿病型であれば糖尿病と診断できるようになった.
　「境界型」は糖尿病特有の合併症をきたすことはほとんどないが，糖尿病予備群と呼ばれるように「正常型」に比べて糖尿病を発症するリスクが高い. また，心血管疾患発症のリスク因子でもある. したがって，「境界型」は放置せずに，食事と運動を中心とした生活習慣の改善を図ることが大切である.

1　尿糖が出ない，症状もない，でも糖尿病？

　糖尿病は代謝疾患であり，それのみで診断することができる特異性の高い症状はない. したがって，糖尿病は特定の症状から発見し診断することはできない.
　血糖値はインスリン作用の不足を反映して上昇する. 血糖値の上昇がわずかな場合は，症状がなく，せいぜい食後の尿に少量のブドウ糖が排出されるか，あるいはそれも認めないことも多い. このように糖尿病であっても軽症の場合はほとんど症状を伴わず，検診をきっかけにみつかることが多い(p21「各論1. 糖尿病とはどのような病気か」参照). わずかな代謝障害は，短期的には臓器の機能障害をほとんどきたさないが，長期間続けば糖尿病合併症の原因となりうるので，軽い代謝障害であっても治療しなければならない.

2 血糖とヘモグロビン A1c（HbA1c）の検査で確定診断を

 糖尿病の診断法の変遷

　耐糖能（glucose tolerance）とは，古くは「尿糖を出すことなくどれだけ糖負荷に耐えられるか」という概念もあったが，現在は糖負荷試験においての血糖値の上昇の度合い，復帰までの時間を指す．

　この糖負荷試験は糖尿病の早期診断のための敏感な検査法として普及し，1979年，米国のNDDG（National Diabetes Data Group）は75g経口ブドウ糖負荷試験に基づいて，耐糖能低下を「糖尿病」と，細小血管症のおそれの少ない「耐糖能異常」（impaired glucose tolerance：IGT）に区別した．翌1980年，WHO専門委員会はNDDG報告を簡略化した診断基準を発表し世界的に用いられた．

　その後1980，1990年代にかけて世界的に多くの疫学調査が行われデータが蓄積され，糖尿病分類，診断基準見直しとなった．米国糖尿病協会（American Diabetes Association：ADA）は1997年空腹時血糖値のカットオフ値を140mg/dLから126mg/dLに低下させることを提案，糖尿病診断には糖負荷試験より空腹時血糖値を重視する案を出した．そして空腹時血糖が「糖尿病」と「正常」の中間のもの（すなわち，110mg/dL以上126mg/dL未満）を「空腹時血糖異常」（impaired fasting glucose：IFG）と呼んだ（2003年，ADAは空腹時血糖異常（IFG）の基準を1997年の空腹時血糖値110mg/dL以上126mg/dL未満から，100mg/dL以上126mg/dL未満に変更している）．WHOの委員会も1998年にこれに似た暫定報告を提出したが，ADAよりは糖負荷試験を重視する提案を行った．

　一方，わが国においては，糖負荷試験は糖尿病を診断するための有力な手段であるが，糖負荷試験によって糖尿病を定義すべきものではないとし，糖負荷試験による判定区分には「糖尿病型」，「正常型」，「境界型」のように「型」をつけて呼ぶことを提唱してきた．この点が，ADAやWHOの立場と異なっている．1999年には，日本糖尿病学会診断基準検討委員会により診断基準がまとめられた．すなわち，空腹時血糖値≧126mg/dL，OGTT 2時間値≧200mg/dL，随時血糖値≧200mg/dLのいずれかがあれば糖尿病型，空腹時＜110mg/dLでかつOGTT 2時間値＜140mg/dLであれば正常型，糖尿病型でも正常型でもないものを境界型に区分した．臨床診断では，別の日の検査で糖尿病型が2回以上確かめられれば糖尿病と診断できるが，1回だけのときは糖尿病型と呼ぶことにした．ただし①糖尿病の症状があるか，②従来のJapan Diabetes Society（JDS）値で表記されたHbA1c（JDS）6.1％以上か，③糖尿病網膜症があれば，糖尿病型の高血糖が1回だけで糖尿病と診断できることにした．また疫学調査の場合は，糖尿病型の高血糖が1回確認できれば糖尿病と読み替えてよいとした．

　HbA1cは日本ではいち早く測定法の標準化がなされ，世界に先駆けて糖尿病診断の補助手段として取り入れていたが，欧米では標準化が十分されていないことで，診断指標として用いられていなかった．その後国際臨床化学連合（International Federation of Clinical Chemistry and Laboratory Medicine：IFCC）によってHbA1c測定の標準化が検討されIFCC値（単位：mmol/mol）で世界的に標準化することも想定された．そのなか，米国糖尿病学会，欧州糖尿病学会，国際糖尿病連合の委員で構成された国際専門委

員会は，2009年6月に糖尿病の診断にはDCCT研究など，欧米で日常用いられているNational Glycohemoglobin Standardization Program（NGSP）値が十分標準化され，これで表記されたHbA1cを用いることを推奨するという提案を行った．さらにHbA1c（NGSP）≧6.5%では網膜症の頻度が高くなることを根拠として，2010年1月ADAはHbA1cを空腹時血糖値126mg/dL以上，OGTT2時間値≧200mg/dL，随時血糖値≧200mg/dL（典型的高血糖症状があるないし高血糖での危機状況を伴う前提）とならぶ診断基準に含めた．

このような背景をもとに，2010年に日本糖尿病学会は新たな診断基準を発表した．

B 2010年の日本糖尿病学会の報告

1　2010年改訂糖尿病診断基準：HbA1cを診断の柱に追加

糖尿病の診断には慢性高血糖の確認が不可欠である．糖代謝の判定区分は血糖値を用いた場合，糖尿病型（①空腹時血糖値≧126mg/dL または②75g経口糖負荷試験（OGTT）2時間値≧200mg/dL，あるいは③随時血糖値≧200mg/dL），正常型（空腹時血糖値＜110mg/dL，かつOGTT2時間値＜140mg/dL），境界型（糖尿病型でも正常型でもないもの）に分ける．また，2010年の改訂では上記の血糖値に加えてHbA1cをより積極的に診断基準に取り入れることとした．すなわち，④HbA1c（国際標準値≒現在のNGSP値）≧6.5%の場合も糖尿病型と判定する（HbA1c表記国際標準化：巻頭viiページ参照）．

境界型はADAやWHOのimpaired fasting glucose（IFG）とimpaired glucose tolerance（IGT）とを合わせたものに一致し，糖尿病型に移行する率が高い．境界型は糖尿病特有の合併症は少ないが，動脈硬化症の危険は正常型よりも大きい．HbA1cが6.0～6.4%の場合は，糖尿病の疑いが否定できず，また，HbA1cが5.6～5.9%の場合も含めて，現在糖尿病でなくとも将来糖尿病の発症リスクが高いグループと考えられる．また急増する糖尿病患者に対し，迅速に診断し遅滞なく治療につなげるため，血糖値とHbA1cの同時測定が推奨され，表1に示す診断手順，図1に示すようなフローチャートが発表された．

持続性高血糖を確認するには，原則として血糖値を反復検査する必要がある．しかし，典型的な症状がある，あるいは糖尿病網膜症がある場合には，別の日にもう一度検査しなくても糖尿病と診断できる．過去において糖尿病と診断する条件が満たされていた場合，現在の検査値が糖尿病とする基準に達しなくても糖尿病と診断するか，少なくとも糖尿病の疑いをもって対応する（図1）．

2　血糖値の判定基準と臨床診断の手順

表2，図2に空腹時血糖値および75g経口ブドウ糖負荷試験の判定基準を示す．空腹時血糖値，75g経口ブドウ糖負荷試験2時間値にはそれぞれ正常域，糖尿病域を設け，両者とも正常域のものを「正常型」，いずれかが糖尿病域のものを「糖尿病型」，正常型でも糖尿病型でないものを「境界型」とする（表2）．なお，表2の数値は静脈血漿を用いて測定した場合の血糖の基準値である．空腹時血糖とは前夜から10時間以上絶食し，朝食前に測定したものをいう．一方，随時血糖とは食事と採血時との時間関係を問わない．

表1 糖尿病の診断手順

臨床診断：
1) 初回検査で，①空腹時血糖値≧126 mg/dL，②75 gOGTT 2時間値≧200 mg/dL，③随時血糖値≧200 mg/dL，④HbA1c≧6.5％のうちいずれかを認めた場合は，「糖尿病型」と判定する．別の日に再検査を行い，再び「糖尿病型」が確認されれば糖尿病と診断する*．ただし，HbA1cのみの反復検査による診断は不可とする．また，血糖値とHbA1cが同一採血で糖尿病型を示すこと（①～③のいずれかと④）が確認されれば，初回検査だけでも糖尿病と診断してよい．
2) 血糖値が糖尿病型（①～③のいずれか）を示し，かつ次のいずれかの条件が満たされた場合は，初回検査だけでも糖尿病と診断できる．
   ・糖尿病の典型的症状（口渇，多飲，多尿，体重減少）の存在
   ・確実な糖尿病網膜症の存在
3) 過去において，上記1)ないしは2)の条件が満たされていたことが確認できる場合には，現在の検査値が上記の条件に合致しなくても，糖尿病と診断するか，糖尿病の疑いをもって対応する必要がある．
4) 上記1)～3)によっても糖尿病の判定が困難な場合には，糖尿病の疑いをもって患者を追跡し，時期をおいて再検査する．
5) 初回検査と再検査における判定方法の選択には，以下に留意する．
   ・初回検査の判定にHbA1cを用いた場合，再検査ではそれ以外の判定方法を含めることが診断に必須である．検査においては，原則として血糖値とHbA1cの双方を測定するものとする．
   ・初回検査の判定が随時血糖値≧200 mg/dLで行われた場合，再検査はほかの検査方法によることが望ましい．
   ・HbA1cが見かけ上低値になりうる疾患・状況の場合には，必ず血糖値による診断を行う．

疫学調査：糖尿病の頻度推定を目的とする場合は，1回だけの検査による「糖尿病型」の判定を「糖尿病」と読み替えてもよい．なるべくHbA1c≧6.5％あるいはOGTT 2時間値≧200 mg/dLの基準を用いる．

検診：糖尿病およびその高リスク群を見逃すことなく検出することが重要である．スクリーニングには血糖値，HbA1cのみならず，家族歴，肥満などの臨床情報も参考にする．

*ストレスのない状態での高血糖の確認が必要である．

（清野　裕ほか：糖尿病 53：450-467, 2010 より一部改変）

3 糖負荷試験と血糖基準値設定の根拠

a) 糖負荷試験

　糖負荷試験はブドウ糖を負荷して，その後の糖処理能を調べる検査で，軽い耐糖能異常を調べるためには最も鋭敏な検査法である．糖負荷試験で正確な判定を行うには，糖質を150g以上含む食事を3日以上摂取してから検査する．早朝空腹時にブドウ糖75g（無水）あるいはそれに相当する糖質を250～350 mLの溶液として経口負荷し，経時的に採血して血糖値を測定する．前日からの絶食時間は10～14時間とする．

　糖負荷試験におけるブドウ糖負荷後の血糖値はあまり再現性がよいものではない．したがって結果がカットオフ値に近い場合には，もう一度検査すると判定区分が変わる可能性がある．ADAは糖尿病診断に糖負荷試験を用いることをあまり推奨していない．これは，米国ではこれまで糖負荷試験が臨床の場であまり使われてこなかったこと，糖負荷試験の再現性が十分ではないこと，費用の問題などによるらしい．さまざまな問題はあるにしろ，高血糖の程度が軽く空腹時血糖値や随時血糖だけで判定がはっきりしないときには，糖負荷試験の結果は大いに参考になる情報を与えてくれる．

　糖負荷試験では，少なくとも空腹時と2時間目の血糖値を測定する．臨床の場では，さらに30分，60分にも採血し，加えてインスリンを同時に測定すれば，いっそう多くの情報が得られる．30分，60分の血糖値が高いのに2時間値が正常域に戻るものを急峻高血糖（oxyhyperglycemia）という．急峻高血糖は胃切除者ではしばしばみられるが，

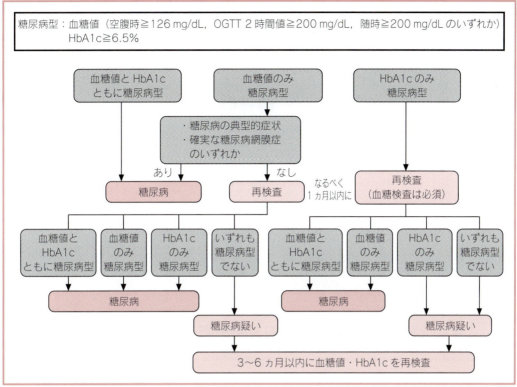

図1 糖尿病の臨床診断のフローチャート

(清野 裕ほか:糖尿病 53:450-467, 2010 より一部改変)

表2 空腹時血糖値および75g経口糖負荷試験(OGTT)2時間値の判定基準(静脈血漿値, mg/dL, カッコ内は mmol/L)

	正常域	糖尿病域
空腹時値	<110 (6.1)	≧126 (7.0)
75 gOGTT 2 時間値	<140 (7.8)	≧200 (11.1)
75 gOGTT の判定	両者をみたすものを正常型とする.	いずれかをみたすものを糖尿病型*とする.
	正常型にも糖尿病型にも属さないものを境界型とする.	

*随時血糖値≧200 mg/dL (≧11.1 mmol/L) および HbA1c≧6.5%の場合も糖尿病型とみなす.

正常型であっても, 1 時間値が 180 mg/dL (10.0 mmol/L) 以上の場合には, 180 mg/dL 未満のものに比べて糖尿病に悪化する危険が高いので, 境界型に準じた取り扱い(経過観察など)が必要である. また, 空腹時血糖 100~109 mg/dL のものは空腹時血糖正常域のなかで正常高値と呼ぶ.
*OGTT における糖負荷後の血糖値は随時血糖値には含めない.

(清野 裕ほか:糖尿病 53:450-467, 2010 より一部改変)

原因不明のことも多い. 糖尿病では 30 分までのインスリン値の上昇量と血糖上昇量の比が低い [DIRI/DBG (mU・mL^{-1}・mg^{-1}・dL) が 0.4 以下] という特徴があり, 境界型でこの特徴を示すものは糖尿病に悪化する危険が高い.

わが国における多くの解析から, 空腹時血糖値 100 mg/dL 以上の場合や HbA1c 5.6%以上の場合には, ①現在糖尿病の疑いが否定できないグループ, ②糖尿病でなくとも将来糖尿病の発症リスクが高いグループ, が含まれることが明らかにされており,

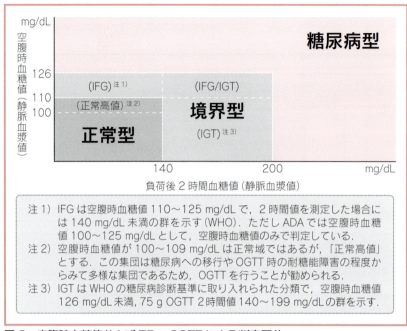

図2 空腹時血糖値および75g OGTTによる判定区分
(日本糖尿病学会(編・著):糖尿病治療ガイド2014-2015,文光堂,東京,p22, 2014 より)

表3 75g経口糖負荷試験(OGTT)が推奨される場合

(1) 強く推奨される場合(現在糖尿病の疑いが否定できないグループ)
　・空腹時血糖値が110〜125 mg/dLのもの
　・随時血糖値が140〜199 mg/dLのもの
　・HbA1cが6.0〜6.4%のもの(明らかな糖尿病の症状が存在するものを除く)
(2) 行うことが望ましい場合(糖尿病でなくとも将来糖尿病の発症リスクが高いグループ:高血圧・脂質異常症・肥満など動脈硬化のリスクをもつものは特に施行が望ましい)
　・空腹時血糖値が100〜109 mg/dLのもの
　・HbA1cが5.6〜5.9%のもの
　・上記を満たさなくても,濃厚な糖尿病の家族歴や肥満が存在するもの

(清野　裕ほか:糖尿病 53:450-467, 2010 より一部改変)

OGTTによってこれらを見逃さないことが重要である.ことに,①の場合にはOGTTが強く推奨され,②の場合にもなるべく行うことが望ましい(表3).

b) 糖尿病型の血糖基準値設定の根拠

　糖尿病を診断する大きな目的は,早期から治療して合併症発生を予防しその進展を遅らせることなので,どの程度の高血糖があれば糖尿病合併症が起こってくるかが,糖尿病と判定する血糖基準値を選ぶ根拠となる.
　ADAではHbA1c 6.5%以上を網膜症の頻度が上昇する閾値として,診断基準に盛り込まれたが,横断調査では細小血管症の発症率が明らかに上昇する血糖値の基準は,空腹時血糖値≧140 mg/dL,2時間値≧230〜240 mg/dL,HbA1c≧6.9%程度とのデータもある.したがって,現在の日本の血糖値,HbA1cの糖尿病診断の基準はこれよりやや低めになっている.現在の糖尿病型血糖値判定の基準値は,WHOやADAなど国際

的基準との整合性を重視し，糖尿病治療は細小血管症の危険が明らかに高くなる前から開始するのが望ましいことを考慮して定められた．

4. 検診，OGTTの推奨基準

検診で大切なことは，糖尿病やその疑いのあるものを漏れなく検出することである．血糖値，尿糖，HbA1cなどの血糖指標がスクリーニングに使われるが，さらに家族歴，肥満歴，産科歴，現在の肥満度，血圧などの情報も集めて，糖尿病の危険の高い対象を選別する．スクリーニングされた対象の二次判定は臨床診断に準じて行う．2008年4月から，医療保険加入者40〜74歳を対象に「特定健康診査・特定保健指導」が実施された．新しい健診システムの基本的な考えは，内臓脂肪型肥満に着目した生活習慣予防のために保健指導を必要とするものを検出することである．保健指導を受ける対象者は，OGTT 2時間値140mg/dL（境界型の下限）に相当する空腹時血糖値100mg/dL（正常高値の下限）以上，およびこれらに対応するHbA1c 5.6％以上のものとされている．糖尿病予防の立場からは，腹囲やBMIの基準を満たさない場合でも積極的にOGTTを施行し，以下のように対応する．

①空腹時血糖値またはHbA1cが受診勧奨判定値に該当する場合（空腹時血糖値≧126 mg/dLまたはHbA1c≧6.5％），糖尿病が強く疑われるので，ただちに医療機関を受診させる．

②空腹時血糖値が110〜125mg/dL，随時血糖値が140〜199mg/dLまたはHbA1cが6.0〜6.4％の場合，現在糖尿病の疑いが否定できず，できるだけOGTTを行う（明らかな糖尿病の症状が存在するものを除く）．その結果，境界型であれば追跡あるいは生活習慣指導を行い，糖尿病型であれば医療機関を受診させる．

③空腹時血糖値が100〜109mg/dLまたはHbA1cが5.6〜5.9％の場合，それ未満の場合に比べ将来の糖尿病発症や動脈硬化発症リスクが高いと考えられるので，ほかのリスク（家族歴，肥満，高血圧，脂質異常症など）も勘案して，情報提供，追跡あるいはOGTTを行う．

5. HbA1cの糖尿病診断への応用の注意点

HbA1cは過去1〜2ヵ月の血糖値を知る指標として，糖尿病治療の場で広く使われている．しかしHbA1cを糖尿病診断に用いるにはさまざまな問題点がある．HbA1c値は血糖値以外にヘモグロビンの代謝回転の影響も受けるのでこれのみで糖尿病とは診断しない．また，軽い耐糖能異常におけるHbA1cの分布は正常型とのオーバーラップが大きく，HbA1cだけで軽い耐糖能異常を識別することはできない（図3）．

6. 高齢者，小児の場合

高齢者では耐糖能が低下する比率は増加するが，判定基準は表2と同じとする．高齢者では空腹時血糖値よりも糖負荷試験2時間値の上昇するものが多い．したがって，診断でOGTTをせず空腹時血糖を用いる際はHbA1c測定を併用し，上昇の有無を確認することが望ましい．

小児の場合，1型糖尿病では発見時，明らかな高血糖があることが多いので，糖尿病としての診断は普通容易である．糖負荷試験を必要とする場合の血糖基準値は成人の場合と同じとするが，ブドウ糖負荷量は1.75g/kg（最大75g）とする．学校健康診断などで無症候時に発見される場合には病型の判定が難しいことがある．小児でも緩徐進行1型糖尿病はまれではなく，1型かほかの型かの鑑別にはGAD抗体やIA-2抗体などの自己抗体の測定，Cペプチドの経過観察などが役立つ．わが国の小児期発症2型糖尿病

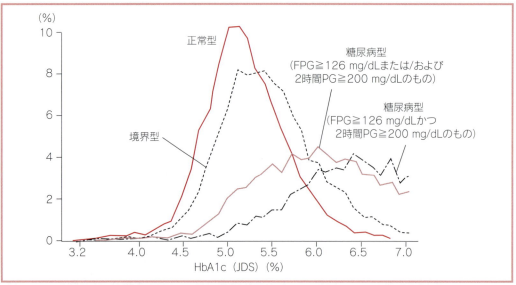

図3　75g経口ブドウ糖負荷試験（OGTT）の判定区分別にみたHbA1c（JDS）[注]の分布
　正常型6,720例，境界型6,296例，糖尿病型5,040例，そのうち空腹時血糖値（FPG）≧126mg/dLかつ2時間値≧200mg/dLのものは2,950例．
[注]原文通りHbA1c（JDS）であることに注意．

（葛谷　健ほか：糖尿病 42：385-404, 1999 より）

は2〜3割が非肥満であり，ときに1型との鑑別が難しいことがある．また，乳児・幼児期に発症する1型糖尿病では膵島関連自己抗体が陽性とならないことも少なくないが，内因性インスリン分泌は早期に枯渇する．

7　妊娠糖尿病

　妊娠糖尿病（gestational diabetes mellitus：GDM）の定義は幾多の歴史的変遷を経たが，2008年に妊娠時の軽い高血糖が児に及ぼす影響に関する国際的な無作為比較試験（Hyperglycemia and Adverse Pregnancy Outcome Study：HAPO Study）の結果が報告され，周産期合併症の増加などに着目したエビデンスに基づいて，GDMの定義，診断基準，スクリーニングに関する勧告が出された．これを踏まえ，国際的な指針との整合性を考慮し，わが国におけるGDMの定義としては「明らかな糖尿病」を除外し，International Association of Diabetes and Pregnancy Study Groups（IADPSG）Consensus Panelに従ってGDMの診断基準を改訂することとした．妊娠前から糖尿病があった場合にはGDMに比し胎児に奇形を生ずるリスクが高まる．

　GDMのリスク因子には，尿糖陽性，糖尿病家族歴，肥満，過度の体重増加，巨大児出産の既往，加齢などがある．GDMを見逃さないようにするには，初診時およびインスリン抵抗性の高まる妊娠中期に随時血糖値検査を行い，100mg/dL以上の陽性者に対してOGTTを施行して診断する．空腹時血糖値≧92mg/dL，1時間値≧180mg/dL，2時間値≧153mg/dLの1点以上を満たした場合にGDMと診断する（表4）．ただし，「臨床診断」における糖尿病と診断されるものは除く．

表4 妊娠糖尿病の定義と診断基準

妊娠糖尿病の定義：
　妊娠中にはじめて発見または発症した糖尿病に至っていない糖代謝異常．

妊娠糖尿病の診断基準：
　75 gOGTTにおいて次の基準の1点以上を足した場合に診断する．
　　空腹時血糖値≧92 mg/dL
　　1時間値≧180 mg/dL
　　2時間値≧153 mg/dL
ただし，表1に示す「臨床診断」において糖尿病と診断されるものは妊娠糖尿病から除外する．

（清野　裕ほか：糖尿病 53：450-467, 2010 より）

3 「境界型」とメタボリックシンドローム

境界型のリスク

　境界型は糖尿病特有の合併症をきたすことはほとんどないが，糖尿病予備群と呼ばれるように正常型に比べて糖尿病を発症するリスクが高い．これまでの疫学調査で境界型が糖尿病に移行するリスクは正常型に比べて5～20倍高いことが知られている．境界型では，さらに，心血管疾患発症のリスクも高いことが疫学調査で明らかとなっている．この点は境界型のなかでも耐糖能異常が問題（IGT）となり，空腹時血糖異常（IFG）は該当しないといわれている．

メタボリックシンドローム

　高血圧・肥満・耐糖能異常・脂質代謝異常は，それぞれ独立した心血管系の動脈硬化性疾患の危険因子である．これらの危険因子は同一個人に集積して出現することが多い．この場合，個々の危険因子の程度が軽くても，集積した状態では心血管疾患発症のリスクが飛躍的に高くなることが知られている．これら危険因子の集積は偶発的なものでなく，内臓脂肪型肥満，インスリン抵抗性を共通の基盤としていると考えられ，メタボリックシンドロームという概念が生まれた．2005年にはわが国における診断基準が提唱された（表5）．このように軽度の耐糖能異常者であっても，メタボリックシンドロームは心血管疾患の重要な予防ターゲットとなる．

表5 メタボリックシンドロームの診断基準

● 内臓脂肪（腹腔内脂肪）蓄積	
ウエスト周囲径[*1]	男性≧85 cm
	女性≧90 cm
（内臓脂肪面積：男女とも≧100 cm^2 に相当）[*2]	

● 上記に加え以下のうち2項目以上[*3]	
高トリグリセライド血症	≧150 mg/dL [*4]
かつ/または	
低HDLコレステロール血症	<40 mg/dL [*4]
	男女とも
収縮期血圧	≧130 mmHg [*4]
かつ/または	
拡張期血圧	≧85 mmHg [*4]
空腹時高血糖	≧110 mg/dL [*4, 5]

[*1]: ウエスト周囲径は立位，軽呼気時，臍レベルで測定する．脂肪蓄積が著明で臍が下方に偏位している場合は肋骨下縁と前上腸骨棘の中点の高さで測定する．

[*2]: CTスキャンなどで内臓脂肪量測定を行うことが望ましい．

[*3]: 糖尿病，高コレステロール血症の存在はメタボリックシンドロームの診断から除外されない．

[*4]: 高トリグリセライド血症，低HDLコレステロール血症，高血圧，糖尿病に対する薬物治療を受けている場合は，それぞれの項目に含める．

[*5]: メタボリックシンドロームと診断された場合，糖負荷試験が勧められるが診断には必須ではない．

（メタボリックシンドロームの定義と診断基準．日内会誌 94：794-809, 2005 より改変）

参考文献

1) Kashiwagi A et al : International clinical harmonization of glycated hemoglobin in Japan : From Japan Diabetes Society to National Glycohemoglobin Standardization Program values. J Diabetes Invest 3 : 39-40, 2012
2) The Expert Committee on the diagnosis and classification of diabetes mellitus : Report of the Expert Committee on the Diagnosis and Classification of Diabetes Mellitus. Diabetes Care 20 : 1183-1197, 1997
3) Alberti KGMM, Zimmet PZ for the WHO consultation : Definition, diagnosis and classification of diabetes mellitus and its complications. Part 1 : Diagnosis and classification of diabetes mellitus. Provisional report of a WHO consultation. Diabet Med 15 : 539-553, 1998
4) 島 健二ほか：グリコヘモグロビンの標準化に関する委員会報告（Ⅳ）．糖尿病 40：321-326, 1997
5) International Expert Committee: InternationalExpert Committee report on the role of the A1C assayin the diagnosis of diabetes. Diabetes Care 32 : 1327-1334, 2009
6) American Diabetes Association: Diagnosis and classification of diabetes mellitus. Diabetes Care 33 (Suppl 1) : S62-69, 2010
7) 清野 裕ほか：糖尿病の分類と診断基準に関する委員会報告．糖尿病 53：450-467, 2010
8) Kosaka K et al : A prospective study of health check examinees for the development of non-insulin-dependent diabetes mellitus : relationship of the incidence of diabetes with the initial insulinogenic index and degree of obesity. Diabet Med 13 : S120-126, 1996
9) Ito C et al : Correlation among fasting plasma glucose, two-hour plaswa glucose level in OGTT and HbA1C. Diab Res Clin Pract 50 : 225-230, 2000
10) Metzger BE et al : Hyperglycemia and adverse pregnancy outcomes. N Engl J Med 358 : 1991-2002, 2008
11) International Association of Diabetes and Pregnancy Study Groups Consensus Panel : International associationof diabetes and pregnancy study groups recommendations on the diagnosis and classification of hyperglycemia in pregnancy. Diabetes Care 33 : 676-682, 2010
12) Tominaga M et al : Impaired glucose tolerance is a risk factor for cardiovascular disease, but not impaired fasting glucose : the Funagata Diabetes Study. Diabetes Care 22 : 920-924, 1999
13) メタボリックシンドローム診断基準検討委員会：メタボリックシンドロームの定義と診断基準．日内会誌 94：794-809, 2005

3 糖尿病の原因は？

> **ポイント**
> - 疾患分類は基本的にはその成因ないし発症機序に基づく分類が望ましい．糖尿病の成因研究の進展により，1997年，ADA，WHOは糖尿病の成因分類として1型糖尿病，2型糖尿病という用語を採用した．
> - 2010年の日本糖尿病学会の分類では，成因分類と病態（病期）分類を二次元的に表示している．成因分類は予後を推定するのに役立ち，病態分類は患者の状態の把握，治療法の選択に参考となる．
> - 成因分類では，1型糖尿病，2型糖尿病，その他の特定の機序・疾患によるもの，そして妊娠糖尿病の4群に大別する．1型糖尿病はインスリン欠乏～消失に原因し，インスリン依存性（絶対的にインスリン療法が要求される状態）を示し，2型糖尿病はインスリン分泌不全とインスリン抵抗性の両者に原因し，通常はインスリン非依存性（多くは生活習慣の是正と経口血糖降下薬で治療可能で，インスリン療法は相対的必要性にとどまる状態）である．その他の特定の機序・疾患によるものとして，遺伝子異常，膵疾患，内分泌疾患，肝疾患，薬剤性などがあげられる．

1 糖尿病の原因はひとつではない

 これまでの糖尿病の分類の流れ

　糖尿病に2つの型があることは19世紀からすでに知られていた．1880年，Lancereaux はやせ型と肥満型があることに気づき，前者は膵病変に由来すると考えた．その後，ほかのホルモンも糖代謝にかかわりがあることがわかってきた．次いで，慢性膵炎などによる糖尿病も含めて，ほかの疾患に伴って起こる二次性糖尿病の存在も認識されるようになった．

　インスリン治療が行われるようになって，糖尿病患者のなかにはインスリンが効きやすい人と効きにくい人とがいることに気づいたのはHimsworthである．彼はインスリン感受性を調べる検査を工夫し，「インスリン感受性」と「インスリン抵抗性」の2つの型の糖尿病を区別した．この糖尿病における基本的な2大病型はその後，「インスリン依存型糖尿病（IDDM）」と「インスリン非依存型糖尿病（NIDDM）」，あるいは好発年齢から「若年発症型」と「成人発症型」などさまざまな名称で呼ばれることになった．1955年，Hugh-Jonesは若年発症でやせた糖尿病を1型糖尿病，中年発症で肥満した糖尿病で必ずしもインスリン注射を必要としないものを2型糖尿病と呼び，さらにジャマイカ地方でみられた特殊な糖尿病をJ型と呼んだ．1960年，YalowとBersonによってラジオイムノアッセイが開発され血中インスリンの測定が可能となり，"成人発症型糖

尿病"では血中にインスリンがかなり存在することが明らかになった．

　1974年，Bottazzo らは，ほかの自己免疫疾患を合併する糖尿病患者では血中に膵島抗体がしばしば認められることを発見した．その後，同様の抗体が現在の1型糖尿病の発病初期には高率にみつかることがわかった．同じころ，Cudworth らは HLA 抗原の分析から，1型糖尿病は特定の HLA 抗原と関連するが，2型糖尿病ではそのようなことがないことを発見した．また，Pyke らは一卵性双生児における糖尿病を調査し，発病年齢（あるいは IDDM か NIDDM か）によって，糖尿病の一致率が大きく異なることを見出した．これらの研究からいわゆる若年発症型と成人発症型は成因の異なる疾患で，前者の発症には自己免疫機序がかかわり，その多くはインスリン注射を生存に不可欠とするインスリン依存状態に至るという認識が生まれた．そして，少なくとも一部で，ウイルス感染が引き金の役割を果たしていると考えられている．

　1980年代以後，遺伝子解析技術が進み，糖尿病の成因を遺伝子異常で説明できる家系が次々に報告され，その後，一般の1型糖尿病，2型糖尿病の疾患感受性を遺伝子多型と関連づけようという研究も発展した．病態生理の面でも糖尿病の発症機序の研究では著しい進展があり，新しい分類が求められるようになった．1997年の米国糖尿病協会（ADA）（2003年に改訂），1998年の WHO，1999年の日本糖尿病学会（JDS）の分類では，成因分類を基本に据えることになった．また，2010年には1999年の日本糖尿病学会委員会報告の基本的な考え方を継承しつつ，HbA1c の診断基準への採用や妊娠糖尿病の診断基準の改訂を行った（p29「各論2．なぜ私が糖尿病なのか」参照）．

Ⓑ 日本糖尿病学会の分類

1 成因分類と病態（病期）分類の二次元表示

　成因分類と病態（病期）はそれぞれ糖尿病患者の別の面を表す．両者を併記することによって，糖尿病患者の状態をより詳しく位置づけることができる．図1は縦軸に成因分類を，横軸に糖代謝異常の程度（インスリン作用不足の程度）を，二次元的に表示している．糖代謝異常の程度は血糖値によって正常領域，境界領域，糖尿病領域に分け，さらに糖尿病領域は，①治療のためにインスリンが不要の病態，②血糖コントロールにインスリンが必要な病態，③ケトーシス予防や生命維持のためにインスリン投与が不可欠な病態，の3段階に分けられた．この最後の病態（病期）が従来の IDDM に対応するもので，成因とは無関係にインスリン依存状態（性）と呼ぶことができる．糖尿病の発症過程では，成因にかかわらず病態は種々の段階を経て悪化し，治療によっても病態は変化する可能性がある．たとえば，1型糖尿病に至る細胞のβ自己免疫障害機序は血糖値が上昇する前からすでに始まっている．ただし，その進行程度には，個人によって大きな差のみられることが知られている（数日～数年間）．肥満した2型糖尿病患者では食事・運動療法による体重減少によって耐糖能が大きく改善することはしばしば経験する．

　ここで境界領域（日本糖尿病学会でいう「境界型」）について詳述すると，メタボリックシンドロームの判定基準にも示されているように，境界型そのものが動脈硬化（大血管症）の有意なリスク（危険因子）であり，またさらに糖尿病発症のハイリスクであり，糖尿病の一次予防の観点からも，慎重に対処する必要がある．すなわち二重の意味で，境界型の事後指導の必要性があるといえる．

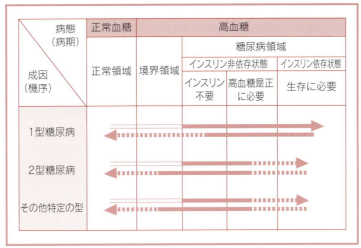

図1 糖尿病における成因(発症機序)と病態(病期)の概念
図右への移動 ➡ は糖代謝異常の悪化(糖尿病の発症を含む),図左への移動 ⬅ は糖代謝異常の改善を示す.━━の部分は「糖尿病」と呼ぶ状態を示し,頻度が少ない病態(病期)は破線▭▭▭で示している.
(清野 裕ほか:糖尿病 53:450-467, 2010 より)

2 糖尿病の成因分類

表1に糖尿病とそれに関連する耐糖能低下の成因分類を示す.成因分類では,1型糖尿病,2型糖尿病,その他の特定の機序・疾患によるもの,妊娠糖尿病の4群に大別する.表2に1型糖尿病と2型糖尿病を対比しつつ,それらの特徴を列挙する.成因に関しては1人の患者が複数の成因をもつことがありうる.たとえば父方に1型糖尿病,母方に2型糖尿病の家族歴をもつ場合や,2型糖尿病の遺伝因子をもつと思われる人がステロイド薬服用をきっかけに発病する場合などである.これに対し,病態分類は一時期には1つに定められるべきものであるが,環境因子(生活習慣など)により変化・移行しうるものである.また,糖尿病の病態による分類としてのインスリン依存状態,インスリン非依存状態の2者の特徴は表3のようになる.

2　1型糖尿病

膵β細胞の破壊性病変によりインスリン欠乏が生じるもので,この型の糖尿病では最終的にはβ細胞破壊が進んでインスリンの絶対的欠乏・消失に陥ることが多い.したがってケトーシスやケトアシドーシスに陥ることも多い.自己免疫性と特発性1型糖尿病に区別される.前者では発病初期には膵島抗原に対する自己抗体[膵島細胞抗体(islet cell antibody:ICA),インスリン自己抗体,GAD抗体,IA-2抗体,ZnT8抗体など]が証明できることが多く(発症初期には85～90%,その後低下する),発症には自己免疫機序がかかわると考えられている.その引き金(トリガー)のひとつとして,ウイルス感染(コクサッキーB4など)が考えられている.しばしば発病直後には膵島にリンパ球浸潤(膵島炎)が存在する.特定のHLA抗原との関連(疾患感受性HLA DR4, DR9;疾患抵抗性HLA DR2)や自己免疫疾患(Basedow病や橋本病,Addison病など)の合併が多いことも自己免疫機序によることを示唆する.発症・進行の様式によって,

表1　糖尿病と糖代謝異常*の成因分類

Ⅰ．1型（膵β細胞の破壊，通常は絶対的インスリン欠乏に至る）
　A．自己免疫性
　B．特発性
Ⅱ．2型（インスリン分泌低下を主体とするものと，インスリン抵抗性が主体で，それにインスリンの相対的不足を伴うものなどがある）
Ⅲ．その他の特定の機序，疾患によるもの（後出の表5参照）
　A．遺伝因子として遺伝子異常が同定されたもの
　　①膵β細胞機能にかかわる遺伝子異常
　　②インスリン作用の伝達機構にかかわる遺伝子異常
　B．他の疾患，条件に伴うもの
　　①膵外分泌疾患
　　②内分泌疾患
　　③肝疾患
　　④薬剤や化学物質によるもの
　　⑤感染症
　　⑥免疫機序によるまれな病態
　　⑦その他の遺伝的症候群で糖尿病を伴うことの多いもの
Ⅳ．妊娠糖尿病

注）現時点では上記のいずれにも分類できないものは分類不能とする．
*：一部には，糖尿病特有の合併症をきたすかどうかが確認されていないものも含まれる．

（清野　裕ほか：糖尿病 53：450-467, 2010 より）

表2　糖尿病の成因による分類と特徴

糖尿病の分類	1型	2型
発症機構	主に自己免疫を基礎にした膵β細胞破壊．HLAなどの遺伝因子に何らかの誘因・環境因子が加わって起こる．他の自己免疫疾患（甲状腺疾患など）の合併が少なくない．	インスリン分泌の低下やインスリン抵抗性をきたす複数の遺伝因子の過食（とくに高脂肪食），運動不足などの環境因子が加わってインスリン作用不足を生じて発症する．
家族歴	家系内の糖尿病は2型の場合より少ない．	家系内血縁者にしばしば糖尿病がある．
発症年齢	小児〜思春期に多い．中高年でも認められる．	40歳以上に多い．若年発症も増加している．
肥満度	肥満とは関係がない．	肥満または肥満の既往が多い．
自己抗体	GAD抗体，IAA，ICA，IA-2抗体などの陽性率が高い．	陰性．

HLA：human leukocyte antigen，ICA：islet cell antibody，GAD：glutamic acid decarboxylase，IA-2：insulinoma-associated antigen-2，IAA：insulin autoantibody

（日本糖尿病学会（編・著）：糖尿病治療ガイド 2014-2015，文光堂，東京，p14, 2014 より）

劇症，急性，緩徐進行性の3タイプに分類される．10歳代前半の若年者に急激に発症するのが典型例であるが，1型糖尿病といえどもあらゆる年齢層に起こりうる．その進行は若年者では急速で，成人では比較的緩徐なことが多い．特に病態進行がゆっくりなものや成人の2型糖尿病と紛らわしい例［緩徐進行1型糖尿病（slowly progressive type 1 diabetes mellitus：SPIDDM），緩徐発症成人自己免疫性糖尿病（latent autoimmune diabetes mellitus in adults：LADA）］も知られている．しかし多くの場合，発症時に明らかな糖尿病症状を示し，発症時期を推定できる．糖尿病症状出現以前から，膵

表 3 糖尿病の病態による分類と特徴

糖尿病の病態	インスリン依存状態	インスリン非依存状態
特徴	インスリンが絶対的に欠乏し、生命維持のためインスリン治療が不可欠	インスリンの絶対的欠乏はないが、相対的に不足している状態。生命維持のためにインスリン治療が必要ではないが、血糖コントロールを目的としてインスリン治療が選択される場合がある
臨床指標	血糖値：高い、不安定 ケトン体：著増することが多い	血糖値：さまざまであるが、比較的安定している ケトン体：増加するがわずかである
治療	1. 強化インスリン療法 2. 食事療法 3. 運動療法（代謝が安定している場合）	1. 食事療法 2. 運動療法 3. 経口薬、GLP-1受容体作動薬またはインスリン療法
インスリン分泌能	空腹時血中Cペプチド0.5 ng/mL以下	空腹時血中Cペプチド1.0 ng/mL以上

（日本糖尿病学会（編・著）：糖尿病治療ガイド2014-2015，文光堂，東京，p15，2014 より）

表 4 劇症 1 型糖尿病診断基準
下記 1～3 のすべてを満たすものを劇症 1 型糖尿病と診断する．
1) 糖尿病症状発現後 1 週間前後以内でケトーシスあるいはケトアシドーシスに陥る（初診時尿ケトン体陽性，血中ケトン体上昇のいずれかを認める）
2) 初診時の（随時）血糖値≧288 mg/dL，かつ HbA1c＜8.7％
3) 発症時の尿中 C ペプチド＜10 μg/日，または空腹時血清 C ペプチド＜0.3 ng/mL，かつグルカゴン負荷後（または食後 2 時間）血清 C ペプチド＜0.5 ng/mL

島自己抗体が認められたり，ブドウ糖静注後早期のインスリン分泌反応が低下するなど潜在期があることがわかっている．症例によっては自己抗体が証明できないままインスリン依存状態になる例があり，このような例はとりあえず特発性 1 型糖尿病として扱う．一方で，最近，劇症 1 型糖尿病の存在が報告され，注目される．これは，ほんの数日の間に 1 型糖尿病が進行・完成してしまうとされる．やはり，膵島関連の自己抗体は見出されないことが多い．感冒様症状や腹部症状が 70％以上にみられ，その高血糖に比べて HbA1c が低いのも特徴的である（表 4）．

なお，1 型糖尿病については，その頻度において大きな人種差を認め，白人で多く，日本を含めたアジア系黄色人種では低い．

インスリン療法開始後，1 日のインスリン必要量が著明に減少し，寛解状態を呈することがあり，ハネムーン期と呼ばれる．持続期間は数週から数年で症例により異なるが，ハネムーン期がみられない症例も少なくない．

3 2 型糖尿病

最も頻度の高いタイプで，日本では糖尿病患者の 95％以上を占める．以前 NIDDM と呼ばれたものの大部分がこれに入る．膵 β 細胞機能はある程度保たれており，致死的なインスリン依存状態に至ることはめったにない．インスリン分泌低下（インスリン分泌不全）とインスリン感受性低下（インスリン抵抗性増大）の両者が発病にかかわって

おり，両者の関与の割合は症例によって異なる．インスリン分泌不全については特にブドウ糖負荷後の初期分泌反応が低下する．剖検例では膵島にしばしばアミロイド物質の沈着をみる．肥満があるか，過去に肥満していたものが多い．典型例では中年以後にゆっくり発病するが，小児や若年者にもこのタイプの糖尿病が増加しつつあり，特に若年者の肥満の増加との関連が示唆される．一般に白人と比べて日本人はインスリン分泌が少なく，これに近年の肥満や過食（特に高脂肪食）が加わり，発症を促進している可能性が高い．

2型糖尿病では家族歴を認める率が高く，その成因には遺伝因子の関与が大きいと考えられるが，2型糖尿病については遺伝因子はまだ解明されておらず，多因子遺伝が推定されている（p203「各論 16-Ⅰ．遺伝についての療養指導のあり方」参照）．2型糖尿病の環境因子としては肥満（過食），運動不足，加齢，ストレスなどがあり，肥満のなかでも内臓脂肪型肥満が重要である．これは，脂肪細胞から分泌されるアディポサイトカイン（レプチン，アディポネクチン，TNF-α など）が，主にインスリン抵抗性に関与することで耐糖能を悪化させるためである．インスリン抵抗性の指標としては，空腹時血中インスリンや HOMA-IR（p46 参照）がある．一方，若年者で常染色体優性遺伝形式をとる従来の NIDDM は MODY（maturity onset diabetes of the young）と呼ばれてきた．これらの MODY のかなりの部分では遺伝子異常が同定されており，それらは 2 型糖尿病ではなく次の「その他の型」のうちの A 群に分類される．

今後，遺伝因子や病態の詳しい解明によって 2 型糖尿病が再分類されたり，一部が別項目に移される可能性がある．

 その他の原因による糖尿病

日本糖尿病学会では遺伝因子として遺伝子異常が同定された A 群と，ほかの疾患や条件に伴う B 群とに分けている．これらのなかには糖尿病特有の合併症をきたすことが確かめられていないものも含まれている（表 5）．

A 群は近年の遺伝子解析技術の進歩によって明らかにされた糖尿病である．これをさらに，①膵β細胞機能にかかわる遺伝子異常と，②インスリン作用機構にかかわる遺伝子異常に大別する．①にはインスリン遺伝子異常，各種の MODY，ミトコンドリア遺伝子異常，アミリン遺伝子異常などが含まれる．②は主としてインスリン受容体遺伝子の異常である．

Ⓐ 膵臓の病気が原因の場合（膵性糖尿病）

急性膵炎による耐糖能異常は一過性のことが多く，慢性膵炎では進行する膵外分泌組織の線維化による血流障害などで膵ランゲルハンス島が障害され，消化吸収障害とともに，インスリンやグルカゴン分泌が低下する．膵腫瘍では良性よりも悪性腫瘍で耐糖能異常の頻度が高く，インスリン抵抗性も認められる．膵癌を発見された時点での糖尿病合併率は 40〜50％とされ，耐糖能異常を含めると約 80％に及ぶ．糖尿病の急な発症やコントロールの悪化時には膵癌の可能性を常に念頭に置く必要がある．

Ⓑ 内分泌の病気が原因の場合

甲状腺機能亢進症では基礎代謝率が上がり，インスリン抵抗性が惹起され，消化管か

表5　その他の特定の機序，疾患による糖尿病と糖代謝異常*

A. 遺伝因子として遺伝子異常が同定されたもの

(1) 膵β細胞機能にかかわる遺伝子異常

インスリン遺伝子（異常インスリン症，異常プロインスリン症，新生児糖尿病），HNF4α遺伝子（MODY1），グルコキナーゼ遺伝子（MODY2），HNF1α遺伝子（MODY3），IPF-1遺伝子（MODY4），HNF1β遺伝子（MODY5），ミトコンドリアDNA（MIDD），Neuro D1（MODY6），Kir6.2遺伝子（新生児糖尿病），SUR1遺伝子（新生児糖尿病），アミリン，その他

(2) インスリン作用の伝達機構にかかわる遺伝子異常

インスリン受容体遺伝子（インスリン受容体異常症A型，妖精症，Rabson-Mendenhall症候群ほか），その他

B. 他の疾患，条件に伴うもの

(1) 膵外分泌疾患

膵炎，外傷/膵摘手術，腫瘍，ヘモクロマトーシス，その他

(2) 内分泌疾患

Cushing症候群，先端巨大症，褐色細胞腫，グルカゴノーマ，アルドステロン症，甲状腺機能亢進症，ソマトスタチノーマ，その他

(3) 肝疾患

慢性肝炎，肝硬変，その他

(4) 薬剤や化学物質によるもの

グルココルチコイド，インターフェロン，その他

(5) 感染症

先天性風疹，サイトメガロウイルス，その他

(6) 免疫機序によるまれな病態

インスリン受容体抗体，Stiffman症候群，インスリン自己免疫症候群，その他

(7) その他の遺伝的症候群で糖尿病を伴うことの多いもの

Down症候群，Prader-Willi症候群，Turner症候群，Klinefelter症候群，Werner症候群，Wolfram症候群，セルロプラスミン低下症，脂肪萎縮性糖尿病，筋強直性ジストロフィー，Friedreich失調症，Laurence-Moon-Biedl症候群，その他

*：一部には，糖尿病特有の合併症をきたすかどうかが確認されていないものも含まれる．

（清野　裕ほか：糖尿病 53：450-467, 2010 より）

らのブドウ糖吸収速度の亢進（急峻高血糖，oxyhyperglycemia）がみられる．先端巨大症では脳下垂体前葉より成長ホルモンが過剰に分泌され，インスリン抵抗性を呈する．副腎疾患ではCushing症候群でコルチゾール過剰分泌による高インスリン血症を伴う耐糖能異常を高頻度に合併し，原発性アルドステロン症で低カリウム血症によるインスリン分泌低下を伴う耐糖能異常を発症する．褐色細胞腫はカテコラミン過剰分泌によるインスリン分泌低下とインスリン抵抗性をきたす．内分泌疾患は診断が確定し，治療が奏効すると比較的短期間に劇的に改善することが多い．原疾患の改善とともに耐糖能異常の程度も軽くなることから，糖尿病の治療について随時見直しをする必要がある．しかし，原疾患の罹病が長期にわたると，膵β細胞の疲弊により原疾患が治癒しても耐糖能異常や糖尿病状態が持続することがある．

 肝臓の病気が原因の場合

慢性肝炎や肝硬変では肝臓の糖処理能が低下し，特に食後に高血糖を呈する．また，脾機能亢進により赤血球寿命が短縮することにより，血糖コントロールの指標としてHbA1cは見かけ上低値を示すことがあり注意を要する．

D 薬剤による耐糖能異常

グルココルチコイド，利尿薬，非定型抗精神病薬，免疫抑制薬（カルシニューリン阻害薬）などの投与時には耐糖能異常の出現や悪化に注意する必要がある．また，インターフェロンは1型糖尿病を惹起させる可能性がある．

5 妊娠糖尿病

妊娠中は胎盤ホルモンの影響でインスリン抵抗性が高まり，糖代謝が悪化しやすくなる．既知の糖尿病に妊娠が合併した場合，糖尿病合併妊娠と呼ぶ．従来，妊娠中にはじめて発見または発症した糖尿病を妊娠糖尿病と呼んでいたが，2010年の診断基準の改定により糖尿病の診断基準を満たす場合は非妊娠時と同様に糖尿病と呼び，糖尿病に至らない軽い糖代謝異常を妊娠糖尿病と呼ぶことになった．妊娠中は通常の糖尿病型よりも軽い耐糖能低下でも母児に悪影響を及ぼしやすいため，その診断基準や管理に非妊娠時とは別の配慮を要することなどから，妊娠糖尿病を独立させて扱う（p147「各論8. 妊娠中の糖代謝異常はどのように治療するのか」参照）．

6 糖尿病分類の指標とその意義

成因分類にあたっては，家族歴を詳しく聴取して家系図を描くことは参考になる．たとえば，若年発症のインスリン非依存性糖尿病患者の両親のどちらかに糖尿病があり，さらにその親にも糖尿病があれば，常染色体優性遺伝（MODY）が示唆される．また，患者の母親に糖尿病や難聴が何代かにわたって認められれば母系遺伝が示唆され，ミトコンドリア遺伝子異常症の可能性がある．進行する難聴の存在はミトコンドリア遺伝子異常を，後頸部や腋下の黒色表皮症は強いインスリン抵抗性（受容体異常症のこともある）を示唆する．一方，発症年齢が若いほど1型糖尿病である可能性が高く，特に10歳以下で発病した場合にはその可能性はきわめて高い．膵島抗体，GAD抗体などが陽性であれば1型糖尿病を推定する重要な根拠となる．HLA抗原については，日本人で1型糖尿病に関連するDR4，DR9は健常人にも頻度が高いので，これらがあっても1型糖尿病とはいえないが，両方ともなければ，自己免疫性の1型糖尿病らしくないといえる．糖尿病の種類によっては遺伝子検査によって確定診断が得られる場合もある．

糖尿病の病態（病期）については高血糖の程度，血糖の安定性（一般にインスリン不足が高度なほど不安定），ケトーシス傾向の有無，それぞれの治療への反応などが参考になる．インスリン分泌予備能の推定には血中Cペプチド（空腹時，ブドウ糖負荷後，グルカゴン負荷後など），尿中Cペプチド（24時間尿，随時尿によるクレアチニンとの比）の測定が役立つ．インスリン抵抗性の指標としては，空腹時血中インスリン，HOMA-IR［HOMAインスリン抵抗性指数：空腹時血中インスリン（mU/mL）×空腹時血糖値（mg/dL）/405］がある．HOMA-IRが1.6以下なら正常，2.5以上でインスリン抵抗性ありと考えられる．

病態（病期）の分類は患者状態の把握，治療法選択に参考となる．膵内分泌予備能の検査は患者にインスリン治療の必要性を納得させるときなどに役立つ可能性がある．

参考文献

1) Kobayashi T et al : Immunogenetic and clinical characterization of slowly progressive IDDM. Diabetes Care 16 : 780-788, 1993
2) Maassen JA et al : Maternally inherited diabetes and deafness. A new diabetes subtype. Diabetologia 39 : 375-382, 1996
3) Kuzuya T et al : Classification of diabetes on the basis of etiologies versus degee of insulin deficiency. Diabetes Care 20 : 219-220, 1997
4) Alberti KGMM et al : Definition, diagnosis and classification of diabetes mellitus and its complications. Part 1 : Diagnosis and classification of diabetes mellitus. Provisional report of a WHO consultation. Diabet Med 15 : 539-553, 1998
5) 清野　裕ほか：糖尿病の分類と診断基準に関する委員会報告．糖尿病 53 : 450-467, 2010
6) Imagawa A et al : A novel subtype of type 1 diabetes mellitus characterized by a rapid onset and an absence of diabetes-related antibodies. N Engl J Med 342 : 301-317, 2000
7) The Expert Committee on the diagnosis and classification of diabetes mellitus : Report of the Expert Committee on the Diagnosis and Classification of Diabetes Mellitus. Diabetes Care 26 : 5-20, 2003
8) World Health Organization: Definition and Diagnosis of Diabetes Mellitus and Intermediate Hyperglycemia : Report of a WHOIDF Consultation. World Health Org, 2006
9) International Association of Diabetes and Pregnancy Study Gronps Consensus Panel: International association of diabetes and pregnancy study groups recommendations on the diagnosis and classification of hyperglycemia in pregnancy. Diabetes Care 33 : 676-682, 2010
10) ADA : Diagnosis and Classification of Diabetes Mellitus. Diabetes Care 34 (Suppl 1) : S62-S69, 2011

4 糖尿病が長く続くとどうなるのか——合併症を考える

I．糖尿病の合併症

ポイント

- 糖尿病の合併症には，QOL に影響を及ぼす細小血管症と，生命予後に影響を及ぼす大血管症がある．
- 細小血管症には糖尿病に特異的な合併症である①網膜症，②腎症，③神経障害の3大合併症があり，その発症予防には早期の厳格な血糖コントロールが重要となる．
- 大血管症には，脳卒中，冠動脈疾患，下肢閉塞性動脈硬化症があり，高頻度かつ高度な病変が多い．高血圧，脂質異常症，喫煙などの治療が重要となる．
- 糖尿病患者は易感染性であり，感染症にも注意が必要である．頻度は多くないものの，気腫性胆嚢炎や気腫性腎盂腎炎などは糖尿病に特徴的な感染症である．

　糖尿病では，高血糖が慢性に持続することによりさまざまな合併症を発症するリスクが高まる．糖尿病の慢性合併症は，糖尿病患者の生活の質（quality of life：QOL）に大きく影響を及ぼす細小血管症（microangiopathy，ミクロアンギオパチー）と生命予後に大きく影響を及ぼす大血管症（macroangiopathy，動脈硬化症）がある．

　細小血管症には，①網膜症，②腎症，③神経障害，の3つ（トリオパチー：triopathy とも呼ばれる）があり，ほかの疾患にはみられない糖尿病に特異的な合併症である．その発症・進展には，慢性の高血糖による蛋白質糖化（グリケーション），ポリオール代謝異常，酸化ストレス亢進などの共通の発症機序が関与し，比較的細い動脈における高血糖の影響が大きい．その発症予防には早期の厳格な血糖コントロールが非常に重要であることが大規模臨床研究で示されている．

　一方，大血管症には，①脳卒中，②冠動脈疾患，③下肢閉塞性動脈硬化症，がある．これらは，いずれも糖尿病に特異的な疾患ではないが，糖尿病患者では，非糖尿病患者に比べて高頻度かつ高度な病変が多く生命予後に直結することから，糖尿病の合併症として位置づけられる．大血管症の発症進展機序には，高血糖のみならず，高血圧，脂質異常症，喫煙などの因子も大きく関与し，その発症予防にはこれらへの治療介入も重要となる．近年，高血糖，高血圧，脂質異常症に対する多因子への治療介入による細小血管症，大血管症の発症進展抑制効果が明らかとなり，日常診療のガイドラインに反映されている．

　細菌やウイルスによる感染症は，糖尿病に特異的ではないが，非糖尿病に比べて，易感染性，重症化，難治性であることが多く，現在でも日本人糖尿病患者の死因の 14.3％ を占め，日常診療で多く遭遇する合併症である．また，気腫性胆嚢炎，気腫性腎盂腎炎など頻度は多くないが，糖尿病に特徴的な感染症も知られている．

II. 細い血管の合併症（細小血管症）
A 「糖尿病網膜症」とはどのような病気か

> **ポイント**
> - 糖尿病網膜症は長期間持続した高血糖に伴う糖代謝異常や生理活性因子の発現異常などにより，網膜や硝子体内に三次元的な病変を呈する網膜細小血管の疾患である．
> - 糖尿病網膜症の累積発症率は罹病期間の延長とともに増加し（15年で約50％），自覚症状がないまま進展する場合が多いため，後天性視覚障害原因の上位を占めている．
> - 糖尿病網膜症は，単純網膜症（軽症），増殖前網膜症（中等症），増殖網膜症（重症）に分類され，それぞれの病期に合った適切な治療が必要であるが，網膜症進展予防のためには良好な血糖コントロールが大前提である．

1 眼の構造

糖尿病網膜症を理解するためには，眼の構造について熟知している必要がある．眼球は直径24mmの球形をした器官で，容積は5mLほどしかない．眼球壁は外側から結膜，強膜，脈絡膜，網膜から構成されており，中央には最も大きな容積を占める硝子体がある（図1）．網膜は厚さが0.5mm弱の薄い膜で，ものを見るために重要な役割を担っている神経細胞や神経線維と，それらを支えるグリア細胞から構成されている．網膜の中心部を黄斑といい，黄斑が障害されると視力障害をきたす．網膜には視神経乳頭から細小血管が網膜全体に張りめぐらされており，酸素や栄養を供給している．眼球の中央にある硝子体は，体積が4mLの透明なゲル構造をもつ組織であり，99％の水とヒアルロン酸，コラーゲンやアスコルビン酸などから構成されている．硝子体の外層は硝子体膜とも呼ばれ網膜と接着しているが，加齢や糖尿病などにより硝子体が収縮すると，網膜への牽引性障害を生じることがある（後述）．

2 糖尿病網膜症とは

糖尿病網膜症は長期間持続した高血糖に伴う糖代謝異常や生理活性因子の発現異常などにより，網膜血管壁の構成細胞の障害や，循環動態の異常をきたし，網膜や硝子体内に三次元的な病変を呈する網膜細小血管の疾患である．

3 糖尿病網膜症の疫学

日本人の2型糖尿病患者における糖尿病網膜症の累積発症率は，罹病期間5年間で10％，10年間で30％，15年間で50％，20年間で70％を示し，罹病期間の延長とともに累積発症率は増加する．また，糖尿病に罹患してから糖尿病網膜症が発症するまでに

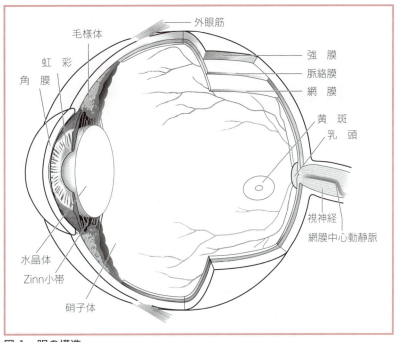

図1　眼の構造
（大野重昭ほか：標準眼科学，第9版，医学書院，東京，p19，2004より）

は平均15年間の長期間を要する．糖尿病網膜症は，単純網膜症（軽症），増殖前網膜症（中等症），増殖網膜症（重症）に分類される．進展期間としては，単純網膜症から増殖前網膜症へは平均5年間，増殖前網膜症から増殖網膜症へは平均2年間であり，重症になるほど進展は速い．また，血糖コントロールが不良な症例では，短期間に糖尿病網膜症が進展する危険性が高い．糖尿病に罹患してから最初の10年間の血糖コントロール状態が予後に与える影響は大きく，糖尿病に罹患して長期間経過してから血糖コントロールを開始しても，糖尿病網膜症進展を抑制できない場合が多い．また，糖尿病網膜症はわが国における後天性視覚障害原因の上位を占めており，毎年3,000～4,000人の糖尿病患者が糖尿病網膜症により失明していると推定される．

4　糖尿病網膜症の病態と眼底所見

　糖尿病網膜症の病態は，単純網膜症は血管透過性亢進，増殖前網膜症は血管閉塞，増殖網膜症は血管新生というように，病期と病態とは1対1対応を示す（図2）．

単純網膜症

　単純網膜症では血管壁を構成する細胞が障害され，細胞の接合部に隙間ができるため血管透過性亢進が生じ，血管壁から周囲の網膜に血液成分が漏出する．赤血球が漏出すると網膜出血となり，血漿成分が漏出すると網膜浮腫をきたし，血漿中の蛋白質や脂質成分が濃縮すると硬性白斑となる．

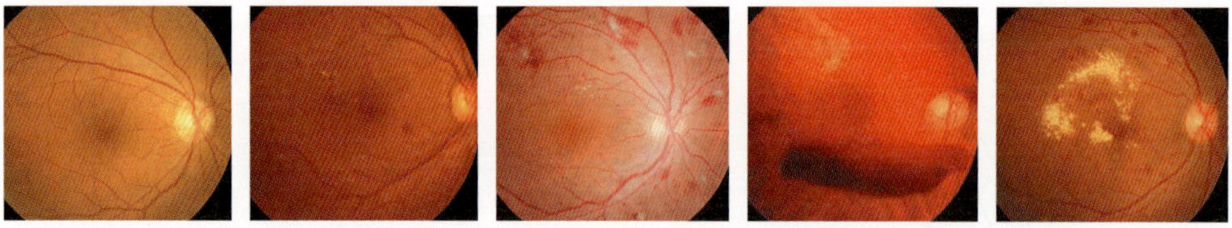

前網膜症	単純網膜症	増殖前網膜症	増殖網膜症	黄斑浮腫
視力	1.0	1.0	0.1	0.5
病態	血管透過性亢進	血管閉塞 網膜虚血	血管新生 硝子体牽引	血管透過性亢進 硝子体関与
治療	血糖コントロール 薬物治療	光凝固	光凝固 硝子体手術	光凝固 硝子体手術

図2　糖尿病網膜症の病期，視力，病態，治療

B　増殖前網膜症

　増殖前網膜症では血液レオロジーの異常や血管内皮細胞の障害により微小血栓が形成され，さらに血管閉塞へと進展する．網膜の細小動脈が閉塞すると，栄養している神経線維の軸索流が停滞して軟性白斑となる．また，血管閉塞領域に隣接して静脈異常（数珠状静脈拡張，重複化，ループ形成など）や網膜内細小血管異常（動静脈間のシャント血管）などの血管の異常が生じる．血管閉塞が生じると，その血管の灌流領域の網膜に酸素や栄養が供給されなくなるため網膜は虚血となり，虚血になった網膜から血管新生促進因子が過剰に産生される．

C　増殖網膜症

　血管新生促進因子の作用により網膜や視神経乳頭上に新生血管が発生すると，増殖網膜症へと進展する．新生血管は網膜血管の内皮細胞が遊走，増殖，管腔形成して構築され，網膜の最内層にある内境界膜を貫通して後部硝子体膜を足場に発育する．糖尿病による血管透過性亢進や加齢に伴い，硝子体が変性，液化すると，硝子体が収縮して網膜から分離してくる．しかし，網膜と硝子体は新生血管を介して互いに癒着を形成しているため，硝子体の収縮に伴い新生血管に対して硝子体牽引がかかり硝子体出血を生じる．新生血管の周囲にさまざまな細胞が増殖して線維血管性増殖膜が形成されると，さらに硝子体と網膜との間に強固な癒着が生じるため，硝子体牽引によって網膜が引っ張られ牽引性網膜剝離が発生する．

D　糖尿病黄斑症

　糖尿病に伴う黄斑部の病変の総称を糖尿病黄斑症という．糖尿病黄斑症は黄斑浮腫，虚血性黄斑症，糖尿病網膜色素上皮症に分類される．なかでも黄斑浮腫の頻度が最も高く，黄斑症＝黄斑浮腫ともみなされる．黄斑浮腫の主要病態は血管透過性亢進であり，

硝子体牽引や硝子体中の生理活性因子の貯留などの硝子体関与が示唆されている．黄斑浮腫は局所性浮腫とびまん性浮腫に分類される．

5　糖尿病網膜症の症状

　増殖網膜症へと進展するか，黄斑症を発症しない限り，原則として自覚症状をきたさない（図2）．そのため，自覚症状がないまま網膜症が発症，進展する場合が多い．硝子体出血では視力低下や飛蚊症，牽引性網膜剝離では視力低下や視野狭窄を生じる．また，黄斑症では視力低下や歪視症（ものがゆがんで見える症状）を呈することが多い．このように，糖尿病患者では自覚症状が出現しにくいため，たとえ症状がなくても定期的眼底検査が不可欠であることを患者に十分に説明する必要がある．

6　程度と治療

A　糖尿病網膜症なし，単純網膜症

　糖尿病網膜症の発症予防および単純網膜症の進展防止においては，血糖コントロールが最も効果的であり，HbA1cを7.0％未満に設定して厳格な血糖コントロールを行う．特にこの段階では，「糖尿病眼手帳」（図3）や「糖尿病連携手帳」などの医療連携ツールを活用して，内科との密接な医療連携のもとに，患者管理を行うことが重要である．

B　増殖前網膜症

　増殖前網膜症以上に進展すると，血糖コントロールだけで網膜症進展を抑制するのは困難である．そのため，増殖前網膜症においてはフルオレセイン蛍光眼底造影（fluorescein angiography：FA）を行い，網膜血管閉塞領域の範囲を判定する．FAで血管閉塞領域が2象限以下の場合には選択的網膜光凝固，3象限以上の場合には汎網膜光凝固が行われる．網膜光凝固の奏効機序は不明だが，虚血網膜から血管新生促進因子の産生を抑制すると考えられる．網膜光凝固の目的は新生血管の発生（＝増殖網膜症への進展）を予防することである．増殖前網膜症の段階で適切な網膜光凝固が施行されれば，80％以上の症例で増殖網膜症への進展を抑制できる．

C　増殖網膜症

　増殖網膜症においても増殖前網膜症と同様に，FAで血管閉塞領域が2象限以下の場合には選択的網膜光凝固，3象限以上の場合には汎網膜光凝固が行われる．網膜光凝固の目的は既存の新生血管を退縮させることである．硝子体牽引が関与している場合（硝子体出血，牽引性網膜剝離）には，硝子体手術を前提に網膜光凝固が行われる．硝子体出血発生後1ヵ月以上出血の吸収傾向がみられない場合，硝子体出血を反復する場合，牽引性網膜剝離が進行する場合，増殖膜により黄斑皺襞がみられる場合などでは硝子体手術の適応となる．硝子体手術により0.5以上の視力を得られる頻度は50％，0.1以上の視力を得られる頻度は80％である．

記載者（担当医） 受診年月日 次回受診予定	．　． （　　カ月）	．　． （　　カ月）	．　． （　　カ月）
矯正視力　（右）（左） 眼　圧　（右）（左）	（　）（　） （　）（　）	（　）（　） （　）（　）	（　）（　） （　）（　）
白内障　　　　　　右 　　　　　　　　　左	（なし・あり・IOL） （なし・あり・IOL）	（なし・あり・IOL） （なし・あり・IOL）	（なし・あり・IOL） （なし・あり・IOL）
糖尿病網膜症　　　右 　　　　　　　　　左 糖尿病網膜症の変化　右 　　　　　　　　　左	（なし　単純　増殖前　増殖） （なし　単純　増殖前　増殖） （改善　不変　悪化） （改善　不変　悪化）	（なし　単純　増殖前　増殖） （なし　単純　増殖前　増殖） （改善　不変　悪化） （改善　不変　悪化）	（なし　単純　増殖前　増殖） （なし　単純　増殖前　増殖） （改善　不変　悪化） （改善　不変　悪化）
糖尿病黄斑症　　　右 　　　　　　　　　左 糖尿病黄斑症の変化　右 　　　　　　　　　左	（なし　局所性　びまん性） （なし　局所性　びまん性） （なし　局所性　びまん性） （なし　局所性　びまん性）	（なし　局所性　びまん性） （なし　局所性　びまん性） （なし　局所性　びまん性） （なし　局所性　びまん性）	（なし　局所性　びまん性） （なし　局所性　びまん性） （なし　局所性　びまん性） （なし　局所性　びまん性）

■診察メモ（治療など）

IOL：眼内レンズ

図3　受診の記録

（日本糖尿病眼学会，糖尿病眼手帳より）

D　黄斑浮腫

　黄斑浮腫の治療法としては，局所性浮腫ではFAで漏出のみられる毛細血管瘤や拡張毛細血管などに対する黄斑部直接凝固が有用である．びまん性浮腫や囊胞様浮腫では黄斑浮腫の病態に応じて，黄斑部格子状凝固，硝子体手術，懸濁ステロイドや抗VEGF薬の局所投与などの治療が行われる．

7　管理

　外来診療における糖尿病網膜症管理においては，眼科と内科との密接な医療連携が重要である．また，患者自身が自分の眼の状態を正確に理解し，病状に見合った適切な医療を受けることが望ましい．そのためには，「糖尿病眼手帳」（図3）と「糖尿病連携手帳」の併用が有用である．「糖尿病眼手帳」の目的は，①眼科医と内科医が患者を介して共通の情報をもつ，②眼科の情報を内科の診療に役立ててもらう，③患者に糖尿病眼合併症の状態や治療内容を正しく理解してもらう，の3つである．「糖尿病眼手帳」には眼科受診ごとの「受診の記録」が記載できるようになっており，糖尿病網膜症，黄斑症や治療の解説も記載されているため，患者の治療の動機づけになることが期待される．

II. 細い血管の合併症（細小血管症）
B 「糖尿病腎症」とはどのような病気か

ポイント
- 糖尿病腎症は，長期間持続する糖尿病による代謝異常（高血糖），糖尿病に合併した高血圧により，糸球体・尿細管構造の破壊や機能の障害が生じる病態を指す．
- 糖尿病腎症は，その程度によって第1期（腎症前期）〜第5期（透析療法期）の病期に分類され，それぞれの病期に合った適切な治療が必要になる．
- 治療としては，血糖管理，血圧管理，たんぱく質摂取制限が主な手段である．

1 腎臓の役割と糸球体の機能

　腎臓は血流が豊富な臓器であり，心拍出量の1/5（1 L/分）が流入し，輸出入細動脈の間の糸球体という毛細血管網で，50 mmHgの高い静水圧により濾過機能を行う．これにより体液と血圧の恒常性の維持，蛋白分解などにより生じた有害物質の除去を行う．さらに，腎臓はエリスロポエチン産生やビタミンD活性化などの内分泌機能も併せもつ．レニン・アンジオテンシン系や尿細管糸球体フィードバックシステムによって精巧な糸球体血行動態調節がなされ，150 L/日の原尿濾過とその99％の水の再吸収，必要な栄養成分やミネラルの再吸収により体液の恒常性を維持する．糸球体血管壁を構成する上皮細胞と基底膜は高い濾過効率により，低分子物質は通過させるが，アルブミンなど生体に必要な大分子物質は，血漿蛋白質の分子サイズと荷電による選択性により通過させず，血漿蛋白の尿への喪失を防ぐ．

2 腎症の原因と成り立ち

　長期間に持続する糖尿病による代謝異常（主に高血糖）と2型糖尿病に合併しやすい高血圧により糸球体の細動脈の機能的，構造的異常が生じ，糸球体構造の破壊（糸球体硬化），機能の障害［糸球体濾過量（GFR）の減少］が生じる病態を糖尿病腎症という．慢性の高血糖の持続により糸球体血管に流入する血液量が増加，糸球体濾過量の過剰状態，糸球体内圧上昇を生じ，血管壁構成細胞からの細胞外基質蛋白の過剰産生と蓄積の結果，糸球体硬化に至る．さらに，腎機能障害により体液量とNaの貯留，血中尿素窒素の増加，血圧上昇などにより腎への荷重増加をもたらし，腎機能を増悪させ悪循環に陥る．このため，糖尿病腎症の初期から血糖管理を強化するとともに，血圧管理，蛋白質の過剰摂取を避けることは重要である．

3 臨床経過と病期分類

　腎症の臨床経過と病期分類は，臨床的には糸球体濾過量（GFR，推算糸球体濾過量

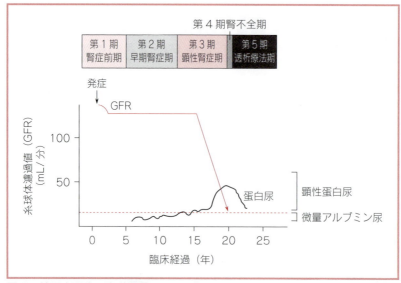

図1 糖尿病腎症の臨床経過
(槇野博史：わかる糖尿病性腎症，診断と治療社，東京，p36-46，2002より)

eGFRで代用される)，腎糸球体の構造的変化を反映して血漿から尿中へ漏出する尿中微量アルブミン排泄量(UAE)あるいは尿蛋白排泄量によって捉えられる(図1).

典型的な腎症の臨床経過は1型糖尿病においてみられる．糸球体の構造変化がみられずUAE 30 mg/gCre未満である第1期(腎症前期)，微量アルブミン尿出現を認める腎症2期(早期腎症，UAE 30～299 mg/gCre)，さらに，未治療であれば10～15年後にはUAE 300 mg/gCre以上になると尿定性試験による蛋白尿が持続して陽性(0.5 g/gCre以上)となる第3期(顕性腎症期)に移行する．一部症例では蛋白尿が高度となりネフローゼ状態となる．その後，GFRは年間2～20 mL/分/1.73 m^2 低下し，GFRが30 mL/分/1.73 m^2 未満となる第4期(腎不全期；微量アルブミン尿や蛋白尿の有無は問わない)に至る．尿毒症の進行により末期腎不全となり透析療法が必要になる(第5期透析療法期)(表1).

2型糖尿病では糖尿病発症時期が不明瞭であることや糖尿病以外の要因も腎機能低下に影響することも多いことから，すべてが典型的な腎症の臨床経過をたどるわけではない．また，随時尿の微量アルブミンの測定は体位，運動，尿路感染などの影響を受けやすいことから，別の日に測定した3回中2回以上確認できれば早期腎症と考える．eGFR低下にもかかわらず，尿中アルブミン尿や蛋白尿を認めない場合もあり，糖尿病腎症か否かの鑑別には網膜症の存在や血尿などの腎炎を疑う所見などに注意する．

4 治 療

腎症病期に応じた薬物療法や個々の生活習慣を考慮した生活習慣指導が必要になる．血糖管理に加えて，血圧，体液過剰状態，電解質異常，貧血などにも注意する．

食事療法

顕性腎症期や腎不全期の食事療法では，血糖管理のみならずたんぱく質と塩分摂取の

表 1　糖尿病腎症病期分類[注1]

病期	尿アルブミン値 (mg/gCr) あるいは 尿蛋白値 (g/gCr)	GFR (eGFR) (mL/分/1.73 m²)
第 1 期（腎症前期）	正常アルブミン尿（30 未満）	30 以上[注2]
第 2 期（早期腎症期）	微量アルブミン尿（30〜299）[注3]	30 以上
第 3 期（顕性腎症期）	顕性アルブミン尿（300 以上）あるいは 持続性蛋白尿（0.5 以上）	30 以上[注4]
第 4 期（腎不全期）	問わない[注5]	30 未満
第 5 期（透析療法期）	透析療養中	

注 1）糖尿病腎症は必ずしも第 1 期から順次第 5 期まで進行するものではない．本分類は，厚生労働省研究班の成績に基づき予後（腎，心血管，総死亡）を勘案した分類である（URL：http://mhlw-grants.niph.go.jp/，Wada T et al：Nephrol 18：613-620, 2014)

注 2）GFR 60 mL/分/1.73 m² 未満の症例は CKD に該当し，糖尿病腎症以外の原因が存在しうるため，ほかの腎臓病との鑑別診断が必要である．

注 3）微量アルブミン尿を認めた症例では，糖尿病腎症早期診断基準に従って鑑別診断を行ったうえで，早期腎症と診断する．

注 4）顕性アルブミン尿の症例では，GFR 60 mL/分/1.73 m² 未満から GFR の低下に伴い腎イベント（eGFR の半減，透析導入）が増加するため，注意が必要である．

注 5）GFR 30 mL/分/1.73 m² 未満の症例は，尿アルブミン値あるいは尿蛋白値にかかわらず，腎不全期に分類される．しかし，特に正常アルブミン尿・微量アルブミン尿の場合は，糖尿病腎症以外の腎臓病との鑑別診断が必要である．

【重要な注意事項】本表は糖尿病腎症の病期分類であり，薬剤使用の目安を示した表ではない．糖尿病治療薬を含む薬剤，特に腎排泄性薬剤の使用にあたっては，GFR などを勘案し，各薬剤の添付文書に従った使用が必要である．
（日本糖尿病学会ホームページ：糖尿病性腎症合同委員会報告「糖尿病性腎症病期分類の改訂について」より）

制限が勧められている（表 2）．たんぱく質の過剰な摂取は，血中窒素の増加，糸球体血行動態への過負荷と過剰濾過，レニン・アンジオテンシン系の活性化，高カリウム血症，高リン血症などをきたす．1 型糖尿病において，たんぱく質制限食（0.6 から 0.8 g/kg/日）により蛋白尿減少，GFR 低下の抑制が報告されているが，2 型糖尿病では腎機能低下の抑制効果はみられないとの報告もあり，低たんぱく食の有効性の科学的エビデンスは十分ではない．したがって，実際の食事指導では，患者さんの生活習慣や病状，治療に対するアドヒアランスなどを総合的に評価して決める必要がある．塩分摂取は高血圧管理とともに浮腫などの体液貯留（全身性浮腫，肺水腫，胸水貯留など）状態を回避するために重要である．

Ⓑ 血糖管理

　1 型糖尿病において，DCCT（Diabetes Control and Complications Trial）とその後の追跡調査 EDIC（Epidemiology of Diabetes Interventions and Complications）study により，厳格な血糖管理が早期腎症の微量アルブミン尿，顕性腎症の蛋白尿の発症を阻止しうることが示された．2 型糖尿病においても，わが国の Kumamoto Study，英国の UKPDS（United Kingdom Prospective Diabetes Study）とその後の追跡調査，国際共同研究である ADVANCE（Action in Diabetes and Vascular Disease：Preterax and Diamicron MR Controlled Evaluation）などにより，インスリン治療や経口血糖降下薬（グリクラジドなどの SU 薬）による厳格な血糖管理による早期腎症，顕性腎症の発症抑制が

表2 糖尿病腎症生活指導基準

病期	生活一般	食事 総エネルギー kcal/kg体重/日	食事 たんぱく質 g/kg体重/日	食事 食塩相当量 g/日	食事 カリウム g/日
第1期（腎症前期）	●普通生活	25～30	1.0～1.2	高血圧があれば6g未満	●制限せず
第2期（早期腎症期）	●普通生活	25～30	1.0～1.2 [注2]	高血圧があれば6g未満	●制限せず
第3期（顕性腎症期）	●普通生活	25～30 [注3]	0.8～1.0 [注3]	6g未満	●制限せず（高カリウム血症があれば<2.0）
第4期（腎不全期）	●軽度制限	25～35	0.6～0.8	6g未満	<1.5
第5期（透析療法期）	●軽度制限 ●疲労の残らない範囲の生活	血液透析（HD）[注4]：30～35	0.9～1.2	6g未満	<2.0
		腹膜透析（PD）[注4]：30～35	0.9～1.2	PD除水量(L)×7.5＋尿量(L)×5 (g)	●原則として制限せず

注1）尿蛋白量，高血圧，大血管症の程度により運動量を慎重に決定する．ただし，増殖網膜症を合併した症例では，腎症の病期にかかわらず激しい運動は避ける．
注2）一般的な糖尿病の食事基準に従う．
注3）GFR<45では第4期の食事内容への変更も考慮する．
注4）血糖および体重コントロールを目的として25～30 kcal/kg体重/日までの制限も考慮する．

（日本糖尿病学会（編・著）：糖尿病治療ガイド2014-2015，文光堂，東京，p80-81, 2014より）
糖尿病性腎症合同委員会報告（http://www.jds.or.jp/modules/important/index.php?page=article&storyid=46）
「糖尿病性腎症病期分類の改訂について」に基づいて作成

運動 注1)	勤務	家事	妊娠・出産	治療，食事，生活のポイント
●原則として糖尿病の運動療法を行う	●普通勤務	●普通	可	●糖尿病食を基本とし，血糖コントロールに努める ●降圧治療 ●脂質管理 ●禁煙
●原則として糖尿病の運動療法を行う	●普通勤務	●普通	慎重な管理を要する	●糖尿病食を基本とし，血糖コントロールに努める ●降圧治療 ●脂質管理 ●禁煙 ●たんぱく質の過剰摂取は好ましくない
●原則として運動可 ●ただし病態によりその程度を調節する ●過激な運動は不可	●普通勤務	●普通	推奨しない	●適切な血糖コントロール ●降圧治療 ●脂質管理 ●禁煙 ●たんぱく質制限食
●運動制限 ●散歩やラジオ体操は可 ●体力を維持する程度の運動は可	●軽勤務～制限勤務 ●疲労を感じない範囲の座業を主とする ●残業，夜勤は避ける	●制限 ●疲労を感じない程度の軽い家事	推奨しない	●適切な血糖コントロール ●降圧治療 ●脂質管理 ●禁煙 ●低たんぱく質食 ●貧血治療
●原則として軽運動 ●過激な運動は不可	●原則として軽勤務 ●超過勤務，残業は時に制限	●普通に可 ●疲労の残らない程度にする	推奨しない	●適切な血糖コントロール ●降圧治療 ●脂質管理 ●禁煙 ●透析療法または腎移植 ●水分制限（血液透析患者の場合，最大透析間隔日の体重増加を6%未満とする）

示されている．これらの大規模治療介入試験のエビデンスから，腎症を含めた細小血管症予防の血糖管理には早期からの厳格な血糖管理が大切であり，目標は HbA1c 7.0％未満が推奨されている．腎不全期には低血糖リスクが上昇することから，腎機能低下を考慮した適切な薬物療法と目標値の設定が必要となる．

C 血圧管理

　厳格な血圧管理は，1型糖尿病および2型糖尿病において腎症の発症・進展を抑制することが示され，腎症病期のすべての時期において有効な治療である．図2に『高血圧治療ガイドライン2014』における糖尿病患者の高血圧治療計画を示す．降圧目標は130/80 mmHg未満，高齢者では原則高齢者の目標値（65〜74歳では140/90 mmHg未満，75歳以上では150/90 mmHg未満）を目指し，可能であれば慎重に130/80 mmHg未満を目指す．生活習慣の改善指導とともに，第一選択薬は，腎症に対する有効性のエビデンスと糖・脂質代謝への影響が少ないことより，アンジオテンシン変換酵素（ACE）阻害薬やアンジオテンシンⅡ受容体拮抗薬（ARB）が推奨されている．これらは，アンジオテンシンⅡを抑制することにより腎糸球体輸出細動脈を拡張させ，糸球体過剰濾過の改善，微量アルブミン尿・蛋白尿減少させ腎症進展を抑制する．血清クレアチニン濃度の上昇例では，一時的な腎機能悪化，高カリウム血症に注意が必要であり少量から慎重に投与する．直接的レニン阻害薬を含めた2種類以上のレニン・アンジオテンシン系阻害薬の併用はこれらの副作用が多く禁忌である．第一選択薬で降圧が不十分な場合，長時間作用型カルシウム拮抗薬や少量のサイアザイド系利尿薬を併用する．β遮断薬はインスリン感受性低下や低血糖症状をマスクする可能性があるが，心保護作用があり，

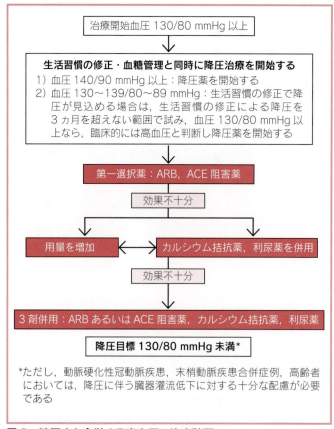

図2　糖尿病を合併する高血圧の治療計画
（日本高血圧学会高血圧治療ガイドライン作成委員会（編）：高血圧治療ガイドライン2014，日本高血圧学会，東京，p78, 2014より）

狭心症や心筋梗塞合併例には使用可能である．

 透析療法

　腎不全状態が進行すると，体液貯留（浮腫，胸腹水，肺水腫など），体液異常（高カリウム血症，低カルシウム血症，代謝性アシドーシスなど），消化器症状（食欲不振，悪心・嘔吐），循環器症状（心不全，不整脈），神経症状（意識障害，不随意運動，かゆみ，しびれなど），血液異常（貧血，出血傾向）などの腎不全徴候が出てくる．十分な保存的治療によっても進行性の腎機能悪化を認め，GFR 15 mL/分/1.73 m^2 以下になった時点で透析療法か腎移植が必要になる．糖尿病腎症の場合，全身浮腫，心不全など全身症状が重篤な場合も多い．個々の症例に応じて腎不全徴候，日常生活活動性，栄養状態など総合的に判断し，適切なタイミングで透析療法導入を決める．透析療法には血液透析と腹膜透析がある．後者には，さらに，1日数回透析バッグを交換する持続式携帯型腹膜透析（continuous ambulatory peritoneal dialysis：CAPD）と夜間就寝中に機器により自動的に行う自動腹膜透析（automated peritoneal dialysis：APD）がある．また，近年，透析療法導入前に腎移植を行う先行的腎移植も行われている．透析療法導入にあたっては腎臓内科医，透析専門医との連携が重要となる．

参考文献

1) Kasiske BL et al : Effect of antihypertensive therapy on the kidney in patients with diabetes : a meta-regression analysis. Ann Intern Med 118 : 129-138, 1993
2) Lewis EJ et al : The effect of angiotensin-converting-enzyme inhibition on diabetic nephropathy : the Collaborative Study Group. N Engl J Med 329 : 1456-1462, 1993
3) Diabetes Control and Complications Trial Research Group : The effect of intensive treatment of diabetes on the development and progression of long-term complications in insulin-dependent diabetes mellitus. N Engl J Med 329 : 977-986, 1993
4) Diabetes Control and Complications Trial/Epidemiology of Diabetes Interventions and Complications Research Group : Retinopathy and nephropathy in patients with type 1 diabetes four years after a trial of intensive therapy. N Engl J Med 342 : 381-389, 2000
5) UK Prospective Diabetes Study (UKPDS) Group : Intensive blood-glucose control with sulphonylureas or insulin compared with conventional treatment and risk of complications in patients with type 2 diabetes (UKPDS 33). Lancet 352 : 837-853, 1998
6) Ohkubo Y et al : Intensive insulin therapy prevents the progression of diabetic microvascular complications in Japanese patients with non-insulin-dependent diabetes mellitus : a randomized prospective 6-year study. Diabetes Res Clin Pract 28 : 103-117, 1995
7) Patel A, et al (ADVANCE Collaborative Group) : Intensive blood glucose control and vascular outcomes in patients with type 2 diabetes. N Engl J Med 358 : 2560 -2572, 2008
8) Pedrini MT, et al: The effect of dietary protein restriction on the progression of diabetic and nondiabetic renal disescases : a meta-analysis. Ann Intern Med 124 : 627-632, 1996
9) Koya D et al: Long-term effect of modification of dietary protein intake on the progression of diabetic nephropathy : a randomized controlled trial. Diabetologia 52 : 2037-2045, 2009
10) 日本糖尿病学会（編・著）：糖尿病治療ガイド 2014-2015, 文光堂, 東京, 2014
11) 日本糖尿病学会（編）：科学的根拠に基づく糖尿病診療ガイドライン 2013, 南江堂, 東京, 2013
12) 日本高血圧学会高血圧治療ガイドライン作成委員会（編）：高血圧診療ガイドライン 2014, ライフサイエンス出版, 東京, 2014
13) 日本腎臓学会（編）：エビデンスに基づく CKD 診療ガイドライン 2013, 東京医学社, 東京, 2013
14) 日本透析医学会（編）：維持血液透析ガイドライン：血液透析導入. 日本透析医学会雑誌 46：1107-1155, 2013

II. 細い血管の合併症（細小血管症）
C 「糖尿病神経障害」とはどのような病気か

ポイント
- 糖尿病神経障害は，末梢神経障害と自律神経障害に大きく分類されるが，各患者は多彩な臨床像を呈し，それぞれを併せもつことも多い．
- 診断には下肢の所見が重要である．症状と臨床経過の特徴に習熟し，早期発見に努めることが重要である．簡易診断基準が有用である．
- 治療は血糖管理が基本で，HbA1c 7.0%未満を目指す．喫煙・高血圧などの危険因子に注意し，早期診断により病因に基づく治療薬の投与を開始するが，QOL向上のため対症療法が重要となる．

　糖尿病神経障害は糖尿病合併症のなかで最も高頻度であり，特に自律神経障害は突然死の原因となり患者の生命予後に深く関与する．疼痛・しびれ感などの感覚障害も日常生活を著しく制限する．一方，治療においては血糖管理が最も重要であるが，現段階では完璧なコントロールを得ることは難しく，今後，より有効な病因に基づく薬物の開発が待たれる．糖尿病神経障害予防が困難な状況では，QOLの低下した糖尿病神経障害患者の療養指導は日常診療においてきわめて重要である．

1 病型分類と病態

　糖尿病神経障害は，さまざまな病型を含み多彩な症状を示し，病型分類も十分統一されていないが（図1），日常診療では末梢神経障害と自律神経障害に分類すると理解しやすい．代謝異常と血管障害による虚血がさまざまな程度に関与している．

 末梢神経障害

　糖尿病神経障害の主要な病型である多発末梢神経障害は，下肢末梢優位に左右対称に生じる感覚神経障害である．病初期には足趾や足底部のしびれ・疼痛・異常知覚などの陽性症状が出現し，徐々に中枢側に広がり慢性に経過する．後期においては感覚低下（知覚・温痛覚・振動覚の低下により痛みや温度がわからない）の陰性症状が優位になり，糖尿病足病変である低温熱傷，皮膚潰瘍，壊疽などを引き起こす．高血糖を中心とした代謝障害が主因であり，予防と治療には血糖コントロールが最重要である．急性に発症する感覚神経障害として，高血糖の急速な改善に伴う治療後有痛性神経障害がある．痛みの自覚症状は強いが，予後は良好で，通常1年以内に軽快する．

　局所性に単神経障害を生じ，神経支配領域の運動障害をきたす場合がある．単発で急性に動眼神経，外転神経，顔面神経麻痺を生じることが多い．神経栄養血管の循環障害に起因し，予後は良好で多くは6ヵ月以内に治癒する．また，中高年の比較的罹病期間の短い糖尿病患者に多い糖尿病筋萎縮症では，大腿四頭筋萎縮・下肢筋力低下をきたす．通常，予後は良好である．

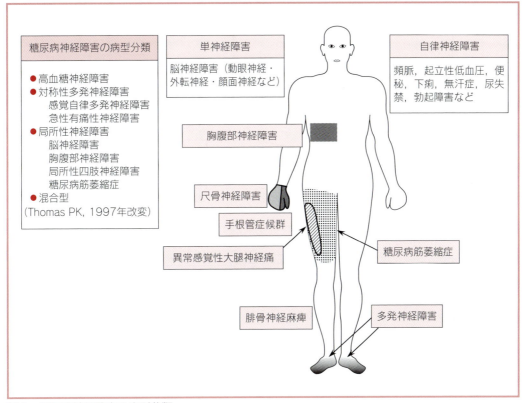

図1 糖尿病神経障害の病型分類

B 自律神経障害

　心臓・循環器系，消化器系，泌尿器系，皮膚など諸臓器を調節している自律神経に障害をきたし，多彩な症状を呈する．起立性低血圧，無痛性心筋梗塞，突然死の原因となる不整脈，胃運動麻痺，頑固な下痢と便秘，神経因性膀胱，勃起障害，発汗異常，瞳孔反応異常，無自覚低血糖などがある．早期には無症状のことも多く，定期的な検査が大切である．早期には血糖コントロールにより改善するが，進行するとその治療には苦慮する．

2 発症機序 (図2)

　糖尿病末梢神経障害の危険因子として，高血圧，喫煙，高身長，赤血球アルドース還元酵素 (AR) 高発現などが指摘されている．一方，糖尿病末梢神経障害の発症機序には，多数の因子が複合的に関与している．図2に示すように，慢性の高血糖により，ポリオール代謝の亢進，ミオイノシトール代謝低下，酸化ストレスの亢進，神経プロテインキナーゼC (PKC) α活性の低下，神経栄養血管障害における循環障害などにより神経機能異常に至る．また，ニューロフィラメント，髄鞘蛋白，細胞外基質蛋白などの過剰蛋白の糖化を生じ，神経機能や神経再生能の低下を引き起こす．

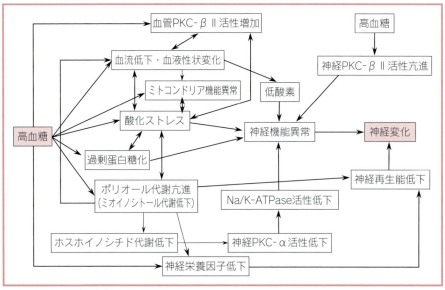

図2　糖尿病神経障害の成因仮説

(安田　斎：診断と治療 94：58-64, 2006 より)

3　診断と検査

鑑別診断

　糖尿病末梢神経障害で有症状の場合，感覚障害はおおむね対称性で，障害部位は足趾や足底部に限局して，足関節を越えることは少ない．片側性や上肢に強い症状の場合は，変形性脊椎症や後縦靱帯骨化症などに起因する神経根症などを考える．運動障害が顕著な場合や，自律神経障害を認めない場合は，糖尿病以外のほかの末梢神経障害を疑う．また，アルコール多飲は糖尿病末梢神経障害の進展を増悪させる．

B　診断基準（表1）

　種々の診断基準が採用されてきたが，確立したものはない．過去の大規模臨床試験の採用する項目と簡便性を考慮して「糖尿病性神経障害を考える会」の簡易診断基準が作成された．この基準では，①自覚症状，②内踝振動覚低下，③両側アキレス腱反射の低下・消失，の3項目から2項目以上を満たす場合を糖尿病末梢神経障害と診断する．この診断基準は，感度，特異度ともに優れている神経伝導検査を用いた基準を絶対基準とした場合とよく一致する．

C　検　査

　神経伝導検査や種々の自律神経機能検査は確定診断や重症度のチェックのために重要である．モノフィラメント検査は簡便な知覚障害の診断や半定量的な検査として有用である．皮膚生検は小径線維神経障害の診断に有用であり，早期診断として病理学的異常を検出できる．

表 1　糖尿病末梢神経障害の簡易診断基準

A．必須項目：以下の 2 項目を満たす．
1．糖尿病が存在する．
2．糖尿病性多発神経障害以外の末梢神経障害を否定しうる．
B．条件項目：以下の 3 項目のうち 2 項目以上を満たす場合を神経障害ありとする．
1．糖尿病性多発神経障害に基づくと思われる自覚症状
2．両側アキレス腱反射の低下・消失
3．両側内踝の振動覚低下
C．注意事項
1．糖尿病性多発神経障害に基づくと思われる自覚症状とは，下記の 2 項目を満たす．上肢の症状のみの場合および「冷感」のみの場合は含まれない． 　　①両側性 　　②足趾および足底の「しびれ」，「疼痛」，「異常感覚」のうちいずれかの症状を訴える．
2．アキレス腱反射の検査は膝立位で確認する．
3．振動覚低下とは C128 音叉にて 10 秒以下を目安とする．
4．高齢者については老化による影響を十分考慮する．
D．参考項目：以下の参考項目のいずれかを満たす場合は，条件項目を満たさなくとも"神経障害あり"とする．
1．神経伝導検査で 2 つ以上の神経でそれぞれ 1 項目以上の検査項目（伝導速度，振幅，潜時）の明らかな異常を認める．
2．臨床症候上，明らかな糖尿病性自律神経障害がある．しかし自律神経機能検査で異常を確認することが望ましい．

（糖尿病性神経障害を考える会，1998 年 9 月 11 日作成，2002 年 1 月 18 日改訂）

4　治療

A　基本的治療

　糖尿病神経障害に対する主な治療を表 2 に示す．治療の基本へ厳格な血糖管理であり，大規模臨床試験の成績から HbA1c 7.0% 未満が推奨されている．神経障害は多因子による複合的な成因により発症進展すること，末梢神経の非可逆性などから，神経障害の病因に基づく十分な有効性が確立した治療薬はない．現時点では，①血糖を HbA1c 7.0% 未満に抑える，②血圧管理，禁酒，禁煙，脂質異常症治療，適正体重の維持などに努める，③早期診断に努め，診断後は積極的に薬物療法を開始することが重要である．

B　病因に基づく薬物療法

　神経障害の重要な発症機序のひとつであるポリオール代謝亢進を抑制する薬剤はアルドース還元酵素阻害薬（ARI）であり，現在，臨床使用可能な薬剤はエパルレスタット（キネダック®）のみである．エパルレスタットは，日本人糖尿病患者の無作為比較試験により，罹病期間が短い症例，血糖コントロール良好な症例では自覚症状および神経伝導速度指標を改善することが示されている．一方，わが国で比較的使用されているメコバラミン（ビタミン B_{12}）や種々の血流改善薬の有効性は，無作為比較試験によるエビデンスは確立していない．日本では未承認薬である γ リノレン酸や酸化ストレスの改善薬 α リポ酸は，神経症状は改善するが，神経伝導速度は改善しないと報告されている．

表2 糖尿病神経障害の主な治療

1. 基本的治療
   ① HbA1c 7.0%未満にコントロール
   ② 禁酒，禁煙，血圧・脂質異常症管理，適正な体重管理
2. 病因に基づく薬物治療
   ① ポリオール代謝抑制：アルドース還元酵素阻害薬 エパレルスタット（キネダック®）
   ② ビタミン B_{12} 製剤：メコバラミン（メチコバール®）
   ③ 血流改善薬：プロスタグランジン製剤，抗血小板薬など
3. 末梢神経障害の症状に対する対症療法
   ① 非ステロイド抗炎症薬
   ② 三環系抗うつ薬：アミトリプチリン（トリプタノール®）など
   ③ 神経障害疼痛に対する直接作用薬：$α_2δ$ カルシウムチャネル阻害薬プレガバリン（リリカ®），セロトニン・ノルアドレナリン再取り込み阻害薬デュロキセチン（サインバルタ®）
   ④ 抗不整脈薬：ナトリウムチャネル阻害薬 メキシレチン（メキシチール®）
   ⑤ 抗痙攣薬：ナトリウムチャネル阻害薬 カルバマゼピン（テグレトール®）
   ⑥ 軟膏：リドカイン・ゲルやカプサイシン軟膏塗布
4. 自律神経障害の主な症状に対する対症療法
   ① 起立性低血圧：弾性ストッキング，体位変換時指導，適切な運動など
   　交感神経刺激作用薬：塩酸ミドドリン（メトリジン®），メチル硫酸アメジニウム（リズミック®），ドロキシドパ（ドプス®）
   　鉱質コルチコイド薬：酢酸フルドロコルチゾン（フロリネフ®）
   ② 勃起障害：ホスホジエステラーゼ阻害薬：シルデナフィルクエン酸塩（バイアグラ®）やバルデナフィル塩酸塩（レビトラ®）
   ③ 胃不全麻痺：少量頻回食，脂肪・繊維摂取制限
   　消化管機能調整薬：メトクロプラミド（プリンペラン®），ドンペリドン（ナウゼリン®），モサプリド（ガスモチン®）など

 ## 対症療法

 ### 1 疼痛・しびれ

末梢神経障害による疼痛やしびれが強い場合は，薬物療法による症状軽減が必要である．軽症の場合，非ステロイド抗炎症薬が有用である．近年，中等度以上の強い症状の場合は，これまでのアミトリプチリン（トリプタノール®）などの三環系抗うつ薬に加えて，神経に直接作用するプレガバリン（リリカ®），デュロキセチン（サインバルタ®）が使用できる．プレガバリンは脊髄の痛覚線維のカルシウムイオンチャネルの一部に結合し，カルシウム流入を抑制，神経伝達物質の放出を抑制し，疼痛を軽減する．傾眠，めまいなどの副作用頻度も高く，特に腎機能低下症例には薬剤蓄積による副作用に注意が必要である．デュロキセチンは，痛覚抑制神経細胞のセロトニン・ノルアドレナリン再取り込みを阻害より痛覚抑制作用を増強する．難治性の場合，神経ブロックなどの適応の可能性より麻酔科などのペインクリニックへの紹介も考慮する．

急速な高血糖是正が原因で急性疼痛を呈する場合（治療後有痛性神経障害），多くは1年以内に軽快し予後良好であるので，患者を安心させることも大切である．わが国では，抗不整脈薬であるメキシレチンも有痛性神経障害に対する効能が承認されている．その他，カルバマゼピンなどの抗痙攣薬や皮膚表面の痛みに対してリドカイン・ゲルやカプ

サイシン軟膏塗布も使用される．

2 自律神経症状

自律神経障害のさまざまな症状に対する対症療法は，QOL や生命予後改善のために重要である．不整脈出現や心電図 QTc 延長，重篤な起立性低血圧など突然死と関連する事項にも注意が必要である．胃腸症や無自覚低血糖などは血糖コントロールを困難にする．神経因性膀胱，発汗低下による皮膚乾燥，亀裂，びらんなどは感染症の原因になる．

a) 起立性低血圧

弾性ストッキングを着用するほか，起立や体位変換はゆっくり行わせる．特に透析患者では前駆症状が少なく突然意識消失をきたすので，血圧低下を自覚させる目的で，透析終了後や非透析日に立位血圧を自己測定させる．臥床は症状を増悪させるので適度な運動療法が望ましい．交感神経刺激作用のある塩酸ミドドリン（メトリジン®），メチル硫酸アメジニウム（リズミック®），ドロキシドパ（ドプス®）などが有効である．酢酸フルドロコルチゾン（フロリネフ®）は最も効果は大きいが，臥位高血圧や心不全などの副作用に注意する．α_1 遮断薬や交感神経抑制薬などの降圧薬は起立性低血圧を助長するので避ける．

b) 勃起障害（erectile dysfunction：ED）

日常診療で患者自身が勃起障害を訴えることは少ないが，勃起障害は患者の QOL を大きく損なう．近年，ホスホジエステラーゼ阻害薬であるシルデナフィルクエン酸塩（バイアグラ®）やバルデナフィル塩酸塩（レビトラ®）の有用性が明らかになっている．虚血性心疾患に対するニトログリセリンや亜硝酸薬を使用中の場合，重篤な低血圧低下をきたすことがあり禁忌である．

参考文献

1) Dyck PJ, Thomas PK : Diabetic Neuropathy, 2nd Ed, WB Saunders, Philadelphia, 1999
2) Thomas PK : Classification, differential diagnosis, and staging of diabetic peripheral neuropathy. Diabetes 46（Suppl 2）: S54-S57, 1997
3) 糖尿病性神経障害を考える会：糖尿病性多発神経障害（distal symmetric polyneuropathy）の簡易診断基準．末梢神経 14 : 225, 2003
4) 厚生省委託事業：糖尿病診療ガイドライン：糖尿病性神経障害の治療．糖尿病 45（Suppl）: 49-52, 2002
5) Wilbourn AJ : Diabetic entrapment and compression neuropathies. Diabetic Neuropathy, Dyck PJ et al（ed），WB Saunders, Philadelphia, p481, 1999
6) Tesfaye S et al : Vascular risk factors and diabetic neuropathy. N Engl J Med 352 : 341-350, 2005
7) Yasuda H et al : Diabetic neuropathy and nerve regeneration. Prog Neurobiol 69 : 229-285, 2003
8) Pfeifer MA et al : A highly successful and novel model for treatment of chronic painful diabetic peripheral neuropathy. Diabetes Care 16 : 1103-1115, 1993
9) 安田　斎：糖尿病神経障害．診断と治療 94 : 58-64, 2006
10) Hotta N et al : Long-term clinical effects of epalrestat, an aldose reductase inhibitor, on diabetic peripheral neuropathy : the 3-year, ,multicenter, comparative Aldose Reductase Inhibitor-Diabetes Complications Trial. Diabetes Care 29 : 1538-1544, 2006
11) Hotta N et al : Stratified analyses for secleting appropriate target patients with diabetic peripheral neuropathy for long-term treatment with an aldose reductase inhibitor, epalrestat. Diabet Med 25 : 818-825, 2008
12) Ziegler D et al : Efficacy and safety of antioxidant treatment with alpha-lipoic acid over 4 year in diabetic polyneuropathy : the NATHAN 1 trial. Diabetes Care 34 : 2054-2060, 2011
13) 日本糖尿病学会（編）：科学的根拠に基づく糖尿病診療ガイドライン 2013, 南江堂，東京，2013

III. 太い血管の合併症（動脈硬化）

ポイント

- 動脈硬化とはアテローム（粥状）硬化・中膜石灰化・細動脈硬化を含むが，糖尿病では高血糖，インスリン抵抗性，脂質異常，高血圧などによりアテローム動脈硬化が進展，重症化しやすい．
- 糖尿病患者の冠動脈疾患，脳血管障害，下肢閉塞性動脈硬化症は大血管症（macroangiopathy）と呼ばれ，身体障害によるQOLや生命予後を悪化させる．
- 動脈硬化の予防には，生活習慣改善，薬物療法による血糖コントロールに加えて，血清脂質，血圧などのすべての危険因子を包括的かつ厳格にコントロールすることが重要である．

1 動脈硬化とは

　動脈硬化とは，動脈壁の内膜の肥厚，平滑筋細胞や弾性線維からなる中膜が変性や石灰化することにより，動脈壁が硬化，さらに血流障害を生じている状態である．動脈硬化には，粥状硬化（atherosclerosis），中膜硬化（Möenckeberg（メンケベルク）型硬化），細動脈硬化がある．糖尿病患者では，粥状硬化による3つの動脈硬化性疾患，①脳血管障害，②冠動脈疾患，③下肢閉塞性動脈硬化症（近年は末梢動脈疾患とも呼ばれる）が頻度高く，また生命予後に直結する合併症であることから，糖尿病大血管症（マクロアンギオパチー，macroangiopathy）と呼ばれる．

2 動脈硬化の発症進展機序

　動脈硬化は血管内皮細胞の障害から始まり，長期間の複雑な過程を経て形成されると考えられている．動脈の内膜を覆う血管内皮細胞表面が，酸化した悪玉コレステロールLDL，炎症などで障害を受けると，循環中の単球・Tリンパ球が接着し内皮下層へ侵入，その単球はマクロファージへ分化し，酸化LDLやリポ蛋白などにより大量の脂質を含んだ泡沫細胞となり大量に蓄積し，動脈硬化の初期病変である脂肪線状，さらに，プラーク（粥腫）病変を形成する．マクロファージや内皮細胞はサイトカインや増殖因子を分泌し，平滑筋細胞の遊走増殖を促進する．平滑筋細胞はコラーゲンなどの分泌をきたしプラークの線維化をきたす．薄い線維性の皮膜で覆われたプラークは動脈壁内腔を狭小化させるとともに，破裂をきたしやすい．急なプラークの破綻により血栓が形成され，血流遮断，臓器の循環障害を引き起こす．

　糖尿病患者では，①高血糖によりさまざまな蛋白質の糖化（グリケーション，glycation）をきたし，前述の動脈硬化発症に関連する細胞機能異常をきたしている，②肥満・身体活動量低下などによるインスリン抵抗性により，さまざまなタイプの脂質異常症，高血圧症を合併している，③炎症反応や酸化ストレス上昇など動脈硬化促進的因子が重

表1　糖尿病大血管症の発症率

	冠動脈疾患		虚血性脳卒中	
	男	女	男	女
JDCS研究の糖尿病*	9.6		6.3*	
久山町研究の糖尿病**	11.5	8.5	10.9	10.3
久山町研究における正常型**	6.0	1.4	4.4	3.3
UKPDS（通常治療群／強化療法群）	17.4／14.7		5.6／5.0	

*：JDCS研究は，脳梗塞のデータ（文献6）
**：久山町研究のデータは，糖負荷試験2時間血糖値による判定のデータを示す（文献7）．

積している，ことなどにより，動脈硬化が進行しやすく，また，重症化しやすい．表1にわが国でのコホート研究である糖尿病患者のJapan Diabetes Complications Study（JDCS）研究と日本の人口構成と合致している久山町研究による大血管症の発症頻度を示す．大血管症の危険因子として，加齢，男性，高血圧，脂質異常症（高LDL血症，低HDL血症，高トリグリセライド血症），高血糖，喫煙，微量アルブミン尿，メタボリックシンドロームやCKD（慢性腎臓病）合併などが知られている．

3　動脈硬化による大血管症

 脳血管障害（脳出血，脳梗塞，無症候性脳梗塞）

　脳血管障害は，脳の動脈硬化性病変（狭窄・閉塞，出血）あるいは，血栓による塞栓により脳が機能的，器質的障害を生じた状態で，脳卒中とも呼ばれる．脳血管障害は，その半身麻痺や構語障害などの後遺症によりQOLを著しく低下するのみならず，脳血管性の認知症もきたすことから社会経済的にも重要な問題となっている．

　糖尿病では脳出血よりも脳の主幹動脈やその皮質枝に生じるアテローム血栓性脳梗塞が多く，非糖尿病患者の2〜4倍高頻度を示す．また，近年，CT，MRIなどの画像診断により脳梗塞症状を示さない無症候性脳梗塞も高率にみられる．特に，脳の深部である穿通枝領域に生じる小さな梗塞であるラクナ梗塞は，高血圧が関連し，多発すれば認知症のリスクとなる．

 冠動脈疾患（狭心症，心筋梗塞，無症候性心筋梗塞）

　狭心症では，心臓の栄養血管である冠動脈の狭窄病変により，一過性に労作時やストレス負荷時に胸部絞扼感，胸痛を示す．心筋梗塞では，冠動脈プラーク破綻による冠動脈の閉塞により心筋壊死を生じ，激しい胸痛，心不全などを生じる．

　冠動脈疾患の頻度は，糖尿病患者では非糖尿病患者に比べて2〜4倍と高い．冠動脈疾患の既往がない糖尿病患者の心筋梗塞の発症率は，非糖尿病患者で心筋梗塞の既往がある患者の再発率と同程度である．糖尿病患者では，発症時に冠動脈の高度な多枝病変を示し，心不全や不整脈を起こしやすいことも多く，予後不良であることが多い．また，激しい胸痛などの典型的な症状がない無症候性心筋梗塞の頻度も高い．浮腫や肺水腫，従来と異なる心電図変化などには急性心筋梗塞を疑い，血液検査なども併せて行うこと

が大切である．自律神経障害の合併，心不全症状による修飾などの影響が考えられている．

下肢の閉塞性動脈硬化症

閉塞性動脈硬化症（arteriosclerosis obliterans：ASO）は，下肢動脈のアテローム性動脈硬化により，循環障害，虚血症状をきたす疾患である．近年，この ASO と喫煙が強く関連する Buerger 病を含めて末梢動脈疾患（PAD）と呼ばれるが，ASO が糖尿病患者の PAD の大部分を占める．ASO は糖尿病患者の 10〜15% と高頻度に合併し，糖尿病患者では非糖尿病患者の約 4 倍の頻度であり，壊疽，下肢切断の主な原因となっている．動脈硬化の病変部位は，膝下動脈より末梢の動脈（BK 病変，below the knee）に，多発性でありかつ石灰化病変も多く，潰瘍や壊疽を含む糖尿病足病変（diabetic foot）の主因となる．

ASO の病期は，その症状を中心とした Fontaine 分類が用いられる（表 2）．ある程度の距離の歩行により下肢痛や筋こむらかえりが出現する間欠性跛行，安静時疼痛・潰瘍・壊疽へと進行する．間欠性跛行は腰部脊柱管狭窄症でも生じ鑑別が大切である．腰部脊柱管狭窄症にみられる下肢痛は，立位のみでも出現し前屈や座位保持にて軽快する．スクリーニング検査には，足関節上腕血圧比（ankle-brachial index：ABI）が有用であり，1.0 以上から 1.4 未満は正常，0.91〜0.99 が境界，0.90 以下で PAD と診断できる．1.4 以上の場合は，高度石灰化が疑われ，代替として足趾上腕血圧比（toe-brachial index：TBI）を用い，0.7 以下であれば異常とする．さらに，下肢動脈エコー，MRA，3DCT，血管造影などにて狭窄部位，病変程度よる診断を行い治療法を決める．ASO 患者は，冠動脈疾患や脳血管障害を合併率も高く，潰瘍や壊疽などの重症下肢虚血（critical limb ischemia：CLI）を示す症例では予後不良である．

4　治　療

生活習慣の改善

食事療法・運動療法，禁煙による生活習慣の改善は大血管症予防にも重要である．特に，喫煙や低い運動習慣は冠動脈疾患や ASO の重要な危険因子であり，禁煙により非喫煙者と同程度まで冠動脈疾患のリスクが減る．これら食事療法・運動療法などの生活習慣改善により，心血管イベントの減少，冠動脈疾患や脳血管障害の抑制効果が示されている．運動療法指導には，個々の患者の運動能力，冠動脈疾患などの有無，末梢神経障害や ASO の下肢病変の有無などに加えて，足の観察指導とともに適切な靴の指導な

表 2　下肢閉塞性動脈硬化症（ASO）の Fontaine 分類

ステージ	臨床分類
I	無症状
IIa	軽度間欠性跛行（疼痛なし歩行距離＞200 m 以上）
IIb	中等度〜重度間欠性跛行（疼痛なし歩行距離＜200 m 未満）
III	虚血性安静時疼痛
IV	潰瘍あるいは壊死

どフットケア（p77「各論 4-Ⅴ．糖尿病足病変とフットケア」参照）も十分に行う．

Ⓑ 血糖コントロール

　1型糖尿病を対象としたDCCT（Diabetes Control and Complications Trial）および2型糖尿病を対象としたUKPDSおよびそのメタアナリシスにおいて，厳格な血糖コントロールにより心血管イベントの発症が抑制されることが示されている．さらに，その効果は厳格な血糖コントロール治療終了後も持続することが示され，糖尿病早期の厳格な血糖管理の遺産効果（legacy effect）あるいはメモリー効果（memory effect）とも呼ばれている．一方，血糖コントロールの正常化を目指し急激に血糖コントロールを行ったACCORD（Action to Control Cardiovascular Risk in Diabetes）研究では，血糖強化療法群では総死亡率が増加し，重症低血糖や心不全などの発症が増加することが示されている．2型糖尿病におけるメタアナリシスでは，強化療法は心筋梗塞発症を抑制するが，総死亡，心血管疾患死，脳卒中の発症については通常治療と有意な差を認めていない．

　インスリン抵抗性や食後高血糖が心血管疾患発症との関連性があることより，糖尿病治療薬による大血管症発症の抑制効果が期待される．メトホルミンは，肥満2型糖尿病においてインスリン治療やSU薬よりも大血管症を減少する．チアゾリジン薬であるピオグリタゾンでは，心血管疾患既往のある2型糖尿病患者では，心血管疾患発症抑制効果も示唆されたが，日本人2型糖尿病では効果がなかったとする報告もある．食後高血糖改善薬については，αグルコシダーゼ阻害薬であるアカルボースでは2型糖尿病の心血管イベントを抑制したと報告されているが，速効型インスリン分泌促進薬であるナテグリニドでは境界型患者の心血管イベント抑制効果は認めていない．また，持効型インスリンにより境界型や早期の2型糖尿病での血糖管理は通常治療と比べて心血管イベント抑制効果は認められていない．

Ⓒ 血　圧

　血圧の厳格なコントロールが大血管症発症のリスクを減少させることは多くの疫学研究で報告されており，糖尿病患者における降圧療法の大血管症予防効果は，非糖尿病患者と同等かそれ以上であることが示されている．したがって，糖尿病患者における降圧目標は非糖尿病者よりも低く，130/80 mmHg未満が目標となる．

　降圧薬の種類によって冠動脈疾患や脳血管障害の予防効果に違いがあるかどうかについては，一定の見解が得られていない．大血管症発症予防のためには，降圧度が最重要であるが，インスリン抵抗性改善，糖尿病腎症や心不全予防の観点から，レニン・アンジオテンシン系阻害薬を第一選択薬とする（p55「各論 4-Ⅱ-B．「糖尿病腎症」とはどのような病気か」参照）．

Ⓓ 脂質代謝異常

　2型糖尿病患者の冠動脈疾患の一次予防（発症予防）および二次予防（進展予防）にはLDLコレステロールを低下させるスタチンが有効である．

　また，スタチンは経皮的カテーテル冠動脈形成術（PCI）後の心血管イベントを抑制や，急性冠症候群発症直後からスタチンを投与することにより，心血管イベントの再発を予防することも報告されている．スタチンによる冠動脈疾患の二次予防においては，LDLコレステロールの治療目標値を70 mg/dL程度まで低下させることにより，

100 mg/dL 前後を目標とした場合に比べて，冠動脈イベントの抑制効果および冠動脈病変の進展抑制が認められる．

フィブラート系薬剤は，トリグリセライド値低下と HDL コレステロール値上昇させ，冠動脈疾患死と非致死的心筋梗塞の発症を有意に減少させたとする報告もあり，2 型糖尿病患者の心血管イベント抑制効果を有すると考えられるが，スタチンほどの明確なエビデンスがない．

脳血管障害の予防を一次エンドポイントとした無作為化比較試験はないが，冠動脈疾患の予防を目的とした試験のサブアナリシスでは，スタチンにより脳血管障害の発症が低下することが報告されている．フィブラート系薬剤に脳血管障害の有意な抑制効果があるか否かについてはまだ一定していない．

末梢動脈閉塞症に対する脂質低下療法の効果をみた試験は少ないが，積極的な脂質低下療法は末梢動脈閉塞症の発症・進展を予防する可能性が示唆されている．

E 抗血小板療法

心血管疾患のハイリスク患者にアスピリン投与は大血管症，心筋梗塞，脳卒中，心血管死を減少させる．しかし，糖尿病患者におけるアスピリンによる大血管症の一次予防については，明確な心血管イベント抑制効果は認められていない．日本人 2 型糖尿病患者における少量アスピリン投与による大血管症の一次予防試験 JPAD（Japanese Primary Prevention of Atherosclerosis with Aspirin for Diabetes）において一部の症例で有用性が示されるも全体としては有意な抑制効果は得られず，現時点では大血管症の既往がない 2 型糖尿病患者全例にアスピリン投与は推奨されない．

網膜症を合併する場合，抗血小板療法は眼底出血のリスクより慎重な検討が必要である．アスピリン投与により非増殖糖尿病網膜症や初期の増殖糖尿病網膜症における硝子体出血や網膜前出血の発症を増やさないとする報告があり，網膜症合併する場合もアスピリン投与は禁忌とはならない．一方で，JPAD 研究ではアスピリン投与群では眼底出血の頻度は増加しており，慎重に適応を検討する必要がある．

シロスタゾールは，閉塞性動脈閉塞症患者の歩行距離を延長させることや，脳梗塞の二次予防での有効性が示されている．クロピドグレルは，アスピリンに比べて 2 型糖尿病患者の心血管イベントの二次予防に有効である可能性が示されている．

F 血行再建療法

急性閉塞時や動脈狭窄病変に対しては，血栓溶解療法やカテーテルによる経皮的なインターベンション，冠動脈バイパス術などが行われる．

糖尿病合併患者における虚血性心疾患への血行再建療法としては経皮的カテーテル冠動脈形成術（PCI）と冠動脈バイパス術（CABG）の可能性があるが，無作為割り付けを行った BARI（Bypass Angioplasty Revascularization Investigation）trial によると，5 年生存率は PCI 65.5％，CABG 80.6％と，CABG のほうが予後がよかった．しかし，3 枝病変や左前下行枝病変を有する群を医師が適応を判断して割り付けた BARI Registry Trial では，PCI/CABG 両群ともに約 85％の 5 年生存率が得られたことより，症例の選択を行うことで，PCI でも CABG とほぼ同等の長期成績が得られると考えられた．一般に PCI は CABG に比較して明らかに身体的侵襲は少ないため，長期成績に差がないのであれば，臨床の場面では PCI が優先される場合が多いと考えられる．また，最近

では金属ステント留置やロータブレーターによる内膜除去, DES (drug eluting stent) などの方法が次々と登場し, その適応や治療法の組み合わせの選択は, 冠動脈造影所見をもとに現場の医師の判断に委ねられる部分も多くなっている.

脳血管障害に対する血行再建療法としては, 急性期の画像診断の進歩から組織プラスミノーゲン活性化因子 (t-PA) による発症3時間以内の血栓溶解療法が実施されうるが, 時間的制約と糖尿病網膜症など出血性病変が合併していると禁忌となることから現実的には制約が多く, 保存的な従来治療がなされる場合が多い. これら個々の適応については, 各々の専門書を参照されたい.

G 包括的治療

大血管症の効果的な予防のためには, 各危険因子を厳格にコントロールすることが重要である. Steno-2 study では, 2型糖尿病患者を対象に, 行動科学による生活習慣の改善と高血糖および高血圧, 脂質代謝異常に対する薬物療法, 微量アルブミン尿に対するACE阻害薬, アスピリンの投与を行うことにより, 平均7.8年間の追跡期間中における心血管疾患発症のリスクが半減することが報告された. 糖尿病患者では, ひとつひとつは軽微なレベルの危険因子であっても, 重積することにより心血管疾患の発症につながり生命予後に直結しうることを考え, 集積している多数集積している心血管疾患のリスクを総合的・包括的に管理することが重要である.

参考文献

1) Margolis JR et al : Clinical features of unrecognized myocardial infarction-silent and asymptomatic : eighteen year follow-up : The Framingham study. Am J Cardiol 32 : 1-7, 1973
2) Matsuda A : Gangrene and ulcer of the lower extremities in diabetic patients. Diabetes Res Clin Pract 24 : S209-213, 1994
3) BARI investigators : Influence of diabetes on 5-year mortality and morbidity in a randomized trial comparing CABG and PTCA in patients with multivessel disease : the Bypass Angioplasty Revascularization Investigation (BARI). Circulation 96 : 1761-1769, 1997
4) Detre KM et al : Coronary revasculization in diabetic patients : a comparison of the randomized and observational components of the Bypass Angioplasty Revascularization Investigation (BARI). Circulation 99 : 633-640, 1999
5) 日本糖尿病学会 (編) : 科学的根拠に基づく糖尿病診療ガイドライン2013, 南江堂, 東京, p151-172, 2013
6) Sone H et al: Serum level of triglycerides is a potent risk factor comparable to LDL cholesterol for coronary heart disease in Japanese patients with type 2 diabetes : subanalysis of the Japan Diabetes Complications Study (JDCS). J Clin Endocrinol Metab 96 : 3448-3456, 2011
7) Doi Y et al.: Impact of glucose tolerance status on development of ischemic stroke and coronary heart disease in a general Japanese population: the Hisayama study. Stroke 41 : 203-209, 2010
8) Gerstein HC et al ; Action to Control Cardiovascular Risk in Diabetes Study Group : Effects of intensive glucose lowering in type 2 diabetes. N Engl J Med 358 : 2545-2559, 2008
9) Ogawa H et al : Low-dose aspirin for primary prevention of atherosclerotic events in patients with type 2 diabetes : a randomized controlled trial. JAMA 300 : 2134-2141, 2008
10) Gaede P et al : Effect of a multifactorial intervention on mortality in type 2 diabetes. N Engl J Med 358 : 580-591, 2008

Ⅳ．感染症

ポイント

- 糖尿病のある人の感染に対する抵抗力は，糖尿病のない人と異なる．また，血糖コントロールが悪いと感染への抵抗力が弱まると同時に，感染があると血糖コントロールが悪化する，という悪循環がある．
- 糖尿病患者では，呼吸器感染症，尿路感染症，気腫性胆囊炎，皮膚感染症などさまざまな感染症罹患のリスクが高いため，予防に努め，早期に的確な診断を行う．
- 糖尿病と歯周病の関係として，高血糖により歯周病が悪化し，それによりいっそう血糖コントロール不良となり，最終的には慢性の歯周病が虚血性心疾患のリスクとなるので，歯科にて定期的に診察を受けることが重要である．

1 糖尿病患者の感染に対する抵抗力

　糖尿病患者は，一般的に感染症に罹患しやすい病状（＝易感染性）であることが多い．感染防御において重要な細菌に対する好中球の遊走能や貪食能は，糖尿病の高血糖状態では低下している．併存する糖尿病合併症は，感染症の発症や増悪に大きく影響を及ぼす因子となる．自律神経障害による発汗障害により皮膚乾燥や下肢動脈硬化症による循環障害は，下肢感染症のリスクを増加させる．神経因性膀胱による残尿増加，尿糖増加などは細菌増殖を生じ，膀胱炎，腎盂腎炎などの尿路系・性器感染症のリスクを増加させる．
　一方，糖尿病患者におけるワクチン接種に対する抗体産生能は，非糖尿病者と同程度であり，このような免疫反応は維持されている．感染症を合併すると，体内でのさまざまなサイトカイン増加によりインスリン抵抗性をきたし，さらに高血糖が生じやすくなり悪循環をきたし，感染症の治癒が遷延，重症化しやすくなる（表1）．

2 呼吸器感染症

　糖尿病患者では，黄色ブドウ球菌，グラム陰性菌，結核菌の感染率は高く，肺炎球菌による肺炎，インフルエンザ感染症による重症化・死亡率も高い．特に高齢者や合併症を併発している場合には注意が必要である．
　インフルエンザは，毎年流行するインフルエンザウイルスによる上気道感染による急性呼吸器感染症である．1～4日程度の潜伏期間後に，38℃以上の発熱，咳，咽頭痛，鼻汁鼻閉，頭痛，筋肉痛，下痢などの症状が1～5日持続し，その後治癒する．季節性に流行する季節性インフルエンザでは，自然免疫力，過去感染，ワクチン接種による免疫記憶により治癒し流行も終息するが，時に，抗原性がまったく異なるウィルスの出現により世界的大流行（パンデミックインフルエンザ）を引き起こす．2009年春，メキシコ・米国に始まった新型インフルエンザ（H1N1亜型）は世界的に流行し，わが国にお

表1　糖尿病患者における重症感染症

感　染	臨床症状	原因菌	備　考
呼吸器感染症 　市中肺炎	咳，発熱	肺炎球菌，黄色ブドウ球菌，インフルエンザ菌	非糖尿病に比して死亡率が高い
腎尿路感染症 　急性膀胱炎 　急性腎盂腎炎 　気腫性腎盂腎炎 　腎周囲膿瘍	頻尿，排尿障害，下腹部痛 発熱，側腹部痛 発熱，側腹部痛，抗菌薬が無効 発熱，側腹部痛，抗菌薬が無効	大腸菌，Proteus 大腸菌，Proteus 大腸菌，ほかのグラム陰性菌 大腸菌，ほかのグラム陰性菌	非糖尿病に比して細菌尿が多い 気腫性腎盂腎炎を念頭に置く 診断にCTが必要 しばしば腎摘出手術が必要 外科的（エコーガイド）排膿が必要
皮膚感染症 　壊死性筋膜炎	局所痛，発赤，局所の水泡形成・捻髪音	グラム陰性菌，嫌気性菌，グループA連鎖球菌	高い死亡率，緊急の外科的治療が必要
胆嚢感染症 　気腫性胆嚢炎	発熱，右上腹部痛	グラム陰性菌	高い死亡率，胆石は50％にのみ存在

いても流行した．

　糖尿病患者では，医療経済の観点からも，肺炎球菌ワクチン・インフルエンザワクチンの接種が勧められている．多くの場合，ワクチン接種による抗体反応は良好である．2009年の新型インフルエンザ予防においても，糖尿病患者はワクチン優先接種対象者に含まれた．感染時には重症化を防ぐために，抗インフルエンザウイルス薬による早期治療が勧められる．

3　尿路感染症

　糖尿病の女性患者は，非糖尿病の女性よりも細菌尿を有する率が高く，膀胱炎や腎盂腎炎の尿路感染症も多い．経口血糖降下薬であるSGLT2阻害薬は尿糖再吸収抑制により尿糖排泄を増加させることから，尿路系・性器系感染症リスクが高まり注意が必要である．輸液による尿量確保と抗菌薬による治療，留置カテーテルの抜去などを行う．治療抵抗性の場合は，腎乳頭壊死，膿瘍形成，気腫性腎盂腎炎なども疑い，超音波検査・CTなどを実施する．気腫性腎盂腎炎は腎実質内，腎周囲などにガスを形成する重症感染症であり，その90％は糖尿病患者に発生する．その50～75％の原因菌は大腸菌で，残りはグラム陰性菌である．

4　気腫性胆嚢炎

　糖尿病に特徴的な気腫性胆嚢炎は，ガス産生性の重症感染症であり，グラム陰性菌や嫌気性菌により生じる．その35％は糖尿病患者である．胆嚢炎症状である腹痛，発熱，悪心・嘔吐に加えて，胆嚢壊死，穿孔をきたす場合があり，通常の急性胆嚢炎に比べ死亡率も高い．腹部X線やCTによるガス像によって診断し，抗菌薬投与と早急な胆嚢摘出手術が必須となる．

5 皮膚の感染

　皮膚の細菌感染症では，足や足趾の爪周囲炎，蜂窩織炎，足潰瘍・壊疽が大切である．末梢神経障害や視力障害により自覚が乏しく発見が遅れ，重症化しやすい．定期的に足観察をするフットケアの指導が重要である．真菌感染症では，外陰部・口腔カンジダ症，爪や足趾の白癬菌症やカンジダ症などが多い．外陰部カンジダ症は女性糖尿病患者に多い．上行性に感染拡大しやすく，カンジダ性膀胱炎や子宮内感染となることがある．

6 歯周病

　歯周病は，1990年にピマインディアンの2型糖尿病において非糖尿病に比べて2.6倍の発生率と示され，糖尿病の合併症として報告された．その後，1993年にLöeらにより糖尿病の第6番目の合併症として提唱されて以来，糖尿病との関係で注目されてきた．歯周病とは，歯垢（デンタルプラーク）中のグラム陰性菌を主体とした歯周病細菌が，歯の周囲組織（歯肉・歯槽骨・歯根膜など）に感染し，歯周組織を破壊，歯周ポケット（歯と歯肉の間の病的な溝）を形成する慢性炎症疾患である．さらに，歯周ポケット内で歯周病原細菌が増殖すると，歯肉の炎症，排膿，歯が動揺する状態（歯槽膿漏）に至る．40歳代以降の加齢，肥満，ストレス，食習慣，咬合などの要因も関係する．

　歯周病と糖尿病の関係は，3つの点において大切である．①高血糖により歯周組織の好中球機能低下，線維芽細胞機能異常，最終糖化産物（AGE）増加，炎症サイトカイン増加，過剰な炎症反応などにより，歯周組織の破壊が進むこと，②歯周ポケット内の細菌増殖が慢性的に持続することにより，全身性に炎症反応が惹起され，インスリン抵抗性状態を引き起こすこと，③歯周病による慢性炎症の持続が，冠動脈疾患のリスクとなる可能性があることである．

　これらのことから，糖尿病患者では，歯周病の予防ケアと治療は，健康な歯の維持に加えて，血糖コントロールや大血管症予防の点からも大切である．歯周病は，口臭や歯を磨くときの出血として気がつくことが多い．また，糖尿病ではとりわけ治癒後の再発リスクも高いことから，歯科への定期的な受診により，歯石除去やプラークコントロールを徹底することが必要である．

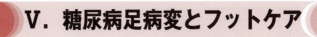

V. 糖尿病足病変とフットケア

ポイント

- 糖尿病足病変は，足の白癬菌症から足潰瘍・壊疽までが含まれ，①神経障害，②血流障害，③易感染性，を基礎病態として靴ずれや小外傷，熱傷などをきっかけに発症する．
- 足潰瘍・壊疽では足趾や下肢切断リスクが高くなり，患者の著しく QOL を低下させ，生命予後も不良である．
- 糖尿病足病変では，発症機序を理解して，その予防法であるフットケアを具体的に把握し患者指導できることが最も重要である．フットケア外来も積極的に活用する．

　糖尿病足病変には，足趾の白癬菌症から足潰瘍や壊疽まで含まれる．足潰瘍や壊疽を発症すると，足趾や下肢切断リスクが高まり著しく患者の QOL を低下させるのみならず，生命予後も低下する重大な合併症である．糖尿病発症年齢の若年化，長寿化による罹病年数の長期化，罹病年数長期化による神経障害や動脈硬化の進行，視力障害を伴う高齢者の増加，足壊疽合併率が高い透析患者の増加などから，糖尿病足病変や潰瘍・壊疽の増加が予測されている．糖尿病療養指導士などによる予防的なフットケアの効果が期待され，医療機関ではフットケア外来も創設されている．

 糖尿病足病変の発症機序と種類

　糖尿病足病変は，①神経障害，②血流障害，③易感染性，を基礎病態として，靴ずれや小外傷，熱傷などをきっかけとして発症する（図1）．
　①糖尿病末梢神経障害が進むと，足趾の正常構造保持機能が低下して，足趾が槌状となったり（槌状足趾），足の前後左右のアーチ構造が消失して体重の荷重部位が変化して胼胝（たこ）ができやすくなる．痛みを自覚しにくく発見が遅れ，潰瘍に進行しやすい．
　②下肢閉塞性動脈硬化症の進展や，動静脈シャント出現により，血流障害が進行する．
　③高血糖状態では，細菌への抵抗力や組織再生力は低下し，皮膚や爪の感染症を生じる．

　糖尿病足病変はこれらに加えて，足趾の変形，皮膚乾燥なども関与し重症化しやすく，患者は視力障害，知覚障害などにより自身による発見が遅れることも多いことより，早期発見処置が重要である．

　●Charcot（シャルコー）関節：足に生じた小さな傷がもととなり，局所の炎症より骨病変（骨折，骨溶解，細片化あるいは骨新生）を生じ，その結果，関節の変形，亜脱臼を呈するようになる．このような骨の破壊は2～3ヵ月の経過で起こり，著しい変形を伴う．骨のX線写真，または ^{99m}Tc-PYP（technetium 99m-pyro-phosphate）スキャンによる所見が診断のポイントである．

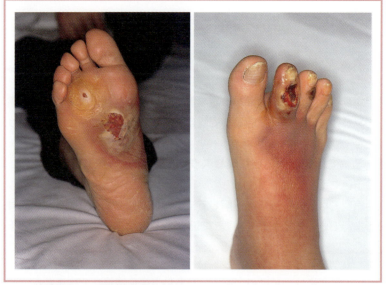

図1 糖尿病による足壊疽例
　左：足底の胼胝（たこ）から感染が拡大した例
　右：第2足趾の潰瘍から感染が拡大した例

2　足病変を起こしやすい人

　糖尿病足病変のハイリスク患者では，その予防には頻回の診察やセルフケアの指導が大切である．以下の合併症がある患者では，各々のリスクが重なっていることも多く，足潰瘍・壊疽の発症率が高まることから，足を診るべき間隔をリスクに応じて短くすることが推奨されている（表1）．
　①足潰瘍や壊疽の既往のある場合
　②腎不全により透析療法中の場合
　③下肢閉塞性動脈硬化症（ASO）を合併している場合
　④末梢神経障害が強い場合（モノフィラメントによる足の知覚障害低下やアキレス腱反射低下している場合）

表1　糖尿病足病変のリスク分類

リスク分類	評　価	潰瘍発症率（％）	足検診の頻度
リスク0	変更なし	5.1	年に1回
リスク1	神経障害あり，足変形なし 足潰瘍の既往なし，末梢動脈疾患なし	14.1	6カ月に1回
リスク2	神経障害あり，足変形あり 足潰瘍の既往なし，あるいは末梢動脈疾患あり	18.8	2～3カ月に1回
リスク3	神経障害あり，足変形あり 足潰瘍の既往あり	55.8	1～2カ月に1回

（インターナショナルコンセンサス糖尿病足病変. Diabetes Care 24：1442-1447, 2001 より改変）

⑤視力低下している場合

3 足を守る予防法（フットケア）を指導する

　足病変が足潰瘍まで進まないようにするには，リスクに応じた足の観察に加えて，患者の足に応じた予防法を指導する必要がある．『糖尿病治療の手びき』に書かれた具体的な足のケア（フットケア）について，次のように補足する．
　①毎日，足をよく観察する．自分で足先や足底がみえない患者には，家人にみてもらうか，外来でみせるよう指導する．
　②足に痛みを感じたり靴下が汚れたときは，ただちに受診して医師や看護師にみせる．
　③足は毎日足趾の間まで，よく洗って清潔に保つ．
　④踵などの皮膚が乾燥して亀裂を起こしやすい人は，常に保湿クリームや角化予防薬を用いる．
　⑤爪を切るときは，横にまっすぐ切り深爪による外傷を避ける．爪が肥厚して切れないときは皮膚科受診を勧める．
　⑥胼胝（たこ）や鶏眼（うおのめ）を痛みのわからない患者が削るのは危険なので，医師や看護師に申し出るよう指導する．
　⑦神経障害があれば，足の温度知覚が低下しているので，入浴時や湯を使うときに熱傷をしないよう，温度知覚低下が通常軽度な手で確認するよう指導する．
　⑧神経障害を有する患者は足が冷えるので，さまざまな暖房用具を用いがちであるが，低温熱傷の危険性が高いので，用いないか十分離して用いるよう指導する．
　⑨靴ずれを起こさないために，足に合った靴を履き，踵の高い靴は用いないよう指導する．足は夕方のほうがむくんで大きくなるので，靴は夕方購入するよう勧める．

4 フットケア外来

　2008年4月，糖尿病足病変のハイリスク要因をもつ外来患者に対して，「糖尿病合併症管理料」が新設され，一定の条件のもとでフットケアに対する診療報酬が算定できるようになった．これにより，医療機関では，糖尿病認定看護師，糖尿病療養指導士，糖尿病足病変に関する研修修了の看護師などを中心にフットケア外来が創設されている．
　診療報酬算定上，①足潰瘍，足趾・下肢切断既往，②閉塞性動脈硬化症，③糖尿病神経障害を有する外来患者，が対象となり，医師の指示を受けた専任の常勤看護師が，①ハイリスク要因に関する評価，②爪甲切除，角質除去，足浴などの処置，③足のセルフケア方法，靴選択方法の指導，などを行う．フットケア外来をうまく機能させるには，専任の看護師に加えて，糖尿病診療にかかわる内科，皮膚科，形成外科など医師とともにチーム医療で対応することが大切である．

5 経過をみよう
——合併症の予防のために

> **ポイント**
> - 糖尿病の経過観察，糖尿病合併症の予防のためには，種々の検査指標を評価し，そのことを患者も理解できるように指導することが重要である．
> - 簡便な検査として体重測定がある．また糖尿病の経過観察には，血糖，HbA1c，グリコアルブミン（GA）などの測定があるが，それぞれの検査の特性を理解し，総合的に判断することが必要である．
> - 糖尿病合併症の予防には，血糖コントロール，血圧コントロール，血清脂質コントロールなどの目標値とリスクを把握し，個々の状況を理解して指導していく．

1 糖尿病の経過観察の重要性

　高血糖の程度が強く，口渇，多飲，多尿，全身倦怠感，体重減少などの症状が医療機関受診のきっかけになる糖尿病患者もいる．これらの症状は適切な初期治療で容易に改善する．しかし，まったく自覚症状はなくても健診などで糖尿病を疑われ，受診する患者がむしろ多い．したがって，外来通院中の糖尿病患者は症状があって来院しているわけではない．それでも定期的に通院しなければならない理由は，放置すると慢性合併症が生じるリスクがあり，その予防には治療が必要であり，治療の効果を確認するためである．

　あらためて，表1に1985年にWHOが示した糖尿病の治療の目標を示す．今日でも通用するであろう．この5つの目標は，その難易度も示している．今日の通常の治療で，表1の1.～3.の目標を達成することはさほど困難ではない．

　表1の4.の目標である合併症のリスクについて，患者自身が症状や体調などで判断するのはまったくあてにならない．検査がその判断の目安になる．適切に検査が行われ，検査値の評価に関しては医療を提供する側と患者の側でだいたい一致している必要があろう．つまり，患者の側も，検査の意味や意義を理解し，種々の検査の結果を合併症のリスクが治療によってどの程度コントロールされているかについて判断する客観的な根拠として利用してほしい．表1の4.で述べている予防すべき合併症は糖尿病に特有の

表1　糖尿病治療の目標
1. 糖尿病患者の生命を維持し，糖尿病症状を取り除く．
2. 可能な限り正常な社会生活を送れるようにする．
3. 良好な代謝状態を維持する．
4. 糖尿病の合併症を予防する．
5. 健常人と変わらぬQOLと寿命を保つ．

（WHO，1985年）

網膜症や腎症のみならず，糖尿病が大きなリスクである心筋梗塞，心不全，脳卒中などの心血管疾患も含むというのが今日的解釈であろう．

1980年代半ばから，血糖コントロール指標の開発は素晴しい発展を遂げた．また，1990年代から活発に行われている大規模臨床研究により，合併症を生じさせない血糖コントロールの方法と，それを確認するための検査指標の目標が明確になりつつある．その成果を患者自身が享受できるように指導するのも医療を提供する側が行うべきことである．

表1の5.の目標を達成するには患者側も医療を提供する側もよほど努力しない限りは難しい．さらに，6.として，「安寧に日常生活を送ることができる」という項目を付け加える必要があろう．

2 経過観察に必要な検査とその目標

体　重

1　肥満の弊害

わが国で行われた研究で，BMI（body mass index）が25を超えると肥満に伴う健康障害が合併しやすいことが報告されている．肥満とは，体脂肪が過剰に蓄積した状態であるが，脂肪が蓄積する部位が腹腔内であると糖尿病も含めた代謝障害が大きく，心血管疾患の発症も高いことが指摘されている．このことを概念として提唱したのがメタボリックシンドロームであり，2005年にはわが国の診断基準も確立された．

肥満者では増大するインスリン抵抗性に対して相対的なインスリン分泌の増加が生じ膵β細胞量が増大する．しかし，糖尿病があるとアポトーシスの増加により相対的に膵β細胞量は減少する．したがって，肥満，特に内臓脂肪蓄積型の肥満は，糖尿病の発症と密接にかかわっているし，心血管疾患に対する高血糖以外のリスク（高血圧，脂質異常症）にも深くかかわっている．

肥満のある糖尿病患者では，生活習慣を積極的に改善し肥満を解消することが，糖尿病治療において第一に重視されなければならない．具体的には肥満の原因を生活環境，食習慣，運動習慣，遺伝，精神的要因から調査し，それらを除去，軽減することである．また，肥満糖尿病患者へのインスリン，スルホニル尿素薬，チアゾリジン系薬の安易な使用は肥満をさらに助長するので，慎重でなければならない．

自分の理想体重を知る

肥満の評価をBMI法で行うことは世界的なコンセンサスとなっている．

$$BMI = 体重(kg) \div 身長(m)^2$$

わが国での肥満と疾病との関連でBMI 22において最も疾病が少ないとされている．したがって，個人が目標とすべき体重，すなわち，標準体重は，

$$標準体重(kg) = 身長(m)^2 \times 22$$

から求めることができる．

内臓脂肪か皮下脂肪か

脂肪蓄積の違いにより，肥満のタイプを2つに分ける．
①内臓脂肪型肥満（りんご型）
②皮下脂肪型肥満（洋なし型）

表2 腹囲測定手順

1. 対象者は両足を揃え，両腕は体の横に自然に下げてもらい，腹壁に力が入らないようにする*1．
2. 測定者は対象者の正面に立ち，巻き尺を腹部に直接当てる．
3. 測定部位は臍の高さとし，巻き尺が水平面できちんと巻かれているかを確認し，普通の呼吸での呼気の終わりに，0.5 cm までの単位で目盛りを読み取る*2．

*1：このとき，対象者がのぞき込まないように注意する．
*2：呼吸の影響と水平面の確認に関して十分な注意を喚起する．

[国民健康・栄養調査 身体状況調査手技のトレーニング（腹囲測定編）より]

　この鑑別の基準はCTないしMRIを用いて，臍のレベルで内臓脂肪面積を求め，これが $100\,cm^2$ 以上であれば内臓脂肪型肥満と診断される．内臓脂肪面積が $100\,cm^2$ 未満であれば，皮下脂肪型肥満と診断される．
　CTやMRIはどこの医療機関でも手軽に実施できるわけではない．代わりにウエスト周囲径（腹囲）を用いてもよい．内臓脂肪面積が $100\,cm^2$ に相当するウエスト周囲径は男性85 cm，女性90 cmである．ウエスト周囲径の測定は表2に示す標準化された方法で行うことが大切である．この数値がメタボリックシンドロームの診断基準にも採用されている．しかし，種々の議論もあり，将来変わることもあるかもしれない．

B 血糖検査

1 血糖値をコントロールする

　血糖検査は通常は解糖阻止薬として，フッ化ナトリウム（NaF）ないしクエン酸があらかじめ添加された採血管で検体が採取され，グルコースオキシダーゼ法ないしヘキソキナーゼ法を測定原理とする分析機器にて測定される．精度管理がきちんとなされている検査室において測定されるなら，ほとんど間違いのない検査値が得られる．
　血糖値は食事や運動の影響を強く受け，早朝，安静時，空腹時の検査が信頼できると一般的に考えられてきた．しかし，この時間に採血しうるのは入院患者であり，外来患者には適応できない．
　インスリン治療中の患者や一部の経口薬で治療中の2型糖尿病患者では空腹時，絶食にして経過すると徐々に血糖値が上昇する傾向があること，すなわち，暁現象（dawn phenomenon）があることはよく知られている．したがって，午前9時とか午前10時ごろに来院させ採血し，空腹時血糖値と判断するのは正しいとはいえない．
　また，最近，食後高血糖と心血管疾患の関係が注目されているので，空腹時血糖値より食後血糖値が大切である，とも考えられるようになってきた．したがって，外来患者の空腹時採血にこだわるのはこの点でも問題がある．
　さらに近年食後血糖を主に改善する治療薬（超速効型インスリン，速効型インスリン分泌促進薬，αグルコシダーゼ阻害薬，DPP-4阻害薬，GLP-1受容体作動薬）が汎用され，それぞれの患者の薬物治療の内容に基づいて，空腹時血糖値，食前血糖値，食後血糖値を適切に評価し，個別に目標を決定する必要がある．後述の血糖自己測定結果や持続血糖モニターの結果を参考にすることが一般的となってきている．
　日本糖尿病学会では，表3に示す血糖コントロール状態の目標を公表している（p88「各論5-3-A．「血糖コントロールの目標」参照）．

2 血糖値の自己測定

　血糖検査は医療機関の検査室だけでなく糖尿病患者が自宅で検査できる時代になっ

表3 血糖コントロール目標

目標	血糖正常化を目指す際の目標 [注1]	合併症予防のための目標 [注2]	治療強化が困難な際の目標 [注3]
HbA1c (%)	6.0 未満	7.0 未満	8.0 未満

治療目標は年齢，罹病期間，臓器障害，低血糖の危険性，サポート体制などを考慮して個別に設定する．

注1） 適切な食事療法や運動療法だけで達成可能な場合，または薬物療法中でも低血糖などの副作用なく達成可能な場合の目標とする．
注2） 合併症予防の観点から HbA1c の目標値を 7.0％未満とする．対応する血糖値としては，空腹時血糖値 130 mg/dL 未満，食後2時間血糖値 180 mg/dL 未満をおおよその目安とする．
注3） 低血糖などの副作用，その他の理由で治療の強化が難しい場合の目標とする．
注4） いずれも成人に対しての目標値であり，また妊娠例は除くものとする．

［日本糖尿病学会（編・著）：糖尿病治療ガイド 2014-2015，文光堂，東京，2014 より］

た．血糖自己測定（self-monitoring of blood glucose：SMBG）である．このための機器をSMBG機器という．

1980年代後半に，インスリン治療をしているものに限ってという条件つきではあるが，SMBGが保険適用になったことを契機として，さまざまなSMBG機器が開発されてきた．検体量はより少量になり，測定時間も短縮し，手のひらに納まる小型・軽量になり，メモリー機能も充実してきている．SMBG機器を使用する患者の利便性は増している．ただし，SMBGによる血糖測定と医療機関の検査室での血糖測定は異なることを，医療を提供する側は十分に承知しておかなければならない．

SMBG機器は全血を測定対象としているが，表示されるのは血漿の血糖値である．さらに一部のSMBG機器は指先の全血を測定対象としながら，静脈血漿値に換算し表示するものもあり，機種間差がある．最新の測定機器では静脈血漿の血糖値の±10％程度の誤差になっている．しかし，糖尿病の診断など，病態の診断のためにSMBG機器を用いてはならない．

正しい測定値を得るためには，取り扱い説明書に記載されている手順を遵守し，特に血液量，測定時の室温，機種によってはヘマトクリット値（低いと血糖値が高く出る）・酸素吸入有無（血中酸素分圧高いと血糖値が低く出る：GOD電極法）などに留意しなければならない．GDH電極法（PQQないしNADを補酵素で使用する機器）ではマルトース輸液，イコデキストリン含有腹膜透析液使用中の患者で血糖値が高く出ることがあり，低血糖を見逃すので，このような患者では検査室での血糖値を診療に用いるべきである．

また，前腕から採血するタイプのSMBG機器も使用されているが，指先の血漿血糖値に比べ，20分程度のずれがあること（前腕の組織液のグルコース濃度は動脈血の動きとは時間の差があること）が知られている．したがって，低血糖を疑って血糖を測定する場合や，無自覚低血糖のある患者では，前腕を穿刺してSMBGを行うことは勧めら

3 血糖自己測定が必要な人は

　SMBG はすべての1型糖尿病で血糖コントロールを維持するうえで必要である．SMBG は多くの妊娠糖尿病および糖尿病患者の妊娠時に必要である．また，無自覚低血糖を示す患者を安全に治療するには SMBG が基本である．2型糖尿病でもインスリン治療を行っている糖尿病患者に SMBG を行うことは問題がない．

　問題なのは，インスリン治療ではなく食事療法や経口薬治療を行っている2型糖尿病患者に関して SMBG を行うことの是非である．最近報告されたメタアナリシスによれば，インスリンを使用していない2型糖尿病患者において SMBG を行った群の HbA1c が有意に低いことが認められた．わが国の保険診療では一部（生活習慣病管理料を算定している患者，2012年4月からは糖尿病合併妊娠の患者や一部のハイリスク妊娠糖尿病患者も）を除いて SMBG は認められていないが，患者が費用を自己負担することを了解したうえで希望するなら，医療を提供する側で拒む理由はない．

4 いつ血糖自己測定をすればよいか

　SMBG の測定頻度と時刻に関しては，一般的には早朝空腹時および毎食前の測定が勧められる．さらに血糖の日内変動を月1～2回実施する．1型糖尿病で夜間の低血糖が心配される場合には午前3時や就寝前の測定が有用である．また，低血糖，高血糖の確認に随時測定する．シックデイの場合はよりきめ細かく SMBG を行い，インスリン量の調節に役立てることもある．

　このように，測定回数については一定のルールがあるわけではないが，血糖コントロールを改善するために各個人に合わせて考慮されればよい．

　SMBG の目的は，患者が自ら血糖値をモニターすることにより QOL を高めることにあるのを忘れてはならない．患者には血糖値を予測し SMBG を行うことを勧めたり，予想外の高血糖や低血糖があった場合の原因は何かを考えることを促すことなどが大切である．とはいえ，患者によっては血糖値に一喜一憂し，SMBG を行っていることがストレスになる場合があることも事実である．患者の心理も配慮したきめ細かな指導が必要である．

5 持続血糖モニター（continuous glucose monitoring：CGM）機器を用いた血糖測定

　CGM は皮下（主に腹部）にセンサーを留置することにより，1～5分間隔で3～7日ほど24時間の血糖変動を評価できる．現在日本で使用可能な機器は取り外したあとに解析して血糖変動が判明するが，米国ではセンサーと機器がセパレートされ電波で接続し，リアルタイムに血糖値がわかり，インスリンポンプと連動して，低血糖・高血糖のアラームを出すような機器が実臨床に使用され始めている．1型糖尿病，血糖変動が大きい場合，血糖値と HbA1c が乖離する場合など，インスリン投与量決定などに非常に有用である．現在は持続皮下インスリン注入療法（continuous subcutaneous insulin infusion：CSII）を常時試行，しかるべき経験のある医師が常勤している施設にのみ保険適用があり，使用できる医療機関はまだ多くはない．

C HbA1c の測定

1 HbA1c とは

　慢性の高血糖が糖尿病の合併症を生じる第一の原因であることはまったく疑い得ないが，血糖値は食事や運動の影響を強く受けるので，1回の検査で高血糖の程度を判断す

るのは難しい．いわば，血糖値を風速にたとえるなら，1回の血糖検査とは瞬間風速のようなものであり，知りたいのは平均風速である．平均風速に相当する検査が1980年代のはじめに糖尿病臨床に登場した．それがHbA1cである．

　HbA1cの発見は異常ヘモグロビンの研究の偶然の産物であった．異常ヘモグロビンを分析化学の立場から電気泳動法で研究している際に，正常なHbA0より速く泳動される分画があり，この分画はのちに遺伝とは無関係であり，糖尿病患者で増加していることがわかった．その後，分析方法が改良され高速液体クロマトグラフィ（HPLC）法で測定するのが一般的になった．最終的にHPLC法のA1c分画が血糖コントロール指標として有用とされた．この分画の主成分はヘモグロビンのb鎖N末端のバリンの糖化物である．

　一方，食物化学の領域では，蛋白質がグルコースと結合し，ケトアミン構造を有する物質への一種の変性が起こることは古くから知られていた．この糖化（グリケーション）と呼ばれる現象がヒトの体内でも起こりうることがわかった．その代表的産物がHbA1cにほかならない．

2　HbA1cの測定法と標準化

　HbA1cの日常測定法はHPLC法と免疫法（b鎖N末端バリンの糖化物を抗原として作製した抗体を用いる方法）である．医療機関の検査室においては，日常測定法に用いられるHPLC機器も免疫法の測定キットも，日本糖尿病学会および日本臨床検査標準協議会が認証した標準物質に表示された表示値に合うように校正し，HbA1cを測定している．この測定値はJDS値と呼ばれる．

　一方，DCCT（Diabetes Control and Complications Trial）やUKPDS（United Kingdom Prospective Diabetes Study）などの大規模臨床研究の際のHbA1c値は欧米のHbA1cの標準化プログラムであるNGSP（National Glycohemoglobin Standardization Program）の標準化に従って測定された値（NGSP値）である．この2つの標準化プログラムは標準とする物質が異なるので，わが国の測定値（JDS値）とは異なっており，「JDS値≒NGSP値−0.4％」という関係にあることが知られ，2010年7月1日からJDS値に0.4％を加えた値を"国際標準値"として国際学会，英文誌原著論文に使用することとなった．その後2011年10月1日付けで，NGSP値（％）＝JDS値（％）×1.02＋0.25（％）の換算式が確定し，この式で得られた値を正式にNGSP値として呼ぶことが可能となった．2013年4月1日からは日常診療でNGSP値を使用し，2014年4月1日よりはJDS値の併記も廃し，日本でもHbA1cは特に断りがない限りNGSP値を表記していることになった．一方，国際臨床化学連合（International Federation of Clinical Chemistry and Laboratory Medicine：IFCC）を中心に国際標準化の方法（IFCC法）が提案されている．IFCC法によるHbA1cの測定値はIFCC値と呼ばれる．

　このようななか，米国糖尿病学会，欧州糖尿病学会，国際糖尿病連合の委員で構成された国際専門委員会は，2009年6月に糖尿病の診断にはNGSP値で表記されたHbA1cを用いることを推奨するという提案を行った．日本糖尿病学会は2010年に新たな診断基準を発表，HbA1c（JDS）6.1％［現在用いられているHbA1c（NGSP）6.5％］以上を糖尿病型として診断基準に取り入れることになった（p30「各論2-2．血糖とヘモグロビンA1c（HbA1c）の検査で確定診断を」参照）．

3　HbA1cの乖離例の解釈

　ヘモグロビンの寿命は約120日なので，その間に糖化が起こる．したがって，HbA1c

表4 HbA1cが高値や低値のとき，考慮すべき疾患や病態

1. 高HbA1c	真高値	糖尿病：1型糖尿病，2型糖尿病
		糖尿病ケトアシドーシス
		高浸透圧高血糖昏睡
		その他高血糖をきたす疾患
	偽高値	異常ヘモグロビン（陰性荷電）
		HbF高値
		尿毒症（カルバミル化Hb）*
		アルコール多飲（アセチル化Hb）*
		大量のアスピリン服用（アセチル化Hb）*
		大量のビタミンC服用
		乳び血症
		高ビリルビン血症
2. 低HbA1c	真低値	長期の低血糖状態
		劇症1型糖尿病の発症直後（血糖値に比して）
	偽低値	異常ヘモグロビン（陽性荷電）
		溶血性貧血
		肝硬変
		腎透析（ダイアライザーにより赤血球寿命が短縮する？）
		鉄欠乏性貧血の回復期
		エリスロポエチンによる貧血の治療後
		出血後
		輸血後（糖尿病患者に健常人の血液を輸血）
		妊娠

＊：HPLCではこれらの非糖化変性ヘモグロビンをA1c分画に溶出する．最近のHPLC機器では測り込まない工夫がされている．免疫法では影響がない．

［富永真琴：基準値と異常値の間，河合　忠（編），中外医学社，東京，p485, 2001より］

が反映するのは約1〜2ヵ月の平均血糖である．

1日の平均血糖（空腹時3回と食後2時間3回と就寝前の7回の血糖の平均値）とHbA1cには次の関係があることが知られている．

HbA1c（％）＝平均血糖値（mg/dL）÷30＋2.0

平均血糖値は，医療機関受診時の血糖値や患者が行ったSMBGの結果から推測するしかないが，この式にあてはめて，乖離があると思われる場合は表4に示す特殊な病態がないかを検討するのがよい．たとえば，肝硬変では脾機能亢進症があり，溶血が起こることが知られている．赤血球は寿命が短縮するので，十分な糖化を受ける前に流血中から消失する．そのため，血糖値に比しHbA1cは低値に傾く．その際は，血糖コントロール指標としてHbA1cは有用ではない．このことは患者に丁寧に説明する必要があろう．

4 HbA1cの基準範囲および血糖コントロール指標としての判断基準

HbA1cの基準範囲は4.7〜6.2％である．この基準範囲上限の6.2％は，糖代謝異常がない（OGTTが正常であるという意味）健常と思われる集団から決定された．つまり，統計学的方法で決定された値である．一方，老人保健法の指導区分では，HbA1c 5.9％未満が「正常」，5.9〜6.4％は「要指導」，6.5％以上が「要医療」となっているので，混乱がある．これは基準範囲の決め方のひとつの方法として用いられる病態識別値に相当

表5 GAによる血糖コントロール基準

	GA
優	18.0%以下
良	18.1～21.0%
可	21.1～24.0%
不可	24.1%以上

［田原保宏：血糖値をみる・考える，島　健二（編），南江堂，東京，p66，2000 より］

する．統計学的方法と病態識別の方法で基準範囲が異なる例として総コレステロールがある．総コレステロールの基準範囲の上限は，統計学的方法では 260 mg/dL であり，心筋梗塞などのリスクから判断する病態識別値は 240 mg/dL である．HbA1c の基準範囲の上限に関する 5.9% と 6.2% の違いの意味をよく理解しておく必要があろう．繰り返すが，日本糖尿病学会が推奨している基準範囲の上限は 6.2% である．

血糖コントロール指標としての判断基準は表 3 に従う．

D グリコアルブミン（GA）の測定

グリコアルブミン（GA）はアルブミンの糖化物の測定であり，HbA1c の測定に似ている．アルブミンは寿命がヘモグロビンより短いため，過去 2～4 週間の平均血糖を反映する．

GA の日常測定は，特殊なプロテアーゼでアミノ酸に分解し，その後，糖化アミノ酸に特異的な酵素を用いて測定する酵素法がもっぱら用いられている．多数の健常人を対象にした基準範囲の設定では 12.0～16.4% と報告されている．GA による血糖コントロール判定基準について，表 5 のような提案がなされている．

HbA1c（JDS）/GA 比は約 3 とされている．HbA1c/GA 比が極端に低い代表的疾患としては肝硬変が知られている．HbA1c の項で述べたように，脾機能亢進症により赤血球寿命が短縮することが主因である．また，HbA1c/GA 比が高くなる代表的疾患としてはネフローゼ症候群がある．ネフローゼではアルブミンの半減期が短縮するためである．

このように GA は HbA1c が病態を適切に反映していない病態で，HbA1c の代替指標として意義がある．また，妊娠時の血糖管理には HbA1c より GA が適している．なぜなら，妊娠中期からインスリン抵抗性が急激に増大することと関連して，大きく上昇する傾向がある血糖値の評価に HbA1c は追随できないからである．

3　合併症を防ぐためのコントロール目標

血糖コントロールの目標

血糖コントロールの目標を表 3 に示す．年齢，罹病期間，臓器障害，低血糖の危険，サポート体制を考慮し，個々にその目標を設定する．Kumamoto Study において HbA1c 6.9% 未満，食後 2 時間血糖値が 180 mg/dL 未満であれば細小血管症の出現する可能性が少ないことが報告されていることに基づき，DCCT や UKPDS の成績も参考

に，細小血管症発症予防や進展抑制には HbA1c 7.0％未満を目指す．対応するのは空腹時血糖値 130 mg/dL 未満，食後2時間血糖値 180 mg/dL 未満が目安である．食後2時間血糖値は食事の量，質により変動しやすいが，心血管疾患発症のリスクと関連が指摘されている．適切な食事療法，運動療法で達成可能な場合，または薬物療法中でも低血糖などの副作用がなく達成可能ならば血糖正常化として HbA1c 6.0％未満を目指す．低血糖など種々の理由で治療強化が困難であれば HbA1c 8.0％未満も許容される．

なお，妊娠時には基本的には血糖正常化を目指さなければならないが，空腹時血糖値，食後2時間血糖値はそれぞれ 70〜100 mg/dL 未満，120 mg/dL 未満と，表3の値よりさらに低い値が望ましく，かつ低血糖がないことという目標が示されている．

B 血圧コントロールの目標

血糖コントロールとともに血圧のコントロールは単に糖尿病に伴う心血管疾患の予防のためだけではなく，細小血管合併症の予防のためにも大切である．

血圧の測定にあたっては少なくとも15分以上の安静後に坐位で測定し，1〜2分間の間隔をおいて複数回測定し，安定した値（測定の差が 5 mmHg 以内）を示した2回の平均値を血圧値とするとされている．また，近年家庭血圧が重視され，診察室血圧と乖離があれば家庭血圧による診断を優先する．

糖尿病患者の降圧目標は 130/80 mmHg 未満（家庭血圧 125/75 mmHg 未満）である．これは HOT（Hypertension Optimal Treatment）Study や UKPDS の結果を根拠にしている．したがって，糖尿病があり血圧が 140/90 mmHg 以上あれば降圧薬による治療を開始し，130〜139/80〜89 mmHg であれば生活習慣の修正で降圧目標が見込める場合は 3 ヵ月を超えない範囲で生活習慣の修正により降圧を図る．ただし，動脈硬化性冠動脈疾患，末梢動脈疾患合併例では降圧に伴う臓器灌流低下に対し十分な配慮をする必要がある．

なお，腎症を発症しても，血糖コントロールを厳格に行い，アンジオテンシン変換酵素（ACE）阻害薬ないしアンジオテンシンⅡ受容体拮抗薬（ARB）を第一選択薬とし，さらに種々の降圧薬を使用し降圧目標を達成できると，腎症の進行をくい止められることが示されている．ただし，高カリウム血症を生じたり，脱水・低血圧状態では急性腎障害を起こしたりする可能性があり，大血管症や腎機能障害がある患者，高齢者（腎血流低下しやすい方）では血清クレアチニン，カリウムのこまめなモニターをすべきである．また，直接的レニン阻害薬を含め，ACE 阻害薬，ARB 相互の2種類以上の併用は高カリウム血症，腎機能障害，過度の降圧の危険から推奨されない．

C 血清脂質コントロールの目標

2型糖尿病では高トリグリセリド血症と低 HDL コレステロール血症が合併することが多く，高コレステロール血症もみられる．糖尿病に伴う心血管疾患の発症の予防のため，脂質異常症がある場合は積極的に治療する．総コレステロール（TC），LDL コレステロール（LDL-C），HDL コレステロール（HDL-C），トリグリセライド（TG）のすべての項目が目標値に達するようにする．LDL-C は，Friedewald の計算式

$$LDL\text{-}C = TC - (HDL\text{-}C + TG \div 5)$$

（TG＜400 mg/dL のとき）

を用いる（空腹時で評価する）．また，TG が高い場合（400 mg/dL 以上）や空腹時採

表6 血清脂質コントロールの指標と評価

	冠動脈疾患の既往がない場合	冠動脈疾患の既往がある場合
LDL コレステロール (mg/dL)	120 未満	100 未満
トリグリセライド (mg/dL) (早朝空腹時)	150 未満	150 未満
HDL コレステロール (mg/dL)	40 以上	40 以上
non HDL コレステロール (mg/dL)	150 未満	130 未満

血でない場合は non HDL-C（TC－HDL-C）で評価する．

　生活習慣や血糖コントロールの改善によっても以下の目標に到達できなければ，薬物療法を考慮する．

　治療目標は LDL-C は 120 mg/dL 未満，HDL-C は 40 mg/dL 以上，TG は 150 mg/dL 未満である．non HDL-C を用いる場合は 150 mg/dL 未満を目標とする．すでに冠動脈疾患を発症している場合は LDL-C は 100 mg/dL 未満（non HDL-C：130 mg/dL 未満）である（表6）．

D コントロール目標の解釈

　これらの各種コントロールの目標はあくまでも標準的なものであり，患者の各人の特殊性も勘案して，個人にとって最も適当と思われる目標の設定がなされるべきである．なぜなら，糖尿病の治療の目標の項で述べたように，よい QOL を獲得し維持することが糖尿病治療の究極の目的だからである．高すぎる目標を掲げることは場合によっては患者や家族の希望と矛盾することさえありうるであろう．情報を十分に提供し，患者や家族と十分に話し合って，QOL を高めることに治療が役立つこと，そして，そのことを患者も十分に納得していることが大事であろう．

4 「糖尿病連携手帳」の活用

　日本糖尿病協会では，外来受診時の情報を主治医から患者に知らせるのに便利な「糖尿病健康手帳」を配付していたが，これは廃止され，糖尿病連携パスで使用できるような「糖尿病連携手帳」が新たに作成された（図1）．血糖値，HbA1c のほかに，血圧，脂質などの状態や治療内容，経過，糖尿病療養指導の項目などが追加されている．また，連携パスの説明，一般的な検査（胸部 X 線，心電図，がん検診結果など）も書き込め，これ一冊があれば急患で他院を受診しても状況がすぐに把握できる．また，以前より「糖尿病眼手帳」も配付されている（「各論 4-Ⅱ-A．「糖尿病網膜症」とはどのような病気か」の図3（p54）参照）．これらをただ単に連絡帳とするだけでなく，患者自らが自分の糖尿病，ほかの疾患の状態，治療状況を把握し，もって在宅療養のレベルアップにつながるようにしたいものである．

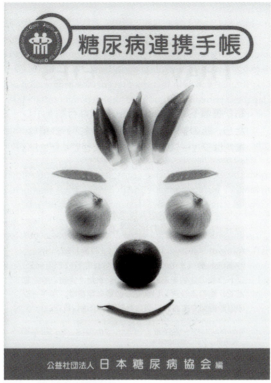

図1　糖尿病連携手帳

参考文献

1) Kashiwagi A et al : International clinical harmonization of glycated hemoglobin in Japan : From Japan Diabetes Society to National Glycohemoglobin Standardization Program values. J Diabetes Invest 3 : 39-40, 2012
2) メタボリックシンドローム診断基準検討委員会：メタボリックシンドロームの定義と診断基準．日内会誌 94 : 794-809, 2005
3) Yki-Jarvinen H et al : Effect of obesity on the response to insulin therapy in noninsulin-dependent diabetes mellitus. J Clin Endocrinol Metab 82 : 4037-4043, 1997
4) Tominaga M et al : Impaired glucose tolerance is a risk factor for cardiovascular disease, but not impaired fasting glucose : the Funagata Diabetes Study. Diabetes Care 22 : 920-924, 1999
5) The Diabetes Control and Complications Trial (DCCT) Research Group : The effect of intensive treatment of diabetes on the development and progression of long-term complications in insulin-dependent diabetes. N Engl J Med 329 : 977-986, 1993
6) de Veciana M et al : Postprandial versus preprandial blood glucose monitoring in women with gestational diabetes mellitus requiring insulin therapy. N Engl J Med 333 : 1237-1241, 1995
7) Kinsley BT et al : Blood glucose awareness training and epinephrine response to hypoglycemia during intensive treatment in type 1 diabetes. Diabetes Care 22 : 1022-1028, 1999
8) Welschen LM et al : Self-monitoring of blood glucose in patients with type 2 diabetes who are not using insulin : a systematic review. Diabetes Care 28 : 1510-1517, 2005
9) Goldstein DE et al : Glycated haemoglobin estimation in the 1990s : a review of assay methods and clinical interpretation. The Diabetes Annual 8, Marshall SM, Home PD (eds), Elsevier, Amsterdam, p193-212, 1994
10) International Expert Committee: InternationalExpert Committee report on the role of the A1C assay in the diagnosis of diabetes. Diabetes Care 32 : 1327-1334, 2009
11) American Diabetes Association: Diagnosis and classification of diabetes mellitus. Diabetes Care 33

(Suppl 1) : S62-S69, 2010
12) 清野 裕ほか：糖尿病の分類と診断基準に関する委員会報告．糖尿病 53：450-467，2010
13) 島 健二ほか：グリコヘモグロビンの標準化に関する委員会報告．糖尿病 37：855-864, 1994
14) Tahara Y, Shima K : Kinetics of HbA1c, glycated albumin, and fructosamine and analysis of their weight functions against preceding plasma glucose level. Diabetes Care 18 : 440-447, 1995
15) Ohkubo Y et al : Intensive insulin therapy prevents the progression of diabetic microvascular complications in Japanese patients with non-insulin-dependent diabetes mellitus : a randomized prospective 6-year study. Diabetes Res Clin Pract 28 : 103-117, 1995
16) The Diabetes Control and Complications Trial (DCCT) Research Group : The absence of a glycemic threshold for the development of long-term complications : the perspective of the Diabetes Control and Complications Trial. Diabetes 45 : 1289-1298, 1996
17) United Kingdom Prospective Diabetes Study (UKPDS) Group : Intensive blood-glucose control with sulphonylurea or insulin compared with conventional treatment and risk of complications in patients with type 2 diabetes (UKPDS 33). Lancet 352 : 837-853, 1998
18) Hanssson L et al : for the HOT Study Group : Effects of intensive blood-pressure lowering and low-dose aspirin in patients with hypertension : principal results of the Hypertension Optimal Treatment (HOT) randomised trial. Lancet 351 : 1755-1762, 1998
19) United Kingdom Prospective Diabetes Study Group : Tight blood pressure control and risk of macrovascular and microvascular complications in type 2 diabetes (UKPDS 38). BMJ 317 : 703-713, 1998
20) 日本動脈硬化学会（編）：動脈硬化性疾患診療ガイドライン 2007 年版，日本動脈硬化学会，東京，2007

6　1型糖尿病はどのように治療するのか

I．治療の原則

ポイント

- 1型糖尿病ではよりよい血糖コントロールを達成するために，薬物療法・食事療法・運動療法が連動することが治療の大原則である．
- インスリン療法では，生理的な基礎分泌と追加分泌のパターンをできるだけ再現しようとする強化インスリン療法は必須である．
- 食事療法と運動療法は，良好な血糖コントロールの達成のみならず，動脈硬化性疾患のリスクを軽減するためにも重要である．

　1型糖尿病は，内因性インスリン分泌が非常に低下し，生理的な血糖値を維持するために時々刻々と変化する内因性インスリンによる制御がほとんど働かない病態である．したがって，よりよい血糖コントロールを達成するためには，薬物療法・食事療法・運動療法が総合的に連動されることが治療の大原則である．

1　インスリン療法

　1型糖尿病は膵β細胞が破壊され，インスリンがほとんど，あるいはまったく分泌されなくなる（24時間尿中Cペプチド＜20μg/日，空腹時血清Cペプチド＜0.6 ng/mL，血清Cペプチドのグルカゴン負荷試験6分値＜1.0 ng/mL）ことにより発症する．
　生理的なインスリン分泌は，ベースラインの糖代謝，特に肝からのブドウ糖の放出を抑制している"基礎分泌"と，食事中の糖質の消化・吸収に伴う門脈系のブドウ糖濃度の上昇に反応して分泌され，肝・筋・脂肪でブドウ糖が取り込まれる過程にかかわる"追加分泌"とからなる（図1）．
　良好な血糖コントロールを維持することが膵β細胞に対して保護的に働き，インスリン分泌が回復するβ cell restと呼ばれる現象が知られている．この現象を反映した臨床像がいわゆる「ハネムーン期」と呼ばれるもので，急性発症1型糖尿病の発症初期に，血糖を良好にコントロールすると，一時的にインスリンが不要になったりインスリン需要量が非常に減少する．基礎分泌・追加分泌がどの程度障害されているかは患者により異なるが，内因性インスリン分泌がある程度保存されている症例でも，β cell restを期待する強化インスリン療法は必須である．このような症例においてもハネムーン期は1年程度であり，徐々にインスリン必要量が増加し，0.7～1単位/kgの外因性インスリンが必要となる．劇症型1型糖尿病も含めて病初期から内因性分泌が非常に低下するような症例型では，より強化インスリン療法の必要性が高まる．

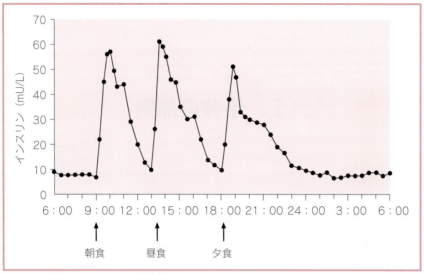

図1　生理的なインスリン分泌パターン
［Polonsky KS et al : J Clin Invest 81 : 442-448, 1988 より改変］

　緩徐進行1型糖尿病においては，インスリン療法を早期に導入すると膵β細胞が保護され内因性インスリン分泌維持につながると報告されている．

2　食事療法

　適正な摂取カロリー量・栄養の配分により適正な体重を維持し，良好な血糖コントロールを達成することを基本とし，細小・大血管症を予防するのみならず，塩分や脂質の摂取にも配慮し動脈硬化性疾患のリスクをコントロールすることが重要である点では，1型糖尿病と2型糖尿病の食事療法は共通している．
　インスリン注射と食事とのタイミング，食後のインスリン需要に影響を与える炭水化物・たんぱく質・脂質の比率，インスリン感受性に影響を与える運動量との兼ね合いなど，多くのきめ細かな配慮が必要である．食事のカーボカウントから必要インスリン量を計算することができることが重要となる．また，小児の1型糖尿病の場合は正常な発達や成長に留意したものでなければならない．

3　運動療法

　1型糖尿病患者でも心血管疾患の予防に運動療法の効果は認められている．生活のリズムづくり，ストレスの解消などの面からも，運動療法は推奨される．ただし，運動に連動したインスリンおよび拮抗ホルモンの血中濃度変化が起こりにくいため，低血糖および高血糖・ケトーシスをきたしやすい．運動量・食事時間とのタイミングなどを考慮しながら，患者に即した補食やインスリン量変更のルールづくりが必要である．

II. インスリン療法

> **ポイント**
> - インスリン療法では，超速効型，速効型，中間型，混合型，持効型溶解インスリンなどを組み合わせて，できるだけ生理的なインスリンのパターンを再現し，血糖値を安定化するのがポイントとなる．
> - インスリン投与形式には，従来インスリン療法と強化インスリン療法がある．1型糖尿病では原則として強化インスリン療法を行う．
> - インスリンは原則的には皮下注射を行い，注射部位は吸収のムラのない腹壁が最も望ましく，必ず毎回注射部位を変えて注射する．
> - 持続皮下インスリン注入療法（CSII）は，小型ポンプで皮下組織に持続的かつ生活パターンに合わせて注入し血糖コントロールを行う方法で，安定した血糖コントロールが得られる可能性がある．

1 インスリンの種類

　1型糖尿病の場合，患者の膵島からのインスリン分泌はほとんどされていない．補充の原則は健常人のインスリン分泌パターンを模倣して，食事のたびごとに速効型（もしくは超速効型）インスリンを追加インスリンとして，さらに夕もしくは就寝前に持効型溶解インスリンを基礎インスリンとして注入する．ピークのない持効型インスリンにより，従来の中間型インスリンに比して，暁現象（dawn phenomenon）に対応した早朝のインスリン濃度の維持による早朝高血糖の防止が可能となる．

　インスリンの種類には，超速効型，速効型，中間型，混合型，持効型溶解などがある（図1）．それらインスリンを組み合わせてできるだけ生理的なインスリン分泌パターンを再現し，血糖値を安定化させるのが，インスリン製剤選択のポイントである．インスリン製剤のなかには，超速効型と中間型のインスリンを一定の比率で調整した混合製剤があり，食事の際の追加注入を再現し，さらに食事前の高インスリン血症も予防できる．

2 どのようなインスリンをいつ注射するのか

　いずれの製剤も通常は皮下注射する．超速効型インスリンなどは食事摂取の直前に，速効型インスリンは食事の前30分に注射する．糖尿病昏睡の治療の場合は，静脈内に速効型インスリンの持続投与を行う．中間型もしくは持効型溶解インスリンの静脈内投与は禁忌である．

A インスリンの濃度と剤形

　インスリンの濃度は100単位/mLである．インスリンはバイアル製剤とペン型注射

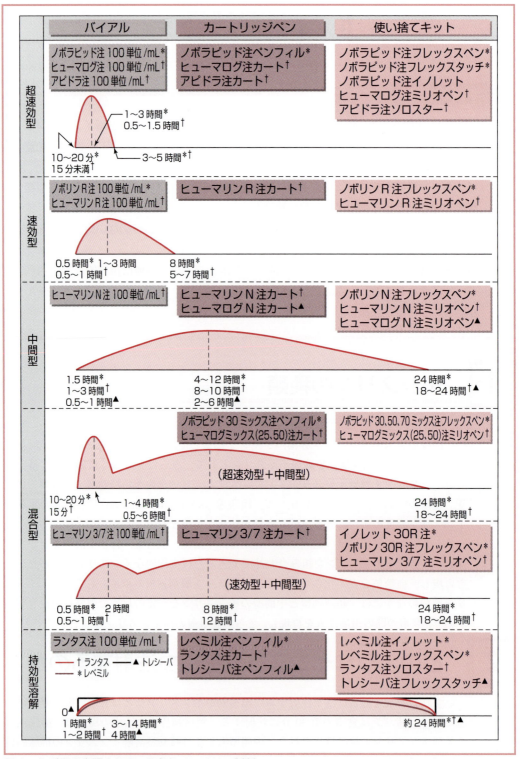

図1 わが国で市販されている主なインスリン製剤
インスリンの効果が出始める時間,最大効果が現れる時間と平均作用時間(商品名と*,†,▲で対応)
(日本糖尿病学会(編・著):糖尿病治療の手びき,第56版,南江堂,東京,p43,2014 より)

器用のカートリッジ製剤がある．さらに，ペン型注射器とカートリッジ型が一体化した使い切り型の計3種類がある．

B インスリン注射の投与形式とインスリン製剤の選択

インスリン注射の投与形式には，従来インスリン療法と強化インスリン療法の2つの形式がある．1型糖尿病では原則として強化インスリン療法（後述）を行う．糖尿病昏睡の場合には，インスリンを静脈内に持続注入する．患者の以下の点を考慮して投与形式を選択する．

1 患者のコンプライアンス，年齢

1型糖尿病の場合，動機と理解力が良好である場合には強化インスリン療法が原則であるが，理解力の低い高齢者などでは，従来インスリン療法とする．コンプライアンスが不良の例で，インスリン注射が1人では不可能な場合，一時的に強化インスリン療法を入院中数週間行い，その後，従来インスリン療法に変更する治療法も考慮する．

2 病態ごとのインスリン療法

一般に厳格な血糖コントロールを目標とする際には，強化インスリン療法，内因性インスリンが残存している例では従来インスリン療法でもよい．緩徐進行1型糖尿病では少量のインスリンを投与することによって，内因性のインスリン分泌が長期間保持されることが知られており，スルホニル尿素薬は使用せず，少量のインスリンを1〜2回/日注射することが推奨されている．

3 インスリン注射の具体的方法と注意点

A 皮下注射の部位

インスリンは原則的には皮下注射を行い，注射部位は腹壁が最も望ましい．この部位はインスリンの吸収が一定しており，大腿，腕などに比べて運動によるインスリンの吸収ムラが少ないからである．上腕部，臀部，大腿部なども注射部位として使われる．インスリン注射で最も注意すべきことは，同じ場所を注射部位として使わないことで，必ず2cm間隔で毎回注射部位を変えるのが原則である．患者が行いやすい問題として，腹壁の臍の左右の同じ部位に注射し続けることによりインスリンリポハイパートロフィー（lipohypertrophy）といわれる皮下結節がつくられ，血糖値がきわめて不安定になることである（図2）．

インスリンの注射針の長さも大切で，5mmの長さの注射針に比べて8mmの注射針はより深く皮下注射でき，その結果，インスリンの吸収は安定し，また速やかとなることがある．

中間型，混合型インスリン（図1）はいずれも懸濁液であるので，使用前には図3のようによく撹拌すること，注射法の指導にあたっては，できるだけ皮下組織に深く打ち込むこと，血糖値が不安定ならばより長い注射針を使用すること，などを指導する必要がある．インスリン注射針を皮下注射した後，少なくとも5秒間待ったあとにゆっくりと抜くことなども指導する．

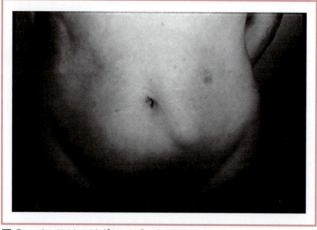

図2 インスリンリポハイパートロフィー
臍の両側にインスリンリポハイパートロフィーを有し，血糖値が不安定な例．この部位を避けて注射することが大切である．

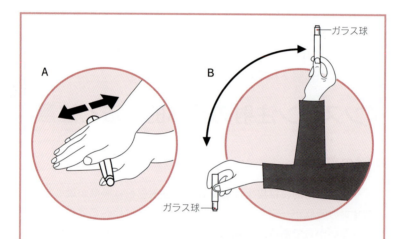

- 懸濁製剤であるので，次の手順で十分に混和し均一にしたあと，使用する．
① 新しいペンを使用する場合は，ペンを室温に戻し，**A**のようにペンを手のひらにはさんで往復10回以上水平に転がす．
② 次に**B**のようにインスリンカートリッジ内のガラス球が両端まで上下するように，往復10回以上振る．液が均一に白く濁るまで，上記の懸濁操作を繰り返し行う．
③ 2回目以降は，投与前ごとに**B**のように，インスリンカートリッジ内のガラス球が両端まで上下するように，往復10回以上液が均一に白く濁るまで振る．

図3 使い切りペン型インスリン注射器（中間型もしくは混合型）使用の注意点

（メーカーパンフレットより）

B インスリンの注射量の決定

従来インスリン療法では2回（朝および夕）のインスリンは，まず夕のインスリンを4〜6単位前後として朝はその量より多い量とする．血糖値の1日の変動をみて増減し調

整するが，基本的には空腹時血糖値が就寝前の血糖値に比べ高い際には夕のインスリン量が不足しており，空腹時血糖値が就寝前の血糖値に比べ低い際には夕のインスリン量が過多であると判定する．

　強化インスリン療法における頻回インスリン注射の場合は，一般的に食事前の追加注入量を朝，夕，昼の順に多く配分するのが一般的である．感染症やステロイド薬の投与時などはインスリン感受性が低下するので，インスリンの量は通常の1.5〜3倍となる．

4 強化インスリン療法の実際

A 強化インスリン療法の原理

　強化インスリン療法とは糖尿病の合併症の進展阻止もしくはその予防を目的として，症例ごとに血糖コントロールの目標を設定し，インスリン頻回注射もしくは持続皮下インスリン注入療法 (continuous subcutaneous insulin infusion：CSII) により血糖コントロールを行おうとする治療法である．この際，血糖自己測定 (self-monitoring of blood glucose：SMBG) の併用が不可欠で，血糖値に応じたインスリン量の調節が適宜行われるものである．

B インスリン頻回注射法による強化インスリン療法 (basal-bolus 療法) の実際

　CSII によらず，従来のインスリンを組み合わせて頻回皮下注射し，血糖コントロールを試みるものである．一般的なのは超速効型もしくは速効型インスリンを3回各食事前に注射し (bolus injection)，加えて中間型もしくは持効型溶解インスリン (basal injection) を健常人の血中インスリンパターンに近似すべく投与する basal-bolus 療法である．

1 インスリンの投与法と眠前の間食

　一般的に basal-bolus 療法といわれるものは，超速効型または速効型インスリンを各食直前に皮下注射し (bolus injection)，さらに加えて夕食前もしくは就寝前に持効型溶解または中間型インスリンを皮下注射する (basal injection) (図4)．早朝の血糖値の上昇 (暁現象) を認める際には，持効型溶解または中間型インスリン (basal injection) を増量して就寝前に糖質を含む間食を1〜2単位摂取させる．また，ピークのない持効型インスリンは夜間低血糖を予防できるとされている．

2 超速効型インスリンの注意点

　超速効型インスリンの作用のピークは45分後で3時間の作用が続く．注意すべき点を以下に示す．

①インスリンの効果が速すぎて食後1時間目に血糖値が低下しやすくなる．
　この際は食後注射を試みる．

②夕食前もしくは午前0〜3時にインスリンの効果がなくなり，夕食前もしくは深夜に高血糖を呈することがある．夕食後高血糖の際は朝に持効型インスリンを追加する．深夜高血糖の際は就寝前に超速効型インスリン (もしくはペンフィル50Rなどの混合型インスリン) を2単位程度追加する．

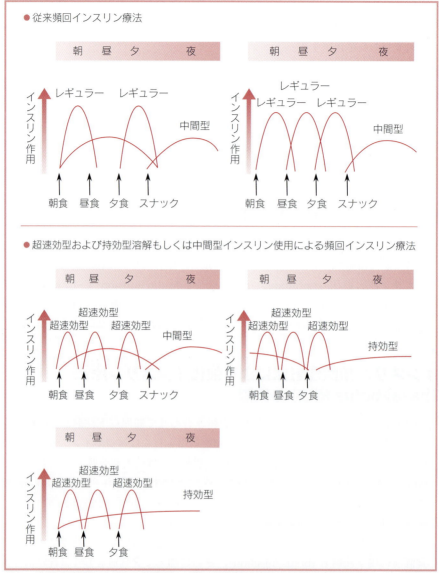

図4 従来の頻回インスリン療法（上段）と超速効型および持効型溶解もしくは中間型（NPH）インスリンを使用した頻回インスリン療法（下段）の注射法（いずれもbasal-bolus療法）と使用されるインスリンの種類
（小林哲郎：臨床糖尿病マニュアル，第3版，南江堂，東京，p122-123，2012 より改変）

C 持続皮下インスリン注入療法（CSII）

　CSII（別名インスリンポンプ療法）とは，微量の超速効型もしくは速効型インスリンを小型ポンプにより皮下組織に持続的かつ生活パターンに合わせて注入し，血糖コントロールを行う治療法である．SMBGを併用することによりきわめて安定した血糖コントロールが達成でき，合併症の進展予防にも有効である．2014年4月にはリアルタイムCGMセンサー併用型インスリンポンプ療法の診療報酬が新設され，有用性が強調されている（図5）．

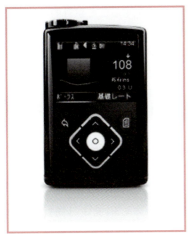
図5 リアルタイムCGMセンサー併用インスリンポンプ

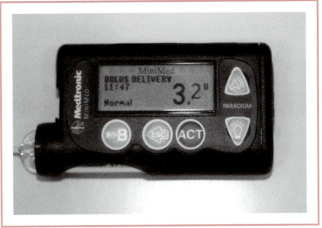
図6 持続皮下インスリン注入療法（CSII）でインスリンの注入パターンがプログラム可能なインスリン注入ポンプ

1. **CSIIの適応**

　本治療法の適応となる症例は，その動機が明確でありインスリン注入装置の操作，SMBGが正確に行えることが不可欠である．1型糖尿病での適応は，インスリン頻回注射療法（basal-bolus療法）による強化インスリン療法でも血糖コントロールが不十分で，厳格な血糖コントロールにより糖尿病合併症の予防・進行防止，もしくは妊娠の合併症を予防することを目的とする例である．

2. **CSIIの手順**

　インスリン注入装置の基本は基礎注入と各食前の追加注入を行うことである．基礎注入は設定された一定の速度で自動的に行われ，追加注入は手動操作で行われる．注入ポンプとしては基礎インスリン注入が時刻ごとに行え，いわゆる暁現象の予防が容易なプログラマブルポンプ（図6）と，基礎注入が一定のみのポンプがある．

3. **CSIIでのインスリンの注入部位**

　吸収が最も速やかで体動による吸収のムラの少ない腹壁皮下組織にインスリンを注入する．腹壁皮下に専用のカテーテルを刺入し，常時留置する．留置する刺入針の交換は原則として2～3日に一度行う．なお，60分間程度の入浴もしくは水泳時には，インスリンの注入を中断しても血糖値に大きな影響はない．

4. **CSIIに使われるインスリンの注意点**

　超速効型インスリンを使用することが一般的となっている．また，超速効型インスリンでは食後3～4時間後（特に深夜の）高血糖をきたすことがある．この際は，dual-bolusといわれる2段階のbolus（一部のプログラマブルポンプで可能）を行い，1/2～3/4量のインスリンをショットで，残り1/4～1/2量を2～4時間にわたり注入する．dual-bolusは使い方が難しく，むしろ食事の内容によりsquareを使ったりbaseを1.2～1.4倍程度増やすなどして対応することもある．

5. **インスリン注入量の設定**

　ポンプによるインスリン注入量の設定にあたっては以下の手順により行う．

　1) ステップ①

　　暫定的なインスリン注入による基礎インスリン注入量の決定を行う．

a) 基礎注入量：ステップ①では基礎インスリン注入量を決定することが目的で，CSIIの血糖値の安定化はこの注入量の設定が適切か否かにかかっている．基礎インスリン注入量は体重と正の相関を有しており，一応の目途として0.4〜0.5単位/時であるが，詳細な検討が必要である．まず暫定的な基礎注入量とする．

b) プログラマブルポンプを用いた際の基礎注入量：暁現象をコントロールするにはこのタイプのポンプのほうが簡単である．深夜の基礎注入量より40%増の注入を午前4〜8時にかけて行い，再び元の基礎注入に戻す．

c) 追加注入量：暫定的な食前の追加注入量の算出は，まず従来使用されていた1日のインスリン量と上記 a) による1日の基礎注入量の差を求める．これを各食事ごとに3等分し，各食前の暫定的な注入量とする．

d) 暫定的な CSII 実施：このような暫定的な注入量に基づき CSII を1日間行い，この際の血糖値を各食前，食後2時間，さらに午前3時の計7回測定する．基礎注入量が適切であった場合は，午前3時の血糖値と朝食前の空腹時血糖値とは，ほぼ同等となる．この2点の血糖値の差の絶対値が 30 mg/dL 以下であれば，基礎注入量は適切なものと考えてよい．基礎注入量が過多の場合には，午前3時の血糖値に比べ空腹時血糖値が低くなり，逆に基礎注入量が不足する場合には空腹時血糖値が午前3時の血糖値に比べ高くなる．基礎注入量の過不足が判断されたら，注入量を 0.1 単位/時ずつ増減させる．食後の血糖値はこのステップ①では比較的高値を示すことが多いが，次のステップ②で調整する．

2) ステップ②（追加注入量の再調整）

ステップ①で決められた基礎インスリン注入量はそのままとし，追加注入量の再調整を行う．追加注入量の増減は血糖日内変動を参考にインスリンを2〜4単位ずつ変えて行う．

6 CSII における目標血糖値と治療のポイント

●糖尿病網膜症の認められない例：厳格な血糖コントロールを行うことにより合併症の予防が期待できるが，目標血糖値は HbA1c 7.4% 以下が望ましい．なお，糖尿病網膜症が存在する例では CSII により厳格な血糖コントロールを行った場合，症例によっては糖尿病網膜症が1〜3ヵ月後に一時的に増悪する例が知られている．特に危険性が高いのは10年以上コントロール不良な状態が続いた例で，かつ HbA1c が 10.4% 以上の例である．英国では，強化インスリン療法を行っている12歳以上の1型糖尿病患者では HbA1c 8.5% 以上で CSII という選択肢を推奨している．このような例で CSII を行うにあたっては以下の手順で行う．

① まず CSII 施行前に蛍光眼底撮影，微量アルブミン尿・尿蛋白をチェックする．
② ①で異常があれば血糖コントロールは当初の3ヵ月間は緩やかに行う．具体的には空腹時血糖値 150 mg/dL 前後，HbA1c 8.4〜9.4% 前後とする．
③ CSII 開始後は1ヵ月ごとに蛍光眼底所見，尿所見を観察する．増悪所見が出現する場合は CSII 開始後1〜3ヵ月目に多い．
④ 合併症の増悪所見がみられた際には，HbA1c を逆に1%程度上昇させる程度のより緩やかな血糖コントロールとする．
⑤ 網膜症の増悪を認めた場合，早期に光凝固療法を施行する．
⑥ 増悪所見が安定したら以後1年間かけて徐々に厳格な血糖コントロールを行う．増悪例にさらに長期間にわたり厳格な血糖コントロールを行うと眼底所見は安定

し，改善する場合が多い．

これらの治療のポイントに関するエビデンスはなく，今後の検討が必要である．

7 妊娠前後のCSIIによる血糖コントロール

1型糖尿病の妊娠は多くの場合，CSIIで血糖コントロールを行うことが多くなってきた．最も注意すべきは妊婦の場合，大奇形などの予防は受胎期（8週まで）の高血糖を（たとえ短期間であっても）予防することであり，HbA1cは目安にならない．厳格なCSIIによる血糖コントロールにより受胎期の奇形の発生や周産期での種々の問題を予防できる．食後血糖値は120 mg/dL未満を目標とし，妊娠前から血糖コントロールを行う計画妊娠を必ず行う．

5 低血糖

低血糖とは血糖値がおよそ70 mg/dL未満に下がる場合をいう．高血糖から急激に正常血糖値に低下した際にも低血糖症状が現れる場合があり，相対的低血糖といわれる．

A 低血糖症状

低血糖では，自律神経症状として冷汗，振戦，動悸などの症状が起こる．その後，空腹感，だるさ，生あくび，思考力低下，さらに視力障害，複視，重症な意識障害（低血糖昏睡）などの中枢神経系のブドウ糖不足による障害が生じる．低血糖が続くと，低血糖であるのに低血糖症状を感じなくなる無自覚低血糖が起こることがある．糖尿病自律神経障害の際には，低血糖症状が起きにくくなることも知られている．

B 低血糖の原因

インスリン量の絶対的な過量，もしくは食事量が少ない，運動量が多いなどの相対的な過量の場合に低血糖が起こる．高血糖と低血糖を繰り返すような不安定な際には，以下の点に注意する．

1 インスリンリポハイパートロフィー

インスリンを注射していて血糖値が不安定であり，かつ1日のインスリン量が40単位を超えるような際には必ず注射部位をチェックする．多くの場合，臍両側の皮下組織に柔らかな塊を触れることがある．一般的にインスリンリポハイパートロフィーといわれるが，上腹部もしくは大腿などの場所に注射部位を変更することによって血糖値は安定する．

2 糖尿病胃障害

糖尿病神経障害があり迷走神経の働きの低下により，胃の蠕動運動が不良となり食物が小腸に不規則に送り出される．その結果，血糖値が不安定となり低血糖・高血糖を繰り返すこととなる．インスリン注射後，食後に低血糖を起こした際にはこの可能性が高い．診断は胃排出時間測定，自律神経機能検査（心電図のRR間隔の変動，Schellong試験）などによって機能障害の有無をチェックする．

3 インスリン拮抗ホルモンの低下

潜在的な低血糖が長く続くと中枢神経系の低血糖に対しての感受性が低下し，低血糖時のカテコラミンの分泌が低下する．CSIIなどによって血糖値を数週間安定化することにより，この状態は改善する．

4 精神面での障害

　factitious hypoglycemia（人為低血糖）もしくは摂食行動の異常などによって低血糖をきたしている場合があるので，原因不明の低血糖がみられる際にはこの可能性を常に考えながら観察と支援を行う．

文献

1) Kashiwagi A et al : International clinical harmonization of glycated hemoglobin in Japan : From Japan Diabetes Society to National Glycohemoglobin Standardization Program values. J Diabetes Invest 3 : 39-40, 2012

III. 食事療法
─2型糖尿病との違い─

ポイント

- 1型糖尿病の治療の基本は、インスリンをできるだけ生理的状態に近いかたちで補充するインスリン療法にあるのはいうまでもないが、食事療法も2型糖尿病と同様に重要である．
- 食事療法の内容は、健康な人と変わらない日常生活の質（QOL）を維持することを目標に施行されるべきものであり、日本人の栄養所要量が基準となる．
- 1型糖尿病患者への指導上注意を要するのは、過度に食事療法の遵守に気を奪われることなく、個々の患者で、糖尿病やインスリン注射に対する理解度や受け入れの感情などを把握し、心理的な背景も十分考慮して指導にあたることである．
- 間食や補食に関しては、量や時間帯、場合によっては摂取する内容までを、できるだけ具体的に指導する．

　日常の診療でも、1型糖尿病の管理では、血糖自己測定（self-monitoring of blood glucose：SMBG）値を参考に、食事や運動に応じたインスリンの適切な補充に重点が置かれており、医療者側もインスリンの増減に目を奪われがちで、2型糖尿病に比して食事療法が軽視されやすい．

　しかし、逆に1型糖尿病では、2型糖尿病以上に食事療法の少しの乱れが、ただちに血糖コントロールの乱れに直結しており、食事療法や運動療法が不適切なときには、いくらインスリンを調節しても血糖コントロールがうまくいかないことは臨床上よく経験する事実である．1型糖尿病患者への強化インスリン療法の介入試験であるDCCT（Diabetes Control and Complications Trial）の報告でも、血糖コントロールの改善に結びついた有意な食行動の関連項目として、食事療法の遵守度、低血糖時の補食の巧拙、間食の頻度があげられている．

　さらに、長期的な食事療法の乱れは、1型糖尿病であっても、肥満や高血圧、脂質異常症の合併頻度を高めることが十分推測され、その点を認識したうえで、医療スタッフは食事療法の指導にあたって、動機づけを行うべきである．

　ただし、1型糖尿病患者への指導上注意を要するのは、過度に食事療法の遵守に気を奪われると、患者に精神的負担のみを強いることになりかねないことである．1型糖尿病では、インスリン注射やSMBGによる拘束感や悲嘆感などの精神的ストレスを感じている患者が少なくなく、このような時期の食事療法の指導は困難なことが多い．個々の患者で、糖尿病やインスリン注射に対する理解度や受け入れの感情などを把握し、心理的な背景も十分考慮して指導にあたるべきである．

表1 年齢別必要摂取エネルギー

年齢	男性 基準体位 身長	男性 基準体位 体重	男性 身体活動レベル*1 Ⅰ	男性 身体活動レベル*1 Ⅱ	男性 身体活動レベル*1 Ⅲ	女性 基準体位 身長	女性 基準体位 体重	女性 身体活動レベル*1 Ⅰ	女性 身体活動レベル*1 Ⅱ	女性 身体活動レベル*1 Ⅲ
0〜5(月)	61.5	6.3	—	550	—	60.1	5.9	—	500	—
6〜11(月)	71.6	8.8				70.2	8.1			
6〜8(月)	69.8	8.4	—	650	—	68.3	7.8	—	600	—
9〜11(月)	73.2	9.1	—	700	—	71.9	8.4	—	650	—
1〜2(歳)	85.8	11.5	—	950	—	84.6	11.0	—	900	—
3〜5(歳)	103.6	16.5	—	1,300	—	103.2	16.1	—	1,250	—
6〜7(歳)	119.5	22.2	1,350	1,550	1,750	118.3	21.9	1,250	1,450	1,650
8〜9(歳)	130.4	28.0	1,600	1,850	2,100	130.4	27.4	1,500	1,700	1,900
10〜11(歳)	142.0	35.6	1,950	2,250	2,500	144.0	36.3	1,850	2,100	2,350
12〜14(歳)	160.5	49.0	2,300	2,600	2,900	155.1	47.5	2,150	2,400	2,700
15〜17(歳)	170.1	59.7	2,500	2,850	3,150	157.7	51.9	2,050	2,300	2,550
18〜29(歳)	170.3	63.2	2,300	2,650	3,050	158.0	50.0	1,650	1,950	2,200
30〜49(歳)	170.7	68.5	2,300	2,650	3,050	158.0	53.1	1,750	2,000	2,300
50〜69(歳)	166.6	65.3	2,100	2,450	2,800	153.5	53.0	1,650	1,900	2,200
70以上(歳)*2	160.8	60.0	1,850	2,200	2,500	148.0	49.5	1,500	1,750	2,000

*1:身体活動レベルは,低い,ふつう,高いの3つのレベルとして,それぞれⅠ,Ⅱ,Ⅲで示した.
*2:主として70〜75歳ならびに自由な生活を営んでいる対象者に基づく報告から算定した.
(日本人の食事摂取基準(2015年版):厚生労働省ホームページより作成
(http://www.mhlw.go.jp/bunya/kenkou/syokuji_kijyun.html))

表2 身体活動量の目安

●軽い労作(デスクワークが主な人,主婦など)	25〜30 kcal/kg 標準体重
●普通の労作(立ち仕事が多い職業)	30〜35 kcal/kg 標準体重
●重い労作(力仕事が多い職業)	35〜 kcal/kg 標準体重

注1:標準体重(kg) = 身長(m) × 身長(m) × 22
注2:身体活動量は体を動かす程度によって決まるエネルギー必要量(kcal/kg 標準体重).
　　ただし肥満者の場合には,20〜25 kcal/kg 標準体重として,体重の推移をみる.
[日本糖尿病学会(編):科学的根拠に基づく糖尿病診療ガイドライン2013,南江堂,東京,p31,2013より作成]

1　1日の適正エネルギー量の計算

　食事療法の基本は,単に血糖を調節するためだけのものではなく,健康な人と変わらない日常生活の質(QOL)を維持することを目標に施行されるべきものであり,その点,食事療法の原則は1型糖尿病においても2型糖尿病と同様である.
　適正なエネルギー量の決定は,患者の年齢,性別,身長,体重,日常生活の活動強度を考慮して行われるが(表1),臨床的には,成人の場合は表2に示すような日常の大まかな活動度に応じて,標準体重1kgあたりのカロリー量を設定し,その後の体重の変化によって修正していくことで十分である.
　成長期の小児・思春期の場合は,簡易計算による目安量として,年齢に応じた計算法

（基礎所要量 1,000 kcal ＋ 年齢 × 100 kcal）や，標準体重 1 kg をもとに，年齢別に計算する方法（1 歳まで：100 kcal/kg，5 歳まで：70〜80 kcal/kg，10 歳まで：60 kcal/kg，15 歳まで：50 kcal/kg）が用いられているが，個々の患者で，身長，体重の増加が順調か，肥満傾向でないかをチェックしながら調節していく必要がある．

2　食事療法の実際

食事療法の基本事項

　1 型糖尿病では，2 型糖尿病のように食事療法そのものによる合併症の進展予防に関する明確なデータはないので，食事療法の効果はあくまでも良好な血糖コントロールの維持や，適正な体重の維持，さらに脂質代謝や血圧のコントロールの良否によって評価され，調節される．

　実際のカロリーの計算には，指導する側も受ける側も，『糖尿病食事療法のための食品交換表』（日本糖尿病学会編・著，文光堂刊）を活用するのが便利である．食品交換表を用いることで，各種栄養素のバランスのとれた摂取や，間食・補食の目安量も容易となる．

　各種栄養素の摂取量は，小児期と成人，高齢者とでは異なるが，基本的には 2 型糖尿病と同様に，日本人の栄養所要量に基づいている．

　特に 1 型糖尿病の指導で注意が必要なのは，食事（あるいは食品）の内容によって，インスリンの種類や投与量をきめ細かく調節していかなければ，たちまち高血糖や低血糖に至ることである．逆にインスリンの調節が困難な場合には，ある程度インスリン投与量を固定した条件で，食事の量や内容，摂取のタイミングを指導していくことも必要となる．

　欧米では，以前から食後の急激な血糖上昇に影響を及ぼす食品の指標として，血糖上昇係数（glycemic index：GI）が用いられており，1 型糖尿病に限らず，食後血糖のコントロールのために GI の低い食品が推奨されている．しかし，低 GI 食品を長期に摂取したときの有用性に関しての明らかなエビデンスはなく，また，GI そのものも調理法や摂取の仕方で変動することが知られており，あくまでも参考にとどめるべきである（表 3）．

　むしろ 1 型糖尿病では，「健康な人と変わらない QOL を維持する食事療法を目標とする」ことを前提にして考えると，個々の患者の嗜好を満たす食事に合わせて，インスリン投与量を調節するほうが受け入れられやすい．特に超速効型インスリンが登場してからは，たとえ GI が高い食品であっても比較的容易に食後の血糖コントロールが可能になってきている．欧米では，最近 GI の考え方をもとに，食事中の炭水化物の含有量を計算し，インスリン投与量を算出する目安として用いる carbohydrate counting（カーボカウント法）が普及しており，わが国にも紹介されている．

　一般に日本人の食事は，欧米に比し炭水化物の含有量が多いため，カーボカウントは欧米以上に有用と考えられるが，逆に食事中の炭水化物の種類や調理法は多彩で，欧米ほどの効果が得られにくい可能性もある．少なくとも，1 型糖尿病の食事療法のひとつとして理解し，実施に際しては個々の患者で，その効果を確認しながら調整していくことが必要である．

表3 glycemic index (GI)

GI	食品名	GI	食品名
●100%	グルコース	●50〜59%	えんどう(冷凍)
●80〜90%	コーンフレーク		やまいも
	にんじん		ポテトチップス
	マッシュドポテト(インスタント)	●40〜49%	精製されない小麦粉によるスパゲッティ
	はちみつ		ポリッジオート
	メロン		スイートポテト
●70〜79%	精製されない小麦粉によるパン,ワッフル		チョコレート
	きび		えんどう
	白米		オレンジ
	そらまめ(新鮮)		オレンジジュース
	じゃがいも(新鮮)	●30〜39%	いんげん豆(ハリコット)
●60〜69%	白パン		りんご
	玄米		アイスクリーム
	小麦フレーク		ミルク
	ビートの根		ヨーグルト
	バナナ	●20〜29%	いんげん
	レーズン		レンズ豆
●50〜59%	スパゲッティ,パスタ		フルクトース
	オールブラウン	●10〜19%	大豆
	オートミールビスケット		缶詰の大豆
	スイートコーン		ピーナッツ

[土井邦紘:糖尿病―専門医にきく最新の臨床,岩本安彦ほか(編),中外医学社,東京,p92, 1997 より改変]

特に1型糖尿病の食事療法では,いわゆるダイエットとしての食事の制限に重点を置くのではなく,前向きに考えて,糖尿病のコントロールにもよいし,健常人も本来は実行すべき食習慣であるという指導と動機づけが重要である.

米国糖尿病協会(American Diabetes Association:ADA)では,1型糖尿病の食事療法の基本として表4のような項目をあげている.

B 小児・思春期の1型糖尿病

医学的には,健常人と変わりのない成長・発育が得られるような食事療法が必要であり,食事療法の基本的なことは,患者自身あるいは保護者には当然指導すべきである.

しかし,小児期から思春期にかけては,通常でも成長に伴う体格の変化や二次性徴に伴うホルモンの影響,学校生活における集団での活動などで,インスリン必要量は変化することが多く,コントロールが乱れやすい.

乳幼児・小児期には,自分での対応が困難な低血糖を避けるような食事指導が必要であり,学童期・思春期には主に学校生活での運動や部活動,勉強が積極的にできるような食事指導が必要である.そのためには,規則正しい3回の食事摂取のほかに,夕方や就寝前,あるいは低血糖の起きやすい時間帯の間食の指導や,運動前後の補食の指導が必要である.間食は1日の摂取カロリーの範囲内で,その一部を配分するようにし(分食),補食は運動での消費カロリーに見合うカロリーを計算して指導し,急激な体重増

表4　1型糖尿病の食事療法の基本（ADA）
- 食事計画は，ダイエットではなく新しい生き方（食習慣）である．
- 好きな食品が含まれている．
- 日常生活とスケジュールを考慮している．
- 柔軟性がある．
- 血糖値を目標域に保つのに役立つ．
- 健康によい体重に到達し維持するのに役立つ．
- 心臓病，高血圧，癌などの食事に関係する病気を予防するのに役立つ．

［池田義雄（監訳）：糖尿病コンプリートガイド（アメリカ糖尿病協会），医歯薬出版，東京，p179-209，2000より］

加がないように調整していくことが重要である．その場合，間食や補食に関しては，量や時間帯，場合によっては摂取する内容までを，できるだけ具体的に指導する．

少なくとも，小児・思春期では学校生活で孤立しないように，女性では体重増加に対するこだわりから，過食や拒食などの摂食障害に至らないような配慮が必要である．

C 成人の1型糖尿病

成人の1型糖尿病では日常生活の活動度はある程度安定しており，インスリンの調節は，主に食事の摂取内容によって決まる．

食事療法の基本は，肥満にならないように適正カロリーを指示し，脂質異常症や高血圧にならないように脂質や塩分の量を指導する．

超速効型インスリンで治療中の患者では，食事に応じたインスリン注射を，食直前あるいは食直後に注射することでコントロール可能な場合が多い．この場合，食事療法よりはむしろ頻回に注射することの動機づけが必要である．しかし，超速効型，速効型，中間型，混合型，持効型溶解インスリンで治療中の場合は，責任インスリンの作用時間を考慮し，分食や適当な時間帯での間食の指導が必要である．

3 カーボカウント

A カーボカウントとは

カーボカウントとは，カーボハイドレート・カウンティング（carbohydrate counting）の略称である．カーボハイドレートとは炭水化物のことで，炭水化物を計算（カウント）することを意味する．食物のなかで最も食後血糖に影響を与えるのが炭水化物であり，食事中の炭水化物量を計算して，糖尿病の食事管理に利用しようという考え方である．炭水化物には，消化されて血糖に影響を与える「糖質」と，消化されない「食物繊維」があり，食物繊維は血糖に影響を及ぼさないので，カーボカウントでは糖質に注目する．

カーボカウントには食事療法や内服薬で治療している患者や，インスリン療法でも一定のインスリン量で治療している患者が対象になる「基礎カーボカウント」と，食事前に超速効型インスリンを食事に合わせて調整している患者が対象になる「応用カーボカウント」がある．

B 基礎カーボカウント

　食事中の糖質を計算して一定になるように心がけると，食後血糖を管理しやすいという方法である．『食品交換表』に沿った食事を行っている場合でも，糖質の合計も考えることで併用することができる．特に食後血糖を測定する場合には，食後血糖がよい値になる糖質の量を知り，その量を守ることで血糖コントロールは改善する．医師や栄養士の指導のもとで運用することが望ましい．

　『食品交換表第7版』では，外食，料理加工食品類，し好食品の項と参考資料に各種食品の糖質量が記載されており，食事中の糖質量の算出ができるようになっている．

C 応用カーボカウント

　食事中の糖質量に応じて，食前のインスリン注射量を計算する方法を意味する．特に超速効型インスリンを食前に注射している場合に使いやすい方法である．

　インスリン量を計算する際には，「食事中の糖質量は，必要なインスリン量と比例する」という考えに基づいている．たとえば，お茶碗1杯のご飯に超速効型インスリン5単位が必要な場合には，2杯で10単位，3杯で15単位というように計算できる．このように，食事中の糖質量に応じて計算したインスリン量を注射する．一般に，1日に30単位以上のインスリンを注射している患者では，10gの糖質ごとに1単位の超速効型インスリンが必要なことが多い．

　また，食前血糖値が高い場合には，インスリンの追加投与（「補正インスリン」という）が必要となる．

　この場合，食前に，糖質に必要なインスリン量と補正インスリン量を合わせて注射することで血糖を良好に管理することができる．

　糖質に必要なインスリン量も補正に必要なインスリン量も，個々の患者で異なるので，医師や栄養士と相談のうえ運用することが重要である．また，カーボカウントを用いることで食事の自由度は広がるが，栄養バランスの崩れやカロリーの摂りすぎから肥満にならないよう注意する必要がある．また，糖尿病腎症を有する患者では極端な糖質制限およびたんぱく質・脂質の過剰摂取は腎臓への負荷を増大させ，合併症を進展させる可能性がある．

参考文献

1) Evert AB et al : Nutrition therapy recommendations for the management of adults with diabetes. Diabetes Care 37 (Suppl 1) : S120-S143, 2014
2) Smart C et al : Nutritional management in children and adolescents with diabetes. Pediatric Diabetes 10 (Suppl 12) : 100-117, 2009
3) 日本人の食事摂取基準 (2015年版) 厚生労働省「日本人の食事摂取基準」策定検討会報告書，第一出版，東京，2014
4) 日本糖尿病学会（編・著）：糖尿病食事療法のための食品交換表，第7版，文光堂，東京，2013
5) Warshaw HS, Bolderman KM : Practical carbohydrate counting, A How-to-Teach Guide for Health Professionals, 2nd Ed. American Diabetes Association, 2008
6) 川村智行（編集責任）：糖尿病のあなたへ．かんたんカーボカウント：豊かな食生活のために，改訂版，医薬ジャーナル社，大阪，2009

IV. 運動療法
― 2 型糖尿病との違い ―

ポイント

- 1型糖尿病でも，運動療法はインスリン抵抗性を改善させ，インスリン必要量を減少させる効果のほか，脂質代謝の改善効果なども報告されており，長期的な動脈硬化の進展予防も視野に入れ，可能な限り積極的に勧めるべきである．
- メディカルチェックの必要性，運動の処方，運動時の注意点は，2型糖尿病と同様であるが，重症の低血糖など，運動時の血糖変動は1型糖尿病では顕著である．
- 運動中の低血糖の予防には，運動前のインスリン量の調節，運動前後の補食，運動のタイミングなどを個々の患者できめ細かく指導し，血糖自己測定値を参考に経験的に修正していく．
- 小児・思春期では，ほかの健児と同様の活動度の維持が医学的な体格の発育・成長に必要であるのみでなく，QOLの改善にもつながり，さらには社会的・心理的な成長にも必要である．

1 運動療法の効果

2型糖尿病では，その発症に運動不足や肥満，さらにインスリン抵抗性が大きく関与していることから，運動療法そのものが治療の基本であり，その有用性に関しても数多くの報告がある．

一方，1型糖尿病では，運動療法が長期的な血糖コントロールの改善や合併症の進展阻止に関して有用であるとの明確な報告はなく，あくまでもインスリン療法の補助的な治療として捉えられ，血糖コントロールを乱さないような運動療法の指導が行われている場合が多かった．

しかし，1型糖尿病の長期罹病患者では，細小血管症のみならず大血管症の合併が多いことは以前から知られており，発症後比較的早期から認められることも明らかとなってきた．

また，強化インスリン療法による血糖コントロールの改善が，その後の心血管病変の発症リスクを減少させることも報告されるようになり，2型糖尿病と同様に1型糖尿病においても，発症早期からこれらの動脈硬化の進展を阻止，あるいは予防することを視野に入れた管理が求められるようになってきた．

運動療法は，1型糖尿病患者においてもインスリン抵抗性を改善させ，インスリン必要量を減少させ，脂質代謝や血管内皮機能の改善効果も報告されていることから，長期的な動脈硬化の進展予防の効果も期待されている．

さらに，合併症がなく血糖コントロールが良好な1型糖尿病では，運動により心肺機能の改善や運動能力の向上も，糖尿病のない者と同等に得られることや，QOLの改善，ストレス解消なども知られており，1型糖尿病であっても運動療法を可能な限り積極的

表1 運動による効果

1. 運動の急性効果として，ブドウ糖，脂肪酸の利用が促進され血糖値が低下する．
2. 運動の慢性効果として，インスリン抵抗性が改善する．
3. エネルギー摂取量と消費量のバランスが改善され，減量効果がある．
4. 加齢や運動不足による筋萎縮や，骨粗鬆症の予防に有効である．
5. 高血圧や脂質異常症の改善に有効である．
6. 心肺機能をよくする．
7. 運動能力が向上する．
8. 爽快感，活動気分など日常生活のQOLを高める効果も期待できる．

［日本糖尿病学会（編・著）：糖尿病治療ガイド2014-2015，文光堂，東京，p43，2014より］

に勧めるようになってきた（表1）．

ただし2型糖尿病同様，1型糖尿病においても，運動療法を実施するに際しては，不適切な運動療法によってはかえって低血糖や血糖上昇など血糖コントロールが乱れたり，合併症が増悪するマイナス面も含めた教育を行い，安全に運動療法が実施できるように指導することが必要である．

特に1型糖尿病では，運動に伴う血糖変動は2型糖尿病以上に顕著で，低血糖を起こさないような運動メニューや補食，インスリン投与量の調節などのきめ細かな指導が必要となる．

2 運動療法を実施する際の注意点

メディカルチェック

運動療法を継続的に実施するに際しては，まずメディカルチェックを行っておく必要がある．血糖，ケトン体など糖尿病の代謝状態のチェックはもとより，血圧，脂質代謝，合併症のチェックは重要である．通常，安静時心電図は必須の検査で，さらに比較的強度の強い運動を実施する場合には負荷心電図も必ず施行しておく．

特に1型糖尿病で罹病年数の長いコントロール不良の患者では，比較的年齢が若くても，無症候性の冠動脈硬化が多いことが報告されており，また自律神経障害の合併例では，起立性低血圧，心筋障害による左室収縮能の低下，不整脈の出現をみることもある．これら合併症のチェックは，運動療法の開始前，開始後も定期的に必ず行う．

メディカルチェックの結果から，合併症の程度によっては許容する運動に制限を加える必要があるが，その制限は原則として2型糖尿病と同様に考えてよい．一般に，活動性の網膜症や腎症（第3期以上）の合併例では，血圧上昇の強い激しい運動や，レジスタンス運動は避けるべきである．

ただし1型糖尿病では，低血糖のリスクが2型糖尿病に比し高いこと，また，罹病長期のコントロール不良者では，運動療法によって得られる筋力増強や心肺機能の改善など，運動療法の効果が2型糖尿病ほど明確でないことを考慮すると，合併症のある患者での運動療法は，1型糖尿病ではより制限が必要な場合が多い．

B 運動処方

　運動処方として，運動の種類，強度，時間，タイミングなどを，患者の生活活動度と運動能力，さらに患者の要望もふまえて具体的に決定し指導するが，この点は2型糖尿病と同様に考えてよい．特に1型糖尿病では，同時に血糖自己測定（self-monitoring of blood glucose：SMBG）のタイミングやインスリン量の調節法，補食の種類や摂取の仕方を，自分で判断できるように指導しておく．

　運動の種類は，脂肪の燃焼や血糖降下作用を期待する場合には，歩行やジョギングなどの有酸素運動が望ましいが，筋力のアップや筋肉量の増加が期待されるレジスタンス運動も，インスリン必要量の減少など，インスリン抵抗性改善効果があるので，組み合わせて行うのが効果的である．

　もちろん，合併症がなくコントロールが比較的安定している1型糖尿病では，どのような種類の運動でも，また，マラソンやサッカーなどの激しいスポーツ競技であっても実施可能であり，それを実践している患者も多くいる．

　しかし，大部分の1型糖尿病では，治療の中心としての運動療法ではなく，健常人と変わりのない，活動度の高い生活の一部としての運動を推奨し，その結果，良好なコントロールの維持にも役立つことを目標としておくことが重要である．

　特に小児・思春期では，ほかの健児と同様の活動度の維持が医学的な体格の発育・成長に必要であるのみでなく，QOLの改善にもつながり，さらには社会的・心理的な成長にも必要である．

C 運動時の注意点

　運動療法の効果が得られるためには血糖コントロールが良好となることが必要で，特に1型糖尿病では運動時にコントロールが乱れないような指導が必要である．

　1型糖尿病では，血糖の調節は外来性に投与したインスリンに依存している．空腹時（食前のインスリン投与前）のインスリン不足の状態では，たとえ運動前の血糖値が低くても，肝での糖新生が筋での糖取り込みを上回り，運動によってかえって血糖値が上昇したり，ケトン体の産生が増加することがある．

　通常，運動前の血糖値が250 mg/dL以上のときは，運動は避けたほうがよいとされており，もし運動する場合でも，少量のインスリンを補充し，血糖値を下げてから実施する必要がある．ただし，尿ケトン体が中等度以上陽性のときにはインスリン不足の程度が強い可能性があり，運動は避けるべきである．

　逆に1型糖尿病でインスリン濃度が十分量維持されている状態では，インスリン分泌の保たれている2型糖尿病や健常人の生理的条件下に比し，運動による血糖低下は著明である．皮下注射では，門脈を介さずにインスリンが末梢に供給されているため，肝と末梢（筋や脂肪）組織とで同じインスリン濃度となっており，肝での糖新生の抑制効果に比し，相対的に末梢での糖の取り込みが上回るためである．このときの血糖変動は個人差が非常に大きく，同じ程度の運動量であっても，血糖値の低下の程度は，供給されているインスリンの濃度のわずかな差や，個々の患者での筋での糖取り込み率（インスリン感受性）などによって大きく影響を受ける．

　しかし，同じ患者で同程度の運動を繰り返し実施する場合には，その血糖変動には再現性があるとされており，運動療法開始当初はSMBGをできるだけ頻回に行って運動

表2 運動によるエネルギー消費量の目安

運動の強さ	1単位あたりの時間	運動内容
非常に軽い	30分間くらい続けて1単位	散歩,乗物(電車,バス立位),炊事,家事(洗濯,掃除),買物,体操(軽い)
軽い	20分間くらい続けて1単位	歩行(70 m/分),入浴,階段(おりる),ラジオ体操,自転車(平地),ゴルフ
中等度	10分間くらい続けて1単位	ジョギング(軽い),階段(のぼる),自転車(坂道),歩くスキー,スケート,バレーボール,登山,テニス(練習)
強い	5分間くらい続けて1単位	マラソン,縄飛び,バスケットボール,ラグビー,水泳(平泳ぎ),剣道

1単位は80kcal相当.インスリン療法中の患者の補食の目安

[日本糖尿病学会(編・著):糖尿病治療の手びき,第56版,南江堂,東京,p52,2014より]

による血糖変化を確認し,その後のインスリン量の調節や,補食の量などを決める参考とする.具体的な,低血糖の予防法を以下に記す.

① インスリン量の調節

中等度以下の強度で,短時間(30分以内)の運動の場合には問題ないが,それより長い時間の場合や強い運動の場合は,食前の速効型インスリンを2/3〜3/4に減量する.さらに減量が必要な場合もあるが,あまり減量するとかえってケトン体が産生されることがあり,むしろ補食で対応するほうがコントロールは容易である.

運動時の消費エネルギーの目安は,表2に示すように患者の体重と持続時間から概算されるが,このエネルギー消費量と血糖値の変化率とは必ずしも相関しておらず,インスリン量の調節には用いられない.個々の患者で,SMBG値を参考に試行錯誤して決定するほうがより有用である.

インスリンの注射部位に関しては,運動中によく使用する筋の近くの部位への注射ではインスリンの吸収が早まり,低血糖を起こしやすいとされるため,腹壁などへの注射が推奨されている.しかし,注射部位による差はないとの報告もあり,超速効型インスリンでは吸収による差は少ないと考えられる.むしろ,運動によって部位を変えるよりも,普段どおりに注射しておき,運動による変化をSMBG値を参考に修正するほうがより実際的である.

② 補食の摂取

運動時間が長い場合や強い場合には,インスリンの減量だけでは低血糖の予防は困難で,表2,表3の消費エネルギー量を参考に,運動前あるいは運動中,運動後に補食を摂る必要がある.

補食の種類としては,運動前や運動後は,血糖上昇が緩やかで持続性のある複合糖質(米飯や麺類など)やクッキー,ヨーグルト,牛乳などを中心とし,運動中や軽度の低血糖時は,吸収のよい単純糖質(ジュースや果実)などがよいとされているが,実際には個々の患者で経験的に工夫していくことが大事である.

最近,インスリン投与量を決定する目安として,カーボカウント法が広まってきている.これは,食事に必要なインスリン量や,運動時の補食の摂り方などを,食品中の炭水化物量を中心に調節する方法で,個々の患者の病態による差も考慮されており,血糖調節という点からは有用とされている.この方法では,運動量に応じた炭水化物量を種々の食品で提示しており,指導方法のひとつとしてうまく活用していけば便利である

表3 運動の消費エネルギー（kcal/kg/分）と1単位（80 kcal）の運動

項目	エネルギー消費量	1単位の運動 （体重60 kgとして）
歩行速度 60 m/分	0.0534	約25分
70 m/分	0.0623	約21分
80 m/分	0.0747	約18分
ジョギング（軽い）	0.1384	約10分
（強い）	0.1561	約9分
体操（軽い）	0.0552	約24分
自転車平地 10 km	0.0800	約13分
階段（のぼる）	0.1349	約10分
（おりる）	0.0658	約20分
乗物（電車・バス立位）	0.0375	約36分
草むしり	0.0552	約24分
掃除（はく，ふく）	0.0676	約20分
（電気掃除機）	0.0499	約27分
ジャズダンス（普通）	0.1517	約9分
リズム体操（普通）	0.1472	約9分
バット素振り	0.2641	約5分
遊泳　クロール	0.3738	約4分
平泳ぎ	0.1614	約8分
テニス練習	0.1437	約9分
卓球練習	0.1490	約9分
バドミントン練習	0.1508	約9分
ゴルフ（平均）	0.0835	約16分
バレー練習	0.1437～0.2499	約5～9分
サッカー練習	0.0853～0.1419	約9～16分

（日本体育協会スポーツ科学委員会資料より）

（表4）．

　低血糖予防で注意を要するのは，運動後遅発性低血糖（post-exercise late-onset hypoglycemia）である．運動により消費された筋や肝に蓄積されていたグリコーゲンを運動後に再び蓄積するために起こる現象で，激しい運動のあとに引き続いて，6～12時間後に低血糖を起こすことがある．インスリン治療患者，特に1型糖尿病に多い現象で，運動していない日に比べて就寝前に1～2単位の補食が必要である．また，無自覚低血糖の患者では，運動前後だけでなく運動中のSMBGが必要な場合もあり，血糖値に応じた単純糖質を中心とした補食を積極的に摂らせるように指導する．

3　運動療法のタイミング

　運動療法をどの時間に実施するかによって，同程度の運動であっても，血糖値の低下の程度は大きく変わってくる．原則，運動療法として定期的に運動を行うときには，空腹時は避け，食後1～3時間の時間帯に，ある程度決まった運動量を計画的に行うことが望ましい．

●● 参考文献
1) Sigal RJ et al : Physical activity/exercise and type 2 diabetes. Diabetes Care 27 : 2518-2539, 2004

表4　1時間の運動に対する炭水化物量（g）

運動		体重 45 kg	体重 67 kg	体重 90 kg
ウォーキング	4.8 km/時	15	22	29
	7.2 km/時	30	45	59
ランニング	8 km/時	45	68	90
	13 km/時	96	145	190
	16 km/時	126	189	252
スイミング	軽度	41	56	71
	強度	69	95	121
野球		25	38	50
サッカー		45	67	89
バスケットボール	軽度	35		
	強度	59		
テニス	軽度	28	41	55
	強度	59	88	117
バレーボール	軽度	23	34	45
	強度	59	88	117
スキー	クロスカントリー	76	105	133
	滑降	52	72	92
スケート	軽度	25	34	43
	強度	67	92	117
ゴルフ		23	35	46
自転車	10 km/時	20	27	34
	16 km/時	35	48	61
	22.5 km/時	60	83	105
	29 km/時	95	130	165
	32 km/時	122	168	214
ダンス	軽度	17	25	33
	強度	28	43	57
登山		60	90	120

（Walsh J, Ruth R：Pumping Insulin, 3rd ed, Torrey Pines, San Diego, p171, 2000 より）

2) DCCT/EDIC Study Research Group：Intensive diabetes treatment and cardiovascular disease in patients with type 1 diabetes. N Engl J Med 353：2643-2653, 2005
3) Silverstein J et al：Care of children and adolescents with type 1 diabetes：a statement of the American Diabetes Association. Diabetes Care 28：186-212, 2005
4) Wasserman DH, Zimman B：Exercise in individuals with IDDM. Diabetes Care 17：924-937, 1994
5) Fuchsjager-Mayrl G et al：Exercise training improves vascular endothelial function in patients with type 1 diabetes. Diabetes Care 25：1795-1801, 2002
6) Peltoniemi P et al：Resistance to exercise-induced increase in glucose uptake during hyperinsulinemia in insulin-resistant skeletal muscle of patients with type 1 diabetes. Diabetes 50：1371-1377, 2001
7) 日本糖尿病学会（編・著）：糖尿病治療ガイド 2014-2015，文光堂，東京，p43-45，2014
8) Larsen J et al：Silent coronary atheromatosis in type 1 diabetic patients and its relation to long-term glycemic control. Diabetes 51：2637-2641, 2002
9) 藤井　暁ほか：糖尿病運動療法のてびき，糖尿病治療研究会（編），医歯薬出版，東京，p55-62, p105，2001

10) Temple MY et al : The reliability and repeatability of the blood glucose response to prolonged exercise in adolescent boys with IDDM. Diabetes Care 18 : 326-332, 1995
11) 川村智行（編集責任）：糖尿病のあなたへ．かんたんカーボカウント：豊かな食生活のために，医薬ジャーナル社，大阪，p43，2006

7 2型糖尿病はどのように治療するのか

Ⅰ. 治療の原則

ポイント
- 2型糖尿病では，生活習慣の改善が重要であり，食事療法と運動療法を開始し継続することが治療の基本となる．長期的には，生活習慣の改善に向けての患者自身および家族の知識取得は大切で，患者教育はその根幹となる．
- 2型糖尿病の薬物療法は，十分な食事療法と運動療法を2〜4ヵ月継続しても，目標とする血糖コントロールが達成できない場合に，経口血糖降下薬を少量から開始する．
- 合併症予防には，適正な体重，正常血圧の維持，血中脂質の正常化も必須で，禁煙，節酒などの生活習慣の是正が重要である．

1 食事療法と運動療法

　2型糖尿病は，膵β細胞から分泌されるインスリンの作用が標的臓器において阻害され，より多くのインスリンを必要とする「インスリン抵抗性」と，分泌されるインスリン量が徐々に不足していく「インスリン分泌不全」が原因となり発症する．1型糖尿病と異なり，生存のためにインスリン注射が必要になるインスリン依存状態になることはまれであり，糖尿病発症の遺伝的素因を背景として，過食，運動不足などの生活習慣が加わり，肥満を助長し進行していくことがほとんどである．したがって，治療の基本はまず生活習慣の改善が重要であり，食事療法と運動療法を開始し継続することにある．
　エネルギー量や脂肪分の過剰な食事は，肥満やインスリン抵抗性を助長する．適正なカロリーでバランスのとれた食事療法によって，肥満の改善と適正体重の維持を目指すことにより末梢組織でのインスリン感受性を高め，インスリン抵抗性を改善し膵β細胞への負担を軽減することが期待される．肥満の改善を伴うまでに血糖や血中脂質が著明に改善することもしばしば経験される．
　運動療法の継続は，末梢インスリン感受性の改善による糖代謝や脂質代謝の改善をもたらす．また，体脂肪・内臓脂肪の減少や心肺機能の向上，ストレスの解消，さらには骨量減少防止効果など，食事療法単独では得られにくい効果があるといえる．
　これら食事療法，運動療法によりインスリン抵抗性が改善し，膵β細胞への負担が減少することに伴いインスリン分泌の改善をもたらし，多くの症例において良好な血糖コントロールが得られる．

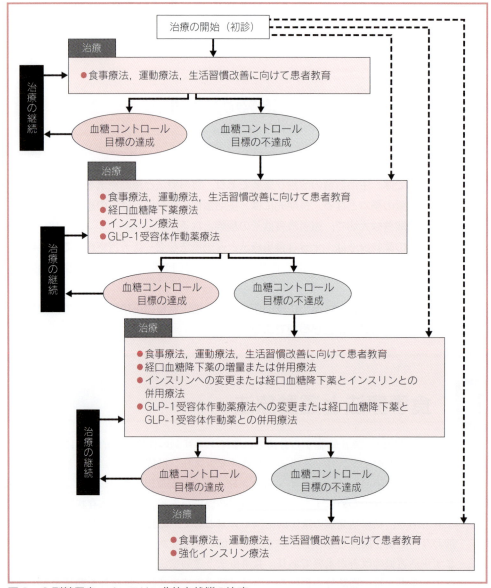

図1 2型糖尿病：インスリン非依存状態の治療
急性代謝失調を認めない（随時血糖値 250〜300 mg/dL 程度またはそれ以下で尿ケトン体陰性）場合の治療方針を示す．血糖コントロール目標は HbA1c 7.0% 未満とするが，患者の病態や年齢などを考慮して個々に設定する．
［日本糖尿病学会（編）：科学的根拠に基づく糖尿病診療ガイドライン 2013，南江堂，東京，p25，2013 より］

2 薬物療法

　十分な食事療法，運動療法を 2〜4 ヵ月続けても，インスリン分泌不全，インスリン抵抗性の改善が不十分で目標とする血糖コントロールを達成できない場合，経口血糖降下薬の内服をそれぞれの病態に応じて少量より開始する．ただし食事療法，運動療法を実践しているにもかかわらず速やかな血糖降下がないときは，早期から経口血糖降下薬

を開始する場合もある．経口血糖降下薬の増量や併用によっても血糖コントロール目標が達成できないとき，経口血糖降下薬が妊娠や合併症，副作用などで使用できない場合にはインスリン療法を開始する．以上に述べたインスリン非依存状態における2型糖尿病の治療原則を図1に示す．

2型糖尿病でも著明な高血糖や尿ケトン体陽性などケトーシス傾向を認める場合などはインスリンの適応であり，速やかにインスリン療法を行う．

3　その他の注意事項

糖尿病治療の目的は，典型的な糖尿病症状である口渇，多飲，多尿，多食，易疲労性などの消失は当然のことながら，現在の最大の課題は糖尿病合併症の発症・進展を抑制し，健常人と同様な生活の質(QOL)を保ち，健常人と変わらない寿命をまっとうすることにある．合併症を抑制するために不十分な血糖コントロール状態であっても多くの場合，無症状であることに注意が必要である．また，糖尿病は動脈硬化の大きな危険因子であり，脂質代謝も蛋白質代謝も障害される．これらすべての合併症の予防には血糖コントロールのみならず，適正な体重，正常血圧の維持，血中脂質の正常化も必須であり，禁煙，節酒など生活習慣の是正が重要である．長期にわたる治療の大原則である食事療法，運動療法，生活習慣の改善に向けての患者自身および家族の知識取得は重要であり，患者教育はその根幹となる．自覚症状が乏しいため，生活習慣の改善という，ともすれば苦痛を伴う治療は中断しやすい．治療中断は合併症進展につながることに注意し，心理状態や生活習慣に応じた対応を考慮し，治療のコンプライアンスの向上を図る必要がある．そのためには，医師の治療方針を中心に，看護師，管理栄養士，薬剤師，臨床検査技師，理学療法士などが医療チームを形成し，各専門職の業務に則り患者が適切な自己管理が継続できるようきめ細かな支援を続けることが重要である．

●●参考文献

1) 日本糖尿病学会(編)：糖尿病治療の目標と指針．科学的根拠に基づく糖尿病診療ガイドライン2013，南江堂，東京，p21-30，2013
2) 日本糖尿病学会(編・著)：糖尿病治療ガイド2014-2015，文光堂，東京，2014

II. 食事療法が基本

ポイント

- 食事療法は糖尿病をはじめとするすべての生活習慣病の基本である．糖尿病の食事療法はすなわち健康食と考えるとわかりやすい．
- 食事療法継続のポイントは単なる技術の伝達ではなく，信頼感に基づいた援助的人間関係をつくることである．そのためには，患者の生活習慣を考慮した食事計画の提供がきわめて重要となる．
- 細小血管症や動脈硬化症の進展防止のためには血糖コントロールのみならず脂質代謝の改善や高血圧のコントロールも重要であり，脂肪や塩分摂取の栄養管理が必須となる．

1 糖尿病における食事療法の目的

　糖尿病治療には食事療法と運動療法と薬物療法がある．なかでも食事療法は治療の基本で，すべてのタイプの糖尿病に必須である．

　血糖値を正常化するとともに代謝異常を是正し，合併症の予防と進展防止を図り，健常人と変わらない社会生活を送るためには，生涯にわたる食事療法の継続が欠かせない．

- 食生活改善の動機づけ：患者の食事改善への動機づけを促すために，日ごろの食事スタイルを思い起こすことは重要である．すなわち，長年にわたる飲食習慣を明らかにし（表1），問題提起を行うことは，食事療法実行の導入部としてきわめて大切なステップである．

2 食事療法の原則

A 適正なエネルギー量の摂取

　1日の摂取エネルギーを必要最小限にすることで，インスリンの必要量を減じること

表1　改善を必要とする飲食習慣
- 間食，甘味飲料，アルコール
- 濃厚な味つけ（糖分，塩分）
- 油料理（高脂肪食品）過多
- 欠食，早食い，どか食い，まとめ食い
- 主食過多，単品料理傾向
- 頻繁な外食
- 野菜など食物繊維の多い食品摂取不足

ができ，代謝異常の是正が得られやすくなる．摂取エネルギー量は性別，年齢，肥満度，病状，身体活動量，合併症の有無などを考慮して決定する．

B 炭水化物，たんぱく質，脂質，ビタミン，ミネラル，食物繊維がバランスよく含まれている食事

1日に30品目の食品摂取を目標にするが，塩分や動物性脂肪は控える．野菜類（特に緑黄色野菜），海藻類，きのこ類，こんにゃくなどは食物繊維が多くブドウ糖吸収遅延作用があるので，積極的に摂るよう指導する．

C 規則正しい食事習慣

やせるために食事の回数を減らすことは好ましくない．1日の食事を朝，昼，夕の3回に均等に振り分け，食事時間も日によって大幅に変わらぬよう食事間隔を決めておくことが必要である．

3 食事療法の進め方

A 適正なエネルギー量の決め方

- 標準体重を求める
  標準体重(kg) = 身長(m)^2 × 22
- 身体活動量の目安を参考にする
  体を動かす程度によって決まる必要なエネルギー量を設定する（「各論6-Ⅲ．食事療法―2型糖尿病との違い」の表2(p106)参照）．
- 1日エネルギー量
  標準体重(kg) × 身体活動量(kcal/kg)

肥満度，病状などを考慮して，エネルギー量を決定する．

B 必要な栄養素をバランスよく摂る

指示されたエネルギー量の範囲内で炭水化物，たんぱく質，脂質の適正なバランスをとる．一般的にそのための適正配分は1日摂取エネルギーの50〜60％以下を炭水化物で，15〜20％をたんぱく質で，20〜25％を脂質で摂るのが望ましいとされている．たんぱく制限が必要な腎症が存在する場合は，病期によりたんぱく質摂取量に相違があるので注意が必要である．さらにビタミン，ミネラル，食物繊維も過不足なく摂る．

4 食事療法の実際

A 「食品交換表」の基本

『糖尿病食事療法のための食品交換表（第7版）』（日本糖尿病学会編・著，文光堂刊）（以下，「食品交換表」）は，日常の食事に使用されている食品を，主に含まれる栄養素の成分が似ているものを同じグループにまとめ，4群6表に分類したものである．

1 食品の分類（表2）

「食品交換表」では，主に炭水化物を含む食品を「表1」（穀類，いも類など）と「表2」（果物）に分類し，主にたんぱく質を含む食品を「表3」（魚介，肉，卵，大豆とその製品）と「表4」（牛乳と乳製品）に，主に脂質を含む食品は「表5」（油脂，多脂性食品）に，主にビタミン，ミネラルを含む食品は「表6」（野菜，海藻，きのこ）に，ほかに「調味料」などが載せてある．

2 食べる量を計るものさし（1単位）

食品交換表は，80 kcal に相当する食品の量を1単位と呼ぶ．そして「表1」～「表6」の各表に載っている食品にそれぞれの食品の1単位に相当する重量が示されている．ただし，「表6」の野菜は取り合わせて 300 g を1単位としている．食品交換表は，「表1」～「表6」まで適正量を摂取することにより指示エネルギーの遵守と栄養バランスのよい食事が達成でき，同一の表の食品同士は含まれる栄養素がほぼ同じなので，同じ単位であれば相互に交換できるなどの特徴がある．

B 「食品交換表」の使い方（表3）

1 1日の指示単位の設定

1日の指示エネルギーを「指示単位」に変える．
　　例：1,600 kcal → 20 単位

2 指示単位を「表1」～「表6」，「調味料」に配分

患者の食習慣を勘案しつつ，エネルギー比率の適正配分に考慮して1日指示単位を「表1」～「表6」，および「調味料」に振り分ける．

3 朝食，昼食，夕食への振り分け

「表1」（穀類など），「表3」（魚，肉，卵など），「表6」（野菜など）の1日指示単位を朝，

表2 食品分類表

食品の分類	食品の種類	1単位（80 kcal）あたりの栄養素の平均含有量		
		炭水化物 (g)	たんぱく質 (g)	脂質 (g)
炭水化物を多く含む食品（Ⅰ群）		1 g あたり 4 kcal	1 g あたり 4 kcal	1 g あたり 9 kcal
表1	●穀物 ●いも ●炭水化物の多い野菜と種実 ●豆（大豆を除く）	18	2	0
表2	●くだもの	19	1	0
たんぱく質を多く含む食品（Ⅱ群）				
表3	●魚介 ●大豆とその製品 ●卵，チーズ ●肉	1	8	5
表4	●牛乳と乳製品（チーズを除く）	7	4	4
脂質を多く含む食品（Ⅲ群）				
表5	●油脂 ●脂質の多い種実 ●多脂性食品	0	0	9
ビタミン，ミネラルを多く含む食品（Ⅳ群）				
表6	●野菜（炭水化物の多い一部の野菜を除く） ●海藻 ●きのこ ●こんにゃく	14	4	1
調味料	●みそ，みりん，砂糖など	12	3	2

[日本糖尿病学会（編・著）：糖尿病食事療法のための食品交換表，第7版，日本糖尿病協会・文光堂，東京，p13, 2013 より転載]

表3 1日の指示単位20単位（1,600 kcal/ 炭水化物55％）の単位配分の一例

	●1日にどの表から何単位とるか，各表の1日の指示単位を示します．							
各表の1日指示単位	食品交換表	表1	表2	表3	表4	表5	表6	調味料
	食品の種類	穀物，いも，豆など	くだもの	魚介，大豆，卵，チーズ，肉	牛乳など	油脂，多脂性食品など	野菜，海藻きのこ，こんにゃく	みそ，みりん，砂糖など
	1日の指示単位	9	1	5	1.5	1.5	1.2	0.8
各食事へ配分された単位	朝食の単位	3	1	1	1.5	1.5	0.4	0.8
	昼食の単位	3		2			0.4	
	夕食の単位	3		2			0.4	
	間食の単位							

［日本糖尿病学会（編・著）：糖尿病食事療法のための食品交換表，第7版，日本糖尿病協会・文光堂，東京，p18, 2013より転載］

昼，夕食へ均等に配分し，「表2」（果物）と「表4」（乳製品），「調味料」は適宜振り分ける．このように均等に食事を振り分けると，食後急激に血糖が上昇するのを避けることができる．

C 食事療法継続のポイント

食事療法を継続し，よい血糖コントロールを持続するポイントは，指示された食品の単位数を目安量に頼らず，計りで正しく計量する習慣をつけることにある．計量に習熟すれば適量がわかるようになり，目安量で決められる食品が増えてくる．

D 脂 質

糖尿病患者では脂質の過剰摂取傾向がみられることが多く，血清脂質異常による動脈硬化性疾患の発症予防に，脂質の食事管理はきわめて重要である．総脂質のエネルギー比率を十分に考慮した食事計画や栄養指導を行うことが必須である．

脂質異常症（高トリグリセライド血症，高コレステロール血症）を合併している場合は脂質の総摂取量や脂肪酸の影響を受けるので，コレステロールの量だけでなく，食事中の脂質の量と種類を考慮することが重要となる．すなわち，食事中のコレステロール量の制限，飽和脂肪酸摂取の制限，食物繊維摂取の増加である．脂肪酸は脂質の主な構成成分であり，飽和脂肪酸と不飽和脂肪酸に分類される．不飽和脂肪酸は一価不飽和脂肪酸とn-6系脂肪酸とn-3系脂肪酸に分けられる．飽和脂肪酸は牛脂，豚脂，乳製品，バター，パーム油などに含まれ，摂取量の増加は，血中LDLコレステロールを増加させる．一価不飽和脂肪酸はオレイン酸としてオリーブ油などの食品から摂取されるが，飽和脂肪酸からも合成される．血中LDLコレステロールの低下が期待されるが，その作用はn-6系脂肪酸には及ばない．n-6系脂肪酸はリノール酸やアラキドン酸としてサフラワー油，コーン油，ごま油，綿実油，米ぬか油など食用調理油に多く含まれている必須脂肪酸であり，生体内で合成されないので経口摂取する必要がある．n-3系脂肪酸

には日常用いる大豆油や菜種油など食用調理油由来のα-リノレン酸と青背魚由来のイコサペンタエン酸（IPA），ドコサヘキサエン酸（DHA）などがあり，血中トリグリセライド値の低下や血栓生成防止作用，虚血性心疾患の予防効果が期待される．一方，食事に由来するコレステロールを多く摂取した場合は，血中LDLコレステロール値を増加させることが知られている．以上のことから，日常の食事は動物性脂肪を控え，食用植物性油を中心に青背魚を積極的に摂るよう食事指導することが重要となる．高トリグリセライド血症が存在するケースでは飽和脂肪酸の制限以外に，ショ糖や果糖（フルクトース）を多く含む菓子類や果物の摂取制限や，禁酒指導が重要となる．

Ⓔ 食物繊維

食物繊維は「ヒトの消化酵素で消化されない食物中の難消化性成分の総体」と定義され，水溶性食物繊維と不溶性食物繊維に分類される（表4）．食物繊維の摂取によりブドウ糖の吸収速度が遅延して食後の血糖上昇が抑制される．十二指腸内で胆汁酸を吸着してコレステロールの吸収を抑制し，血中脂質を改善させる．水分を吸着して糞便を多くし，腸壁を刺激し腸の運動を活発にして排便を促進する．胃内停滞時間が長く満腹感が得られ，噛みごたえのあるものが多く，早食いと過食を防止できるなど多彩な生理作用を有する．糖尿病では1日あたりの食物繊維摂取量は20g以上を目標量としている．

Ⓕ 塩　分

糖尿病で高血圧症のある患者や，高血圧発症を予防するためには食事の塩分を控える食事指導は欠かせない．塩分を控えることは，糖分を控えることにもつながり，糖尿病患者が血糖コントロールと併せて減塩食を実行することが重要となる．国民栄養調査によれば，日本人の塩分摂取量の平均値は男性11.4g，女性9.6g/日である．日本高血圧学会『高血圧治療ガイドライン2014』は，高血圧症では1日塩分摂取量は6g未満を推奨している．

近年，食の多様化に伴い，外食，中食利用の増大や加工食品，インスタント食品の氾濫が塩分摂取過剰の原因ともいわれている．患者が利用するにしても，頻繁な利用を控えること，栄養成分表示に関心を寄せることなど実行可能な食事指導の工夫が求められる．

Ⓖ 外食・インスタント食品

外食料理は同じ料理でも店によりエネルギーに相違があるので，厳格なエネルギーコントロールが難しく，油脂類・糖類の含有量の見極めも難しい．また，一般的に「食品交換表」の「表1」，「表5」，「調味料」が多く，「表6」が少ない．できるだけ外食は必

表4　食物繊維の種類

	名　称	食　品
水溶性食物繊維	ペクチン	果物
	グルコマンナン	こんにゃく
	アルギン酸	海藻
不溶性食物繊維	セルロース	野菜，穀類，豆類
	リグニン	豆類

表5 外食利用における注意点
- 1食の指示単位数に合うよう余分なものは残す.
- 「食品交換表」の「表1」中心の1品料理には「表3」,「表6」の料理を追加する.
- 揚げ物や糖分の多い料理は避ける.
- 不足した栄養は1日のほかの食事で補う.
- 単品料理より定食,ランチ料理を選ぶ.

要最小限にとどめることが望ましいが,やむなく利用する場合は,選んだ料理の過不足が調整できる能力を身につけておくことが必要となる.外食利用における注意点を表5に示す.

また,インスタント食品を利用する場合にはエネルギーや糖分,塩分など栄養表示されているものがよく,指示エネルギーのなかで摂るようにする.

H アルコール

アルコール飲料に含まれるエチルアルコールは高エネルギーであり,かつ,つまみなどの摂取により容易にエネルギー過剰となるので基本的には禁酒が望ましい.しかし患者のQOLを考慮すると,一律の禁止でなく個別の対応が必要となる.許可する場合でも指示単位以外に1日2単位程度とし,禁酒日を設ける.

5 糖尿病腎症の食事

糖尿病腎症では,たんぱく質と塩分の過剰摂取は腎臓に負荷がかかるので,その摂取量に注意が必要である.病期により1日エネルギー摂取量と蛋白質量に相違がある.食事療法の原則については,「各論4-Ⅱ-B.「糖尿病腎症」とはどのような病気か」の表2(p58)を参照されたい.

参考文献
1) 「日本人の食事摂取基準(2015年版)」策定検討会:日本人の食事摂取基準(2015年版),厚生労働省ホームページ(http://www.mhlw.go.jp/bunya/kenkou/syokuji_kijyun.html)
2) 日本高血圧学会高血圧治療ガイドライン作成委員会:高血圧治療ガイドライン2014,ライフサイエンス出版,東京,2014
3) 日本糖尿病学会(編):「食品交換表」を用いる糖尿病食事療法指導の手びき,第7版,文光堂,東京,2013

III. 運動のすすめ

ポイント

- 運動習慣はインスリン抵抗性を改善し，糖尿病発症を予防することが期待される．また，長期の運動は心血管疾患の危険因子を低下させ，QOL を改善する．
- 運動の種類としては，有酸素運動が適しており，歩行，ジョギング，ラジオ体操，水泳，自転車こぎなどが代表的な種目である．また，ストレッチ体操や腕立て伏せ，下腿挙上運動などのレジスタンス運動を組み合わせると効果的である．
- 運動による悪影響を防ぐために開始前，継続中のメディカルチェックが必要で，血糖コントロールや合併症，ほかの疾患の状況によっては運動療法を制限，禁止する必要がある．

1 なぜ運動がよいのか

　生活習慣病の代表である糖尿病は年々増加の一途をたどっており，食生活や生活様式の欧米化がその背景として重視されている．食生活の変化は糖尿病増加の引き金になっているが，国民健康栄養調査によると，摂取エネルギーは 1970 年代をピークに減少傾向にあり，動物性脂肪，動物性たんぱく摂取量も近年は横ばいから減少傾向とされている．その反面，最近の自動車の保有台数と糖尿病患者数の激増は時期をほぼ同じくしており，運動不足が糖尿病増加の大きな要因になっていることが推察される．

A 糖尿病の予防

　健常人でも長期安静臥床を続けると耐糖能の低下をきたし，一定期間の運動継続で改善することが知られている．近年，食事の適正化と定期的な運動の継続が耐糖能異常（impaired glucose tolerance：IGT）からの 2 型糖尿病の発症予防に有用であるとの長期追跡調査や無作為化比較試験の結果が報告されている．米国で行われた DPP（Diabetes Prevention Program）では，肥満 IGT 患者を生活習慣改善群（L 群），薬物投与群（M 群：メトホルミン），対照群（C 群）の 3 群に分け経過観察したところ，C 群に比較し，L 群では 58％，M 群では 32％糖尿病発症率が低下した．DPP では食事・運動など生活習慣改善が薬物投与（メトホルミン）よりいっそう 2 型糖尿病発症予防に有用であることが示唆された．

B 糖尿病のコントロールをよくする

1 運動とエネルギー代謝

　運動中の主要エネルギー源は，ブドウ糖と遊離脂肪酸（free fatty acid：FFA）であるが，運動の持続時間，強度，個体のトレーニング度，代謝栄養状態により変化する．筋収縮の初期（5〜10 分）は主に筋グリコーゲンが，次に血糖と FFA が，そして長時間になると FFA がエネルギー源の中心となる．FFA 利用率は血中 FFA 濃度に依存する．

FFA は β 酸化を経てアセチル CoA となり，クエン酸回路（TCA 回路）で代謝され ATP 産生によりエネルギーとなる．高度のインスリン欠乏状態では糖新生が亢進し TCA 回路が作用せず，運動により増加した FFA，アセチル CoA は TCA 回路で処理できなくなり，ケトン生合成を亢進させケトーシスを引き起こす．このため運動療法はコントロール不良時には制限される．最大酸素摂取量（$\dot{V}O_2max$）50％程度までの中等度運動では，数分で糖質と FFA が利用されるが，運動強度が高まり乳酸性閾値（lactate threshold：LT）を超えると糖質利用率が上昇し，最大運動（無酸素運動）では解糖系に依存し，糖質のみがエネルギー源になる．

2 運動による代謝への急性効果

運動による耐糖能改善には急性効果と慢性効果があり，血糖コントロール状態により効果発現に差が認められる．代謝状態が比較的良好な場合，運動時には筋でのブドウ糖や FFA の利用促進が認められる．そのため食後に運動を実施すれば，食後の血糖上昇が抑制されコントロールがより改善される．この効果は筋における血流増加によるブドウ糖供給の増加，筋形質膜における糖輸送担体 GLUT4 の増加，脂肪酸の β 酸化の亢進などが関与しており，AMP キナーゼ活性化が重要な役割を果たしている．強い運動では，グルカゴン，カテコラミンなどインスリン拮抗ホルモンの分泌が増加する．コントロール不良の糖尿病患者では，軽度〜中等度の運動でも拮抗ホルモン分泌が増加し，かえって血糖の上昇をきたす可能性がある．

3 運動継続による代謝への慢性効果

糖尿病患者における運動の継続は，筋を中心とした末梢組織のインスリン抵抗性を改善させることにより糖尿病コントロールの改善をもたらす．適切な食事療法と運動療法の実施は，腹部内臓脂肪を中心とした過剰な体脂肪を減少させるが，除脂肪体重（lean body mass：LBM）は変化させない．食事療法単独では体脂肪よりも LBM が減少しやすくインスリン抵抗性の改善が得にくい．運動の慢性効果の発現には，筋重量の増大，骨格筋内の GLUT4 発現量の増加とミトコンドリア数の増加，それに伴う FFA の骨格筋での β 酸化亢進による肝へのトリグリセライド蓄積の抑制によるインスリン抵抗性の改善，内臓脂肪組織量の減少（脂肪細胞の小型化）を介した生理活性物質（アディポサイトカイン）の分泌動態の変化によるインスリン抵抗性の改善などが関与していると考えられる．これに伴いリポ蛋白リパーゼ活性の改善による血中トリグリセライドの低下，HDL コレステロールの上昇など脂質代謝の改善とともに高血圧の改善が認められる．

運動の継続は肥満 2 型糖尿病で低下している食事誘導性熱産生能を上昇させるとともに，食事制限により低下する基礎代謝を増加させる．さらには加齢や運動不足による筋萎縮や骨粗鬆症の予防効果，心肺機能の向上，ストレス解消効果など日常生活の QOL を高める効果も期待できる．1 型糖尿病患者では，長期の運動の血糖コントロールへの有効性は必ずしも確立されていないが，心血管系疾患の危険因子を低下させ QOL を改善する．

2 運動療法の実際

 どんな運動を行うのか

インスリン抵抗性の改善を持続するためには運動を継続することが重要であり，「い

つでも，どこでも，一人でも」できる運動が基本となる．日常生活のなかの身体活動は，スポーツやレクリエーションとともに運動療法の一部である．

1 運動の種類

糖尿病患者における運動の種類としては，無酸素運動よりも一定時間をかける有酸素運動が適しており，その中心となる．

有酸素運動は筋肉に十分酸素が供給された状態での運動であり，代表的な種目としては歩行，ジョギング，ラジオ体操，水泳や自転車こぎなど，ゆっくりと十分に息を吸い込みながら全身の筋肉を使う運動があげられる．有酸素運動は運動強度が低くても長時間行うと脂肪が主たるエネルギー源となり，その継続は筋肉を中心とした末梢組織のインスリン感受性を亢進させる．

レジスタンス運動はおもりや抵抗負荷に対して動作を行う運動で，重量挙げのように強い強度で行えば無酸素運動となり，無酸素運動に分類される．糖尿病患者，特に高齢者では日常の運動習慣の少ないものが多く，筋力や体の柔軟性の低下している例が多い．したがって，運動の種類としては，有酸素運動以外にもストレッチ体操や腕立て伏せ，下腿挙上運動など，筋力補強や柔軟性を高める軽い強度のレジスタンス運動を組み合わせるほうが合理的である．運動に先立ち，身体を適応させるためのウォーミングアップや筋肉への乳酸蓄積や血液うっ滞を軽減するためのクーリングダウンには，レジスタンス運動である筋力補助運動や柔軟体操がよく用いられる．

2 運動の強度

無酸素性代謝閾値（anaerobic threshold：AT，LT とほぼ同義）を超える強い運動では，糖質だけが利用され，脂肪分解も行われず，乳酸蓄積に伴う筋肉痛や筋肉疲労をきたすため，標準的な運動処方の強度は中等強度となる．可能な場合にはトレッドミルなどを用いた多段階運動負荷試験で AT を求め，AT レベルの 80〜100％強度を中等度の運動として運動療法の強度とするのが適当である．これは $\dot{V}O_2max$ の 40〜60％強度の有酸素運動に相当する．不整脈などがない場合，心拍数は運動強度の指標となるので，脈拍数のチェックを習慣づけることも実際的である．$\dot{V}O_2max$ の 50％相当は 50 歳未満で 1 分間 100〜120 拍以内，50 歳以降は 1 分間 100 拍くらいを目安とする．自覚的運動強度（Borg 指数）では 11〜13 の「楽」から「ややきつい」に相当し，他人と会話しながら続けられる程度の運動と考えられる．脈拍には個人差もあり，β アドレナリン遮断薬など心拍数に影響する薬物使用時や神経障害者などでは，自覚的運動強度を目安とする（図1）．

3 運動の負荷量と頻度

運動時には時間経過とともにエネルギー源が変化していく．筋肉で FFA を効率よく利用するためにも，1 回の運動時間は中等度の運動で 20〜60 分程度が望ましい．1 日の運動量としては歩行なら 1 日約 1 万歩，消費エネルギーではほぼ 1 日 160〜240 kcal，週 700〜2,000 kcal 程度が適当と考えられる．運動による消費エネルギーは，各個人の体力や運動習熟度により異なる（「各論 6-Ⅳ．運動療法―2 型糖尿病との違い」の表 3 (p115) 参照）．運動療法は食事療法があってのものであり，肥満例はもちろん，運動継続による種々の代謝効果の発現には，運動による消費エネルギーの増加量だけ食事摂取カロリーを増加してよいというものではない．有酸素運動によるインスリン抵抗性の改善は運動中止後 3 日で減少し，1 週間で消失していくため，生活に合わせ，できるだけ毎日，少なくとも週 3〜5 回，実施するのが望ましい．

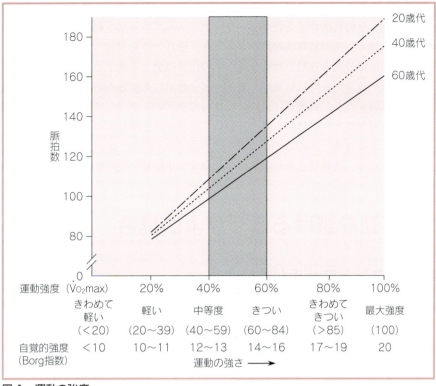

図1 運動の強度

B 運動療法の注意点

1 メディカルチェック

糖尿病患者は中高年者が多く，血管障害など合併症を伴うことも多いため，運動による悪影響や事故を防ぐために開始前はもちろん，その継続中にもメディカルチェックが必要である．血糖コントロール状態や合併症，ほかの合併疾患の状態により運動療法を制限あるいは禁止したほうがよい場合があり，注意を要する．

2 低血糖

インスリンや経口血糖降下薬を服用している患者では，運動に伴う低血糖の対策が必要となる．低血糖の起こりやすい空腹時の運動は避け，食事摂取後30〜60分経過後に運動するのが望ましい．運動量が多くなる場合は補食（通常1〜2単位程度）が必要な場合もある．インスリン使用中の糖尿病では，運動前のインスリン量を必要に応じ減量して対応することもある．インスリン使用時の問題については「各論6-Ⅳ. 運動療法—2型糖尿病との違い」(p111)を参照されたい．運動中や直後だけでなく，ときに運動終了後十数時間後にも低血糖が起こることがあり（運動後遅発性低血糖），注意が必要である．インスリン感受性の亢進および消費されたグリコーゲンの合成が続くために生じると考えられる．安全に運動に対応するために，インスリン治療中であれば血糖自己測定（self-monitoring of blood glucose : SMBG）の導入が必要である．

3 その他の注意事項

運動開始時は散歩など軽度の強度より開始し，徐々に強度や時間を増加する．運動時

の怪我や事故を防ぐため，運動前後には準備運動，整理運動を励行する．運動に適した衣服，膝や足の負担を考えたウォーキングシューズの使用を勧める．高度肥満や腰椎，下肢関節などに整形外科的疾患があるとき，屋外の運動が適さない場合などには，水中歩行，坐位でできる運動，腰痛体操などの代替運動を考慮する．夏季や冬季の厳しい気候の時期や体調不良時には無理をせず，水分補給にも留意が必要である．運動は継続してこそ意義があり，動機づけについては日常生活のなかで工夫が必要である．単純な運動は家族や仲間と一緒に行うように勧め，病状の許す限りスポーツも含め，好みに合わせ変化をもたせる．歩数計やカロリーカウンター（ライフコーダ®）など運動量計測機器を使用したり，運動日誌を記録するなど自分の運動量を記録することも運動継続に役立つ．

3　運動を避けるほうがよい場合

Ⓐ　血糖のコントロールが悪いとき

　糖尿病のコントロール状態が悪く，空腹時血糖が250 mg/dL以上あるいは尿ケトン体が陽性の場合には運動はコントロールの悪化を招くため中止すべきである．特に口渇，倦怠感，体重減少など自覚症状のある未治療者では尿ケトン体が陰性でも注意を要する．

Ⓑ　糖尿病の合併症が進行しているとき

1　眼の合併症
　運動時の血圧上昇は眼底出血を引き起こす可能性がある．単純網膜症では運動が直接影響を及ぼす可能性は少なく，定期的な眼底検査（3〜6ヵ月ごと）施行のもと，通常の運動療法は実施可能である．中等度以上の非増殖網膜症では急激な血圧上昇を伴う運動は避け，重症または増殖網膜症では力みがちになる等尺性運動（鉄棒のぶらさがり，エキスパンダーなど筋肉の長さが変化せず収縮する運動）や身体に衝撃の加わる運動は避けるべきである．眼科的治療を受け安定した状態では歩行程度の運動は可能であるが，眼科医との密接な連携が重要である．

2　腎臓の合併症
　軽度の顕性蛋白尿が認められる場合の運動の長期的な影響は十分検討されていないが，運動強度は中等度までが望ましく，定期的な尿検査での経過観察が必要である．腎不全の状態（血清クレアチニン値：男性2.5 mg/dL，女性2.0 mg/dL以上）では運動療法としての運動は中止する．

3　神経の合併症
　起立性低血圧や呼吸性不整脈の消失など自律神経障害の進行例では，運動時に心拍，血圧反応が十分でなく，日常生活以外の運動処方は避けるべきである．突然死や無症候性心筋梗塞など合併症に注意して慎重に経過を観察する．重篤な足の末梢神経障害がある場合は荷重運動は控え，フットケアに留意する．糖尿病潰瘍・壊疽のある場合は運動は禁忌である．

ほかの病気があるとき

　発熱など急性感染症時は運動を禁止する．糖尿病では無症候性心筋虚血など血管合併症を有することが多く，運動負荷心電図で虚血性変化が高率に認められるほか，運動負荷時の収縮期血圧上昇も大きく，高血圧の合併も高率であり注意を要する．最近発症した心筋梗塞，不安定狭心症，コントロールされていない不整脈，心筋炎，心筋症などでは運動は中止する．心疾患や心肺機能に障害のある場合は各専門医の意見を求める必要がある．また，ロコモティブシンドロームとは，骨や関節に障害が起こり，寝たきりなど介護が必要になる危険性の高い状態のことである．骨・関節疾患などでは整形外科医との相談が必要である．

参考文献

1) Diabetes Prevention Program Research Group：Reduction in the incidence of type 2 diabetes with lifestyle intervention or metformin. N Engl J Med 346：393-403, 2002
2) Boule NG et al：Effects of exercise on glycemic control and body mass in type 2 diabetes mellitus：a meta-analysis of controlled clinical trials. JAMA 286：1218-1227, 2001
3) 糖尿病治療研究会（編）：運動の人体に及ぼす影響．新版 糖尿病運動療法の手びき，医歯薬出版，東京，p1-40, 2001
4) 豊田太郎，林　達也：急性運動時の内分泌代謝変動：分子生物学的観点より；運動による骨格筋糖取り込み速度増強の機序．臨床スポーツ医学 22：113-119, 2005
5) 日本糖尿病学会（編）：運動療法．科学的根拠に基づく糖尿病診療ガイドライン2013，南江堂，東京，p41-51, 2013

Ⅳ. 内服薬による治療

> **ポイント**
> - 患者の年齢，体重，合併症の有無，疾患理解度，およびインスリン抵抗性・インスリン分泌不全の程度などの病態，他疾患治療薬の有無などを考慮した，経口血糖降下薬の選択と投与が必要である．
> - 経口血糖降下薬には作用機序の異なるスルホニル尿素薬，速効型インスリン分泌促進薬，ビグアナイド薬，チアゾリジン系薬，αグルコシダーゼ阻害薬，DPP-4阻害薬，SGLT2阻害薬の7種類の薬剤がある．
> - 経口血糖降下薬の各種類の作用機序，特徴，副作用などを理解し，適応を決定する．また，患者がどのような薬を服用しているかを把握し，血糖への効果とともに経口血糖降下薬との相互作用に注意する．

　1950年代にビグアナイド(BG)薬とスルホニル尿素(SU)薬が経口血糖降下薬として市販された．その後1990年代に入り，さまざまなSU薬や作用機序の異なる種々の経口血糖降下薬が開発され，最近の厳格な血糖コントロールを目標とした糖尿病治療における重要性が増している．

　インスリン分泌・作用機序，空腹時および食後高血糖の発現機序や心血管障害発症と血糖コントロールとの関連が明らかになるなど，糖尿病の病態理解が飛躍的に向上し，個々の患者の病態に応じた治療が求められている．すなわち，年齢，体重，合併症の有無，糖尿病に関する理解度，インスリン抵抗性やインスリン分泌不全の程度の把握，降圧薬，脂質異常症治療薬などとの相乗効果などをも考慮した経口血糖降下薬の選択と投与が要求されている．同時に，副作用情報を含めた懇切丁寧な服薬指導を行うことが療養指導においては重要である．

　一般に2型糖尿病の治療に際しては，生活習慣改善の教育とともに食事療法，運動療法を2〜4ヵ月行っても血糖コントロール目標に達しない場合，経口血糖降下薬を開始し，効果に応じ作用機序の異なる薬を追加あるいはインスリンに変更する．症例によっては最初から複数の経口血糖降下薬を使用する場合や，インスリン治療で開始する場合もある．

1　糖尿病の病態と血糖制御

　糖尿病はインスリン作用不足による慢性の高血糖をきたす疾患と定義されており，インスリン作用不足の病態を理解することが，糖尿病治療の根幹である高血糖の治療には必須である．2型糖尿病の特徴的病態は，インスリン分泌不全と肝，筋，脂肪など末梢組織におけるインスリン抵抗性（感受性低下）であるが，両者は常に相互に関連した病態である．両病態の関与の程度は個々の患者により異なるが，結果的にインスリン作用不足をきたし高血糖となる．

　インスリン抵抗性は，糖尿病ばかりでなく肥満，耐糖能異常，高血圧，脂質異常症な

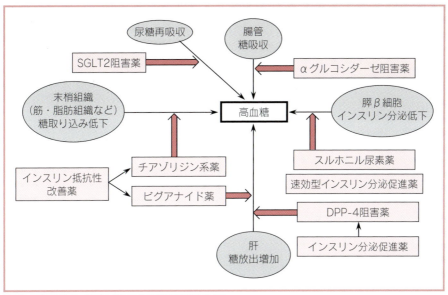

図1 高血糖の成因と経口血糖降下薬の作用

ど心血管障害のリスクが集積する病態（メタボリックシンドローム）においても基本的病態因子となっている．2型糖尿病において，インスリン作用の低下は末梢組織の筋肉，脂肪において糖取り込み能の低下を，肝においては肝糖放出の増加をきたし，結果として高血糖となる（図1）．インスリン抵抗性を代償する十分なインスリン分泌が維持されている場合には血糖は正常であり，相対的あるいは絶対的に低下している場合，高血糖となる．

2型糖尿病では，インスリン分泌は基礎分泌量とともに食後の追加分泌が低下・遷延している．食後門脈に流入するブドウ糖量に応じた迅速なインスリン追加分泌が低下・遷延すると，肝からの糖放出が抑制されず，またインスリンの標的臓器である筋肉，脂肪における糖取り込みが低下し，食後高血糖が生じる．

一方，空腹時血糖は，主として肝糖産生によって規定されている．一般に基礎インスリン分泌が低下すると，脂肪や筋における脂肪分解，蛋白分解による遊離脂肪酸やアミノ酸などの基質が増加し，肝糖産生が増加，末梢組織における糖利用を上回る場合に空腹時血糖が上昇する．

いずれにしろ，高血糖が持続するとインスリン分泌不全およびインスリン抵抗性の両者がともに助長され，増悪する．食後高血糖が虚血性心血管障害発症のリスクとなることが示されるなど，糖尿病コントロールにおける空腹時および食後高血糖制御の意義がさらに検討されるものと思われる．

2 内服薬の種類

現在臨床で使用されている経口血糖降下薬は，SU薬，速効型インスリン分泌促進薬，DPP-4阻害薬，ビグアナイド薬，チアゾリジン系薬，αグルコシダーゼ阻害薬（α-GI），SGLT2阻害薬の7種類に分けられる（図1，表1）．ただ，これらの薬の作用機序は必

表1 主な内服薬

	一般名	商品名	1日の用量(mg)	血中半減期(時間)	作用時間(時間)	投与時間
スルホニル尿素薬	トルブタミド	ヘキストラスチノン	500～2,000	5.9	6～12	食前または食後
	アセトヘキサミド	ジメリン	250～1,000	3.2	10～16	
	クロルプロパミド	アベマイド	100～500	3.3	24～60	
	グリクロピラミド	デアメリンS	125～500	―	6	
	グリクラジド	グリミクロン、グリミクロンHA	40～160	12.3	12～24	
	グリベンクラミド	オイグルコン、ダオニール	1.25～10	2.7	12～24	
	グリメピリド	アマリール、アマリールOD	0.5～6	1.5	12～24	
速効型インスリン分泌促進薬	ミチグリニドカルシウム水和物	グルファスト	30*	1.2	3	食直前
	ナテグリニド	ファスティック、スターシス	270～360	0.8	3	
	レパグリニド	シュアポスト	0.75～3	0.8	4	
αグルコシダーゼ阻害薬	アカルボース	グルコバイ、グルコバイOD	150～300	―	2～3	食直前
	ボグリボース	ベイスン、ベイスンOD	0.6～0.9	―	2～3	
	ミグリトール	セイブル	150～225	2	1～3	
ビグアナイド薬	メトホルミン塩酸塩	グリコラン、メデット	500～750	1.5～4.7	6～14	食後
		メトグルコ	500～2,250	2.9		
	ブホルミン塩酸塩	シベトス、シベトンS	100～150	1.5～2.5	6～14	
チアゾリジン系薬	ピオグリタゾン塩酸塩	アクトス、アクトスOD	15～45	5	20	朝食前または後
DPP-4阻害薬	シタグリプチンリン酸塩水和物	ジャヌビア、グラクティブ	25～100	12	24	
	ビルダグリプチン	エクア	50～100	2.4	12～24	1日2回朝・夕
	アログリプチン安息香酸塩	ネシーナ	6.25～25	17	24	
	リナグリプチン	トラゼンタ	5	105	24	
	テネリグリプチン臭化水素酸塩水和物	テネリア	20～40	24.2	24	
	アナグリプチン	スイニー	200～400	2	12～24	1日2回朝・夕
	サキサグリプチン水和物	オングリザ	2.5～5	7	24	
SGLT2阻害薬	イプラグリフロジンL-プロリン	スーグラ	50～100	15	24	朝食前または後
	ダパグリフロジンプロピレングリコール水和物	フォシーガ	5～10	8～12	24	
	ルセオグリフロジン水和物	ルセフィ	2.5～5	11.2	24	
	トホグリフロジン水和物	デベルザ、アプルウェイ	20	5.4	24	朝食前または後
	カナグリフロジン水和物	カナグル	100	11.8	24	
	エンパグリフロジン	ジャディアンス	10～25	11.7	24	

配合薬	ピオグリタゾン塩酸塩[a]/メトホルミン塩酸塩[b]	メタクト配合錠 LD	a:15 b:500	a:10.4 b:4.4		朝食後
		メタクト配合錠 HD	a:30 b:500			
	ピオグリタゾン塩酸塩[a]/グリメピリド[b]	ソニアス配合錠 LD	a:15 b:1	a:8.9 b:7.5		朝食前または朝食後
		ソニアス配合錠 HD	a:30 b:3			
	アログリプチン安息香酸塩[a]/ピオグリタゾン塩酸塩[b]	リオベル配合錠 LD	a:25 b:15	a:18.3 b:9.2		朝食前または朝食後
		リオベル配合錠 HD	a:25 b:30			
	ミチグリニドカルシウム水和物[a]/ボグリボース[b]	グルベス配合錠	a:30 b:0.6	a:1.3 b:—		1日3回食直前

＊：適宜増減する．

［日本糖尿病学会（編・著）：糖尿病治療の手びき，第56版，南江堂，東京，p61, 2014 より改変］

ずしも完全に解明されたわけではない．

　一般に食前血糖正常で食後高血糖の場合には，インスリン初期分泌を促進する速効型インスリン分泌促進薬や糖吸収遅延薬であるαグルコシダーゼ阻害薬やDPP-4阻害薬を，インスリン分泌が低下し食前血糖が高値の場合にはSU薬を選択する．DPP-4阻害薬は初期の食後血糖のみ高い場合からある程度食前血糖上昇している例まで広く効果が期待できる．肥満などインスリン抵抗性が明らかな症例では，ビグアナイド薬やチアゾリジン系薬などのインスリン抵抗性改善薬が適応となることが多い．インスリン抵抗性改善薬は高血糖を改善するとともに，インスリンの過剰分泌を是正し，さらに動脈硬化症，心血管障害の改善・進展予防作用を有している．SGLT2阻害薬も肥満の症例に使用されることがある．

 スルホニル尿素（SU）薬

　SU薬はインスリン分泌を増加させるがインスリン合成は増やさず，内因性インスリンが枯渇した症例では効果がない．

　膵β細胞におけるブドウ糖によるインスリン分泌は，ブドウ糖代謝によりATP（adenosine triphosphate）が増加し，細胞膜上のATP感受性Kチャネル（K_{ATP}）が閉鎖，細胞膜の脱分極を促し，それに伴い電位依存性Caチャネル（VDCC）が開口，細胞内にCaが流入，インスリン分泌が起こる．膵β細胞のK_{ATP}チャネルはSU受容体（SUR1）とKチャネル（Kir6.2）のサブユニットから構成されており，SU薬はSUR1に結合しK_{ATP}チャネルを閉鎖し，インスリン分泌をきたす．SUR1に対する各SU薬の親和性は異なる．

　低血糖の頻度はほかの経口血糖降下薬に比べ高いので十分に注意するとともに，低血糖の予防，対処法の教育が重要である．少量から投与開始し，血糖値に応じて増量する．高齢者，アルコール常飲者，腎機能低下や低栄養状態を有する患者においては，低血糖が遷延する可能性があるので注意する．SU薬治療時は体重が増加することが多いので，食事療法が大切である．SU薬治療中に血糖コントロールが悪化することがあり（二次

無効)，インスリン注射への変更原因となることが多い．グリベンクラミドなどの強力なSU薬を用いても十分な血糖コントロールが得られない場合にはいたずらに投与を長引かせず，作用機序の異なる経口血糖降下薬の併用やインスリン注射への変更を試みる．

Ⓑ 速効型インスリン分泌促進薬

わが国ではナテグリニド，ミチグリニドカルシウム水和物，レパグリニドが市販されている．インスリン分泌促進薬であるが，SU構造を有していない．SURに結合しインスリン分泌を促進するが，SURとの結合がSU薬と比べはるかに弱い．そのため作用発現が早く，短時間で血中より消失することが特徴で，血糖降下作用は服薬30分後に発現し，60分で最大となり，約3時間で効果が消失する．レパグリニドは作用時間がより長い．

低下・遷延していた食後早期のインスリン追加分泌を回復・増加し，食後血糖の上昇を抑制する．空腹時血糖を低下させる作用は弱い．服用にあたっては服薬時間が重要で，毎食直前10分以内に投与する．食前30分に服用すると低血糖の危険が増し，食後30分の服用では十分な効果が得られない可能性がある．何らかの原因で食事を摂取できない場合は投薬を中止する．

低血糖も認められるが，SU薬に比べ遷延性の低血糖は少ない．なお，ナテグリニドは，透析を必要とするような重篤な腎機能障害の場合は禁忌である．

Ⓒ αグルコシダーゼ阻害薬

現在アカルボース，ボグリボース，ミグリトールが市販されている（表1）．作用機序はほぼ同一で，小腸粘膜絨毛刷子縁におけるアミラーゼ（ボグリボースは弱い）およびスクラーゼやマルターゼなどの二糖類分解酵素を阻害する．その結果，ブドウ糖などの単糖類の吸収を遅延させ，結果的に食後の高血糖を抑える．単独あるいはSU薬やインスリンとの併用も可能である．

食直前に投与する．たとえばアカルボースは食事30分前服薬では効果が減弱し，食事開始後15分では効果は不十分である．投与初期には放屁，腹部膨満感，鼓腸とともに便秘，軟便を認める．摂取した糖質が分解されず下部小腸，大腸に達し，大腸の腸内細菌により分解されることによる．時間をかけ少量から漸増することによりかなり防ぐことができる．ただ，腹部手術の既往者，腸閉塞の既往者では慎重に投与あるいは投与を控える．特に高齢者においては少量から投与するなどの配慮が必要である．単独投与で低血糖をきたすことはきわめてまれであるが，他剤との併用時には注意する．αグルコシダーゼ阻害薬服用時の低血糖では，砂糖などは吸収に時間がかかるので常にブドウ糖を携帯し，服用するように指導する．頻度は高くないが，肝機能障害などの副作用がある．

Ⓓ ビグアナイド薬

SU薬とともに古くから使用されてきたグアニジン誘導体で，ブホルミン，メトホルミンが市販されている．フェンホルミンは乳酸アシドーシスの発症が多く使用中止となった．最近，体重増加をきたさないことや血清脂質低下作用を有するなどの利点が明らかになり，さらに大規模臨床試験のUKPDS (United Kingdom Prospective Diabetes

Study)において肥満2型糖尿病での効果が確認され,使用頻度が急増した.

インスリン分泌を促進しない,体重減少をきたしやすい,などの臨床作用は古くから知られていた.最近は抗がん作用も注目されている.メトホルミンは空腹時高血糖に伴う肝糖産生増加を20～30％抑制し,空腹時血糖を低下させる.また筋,脂肪においてインスリン作用を増強し,糖取り込みを増やすとの報告や,腸管からの糖吸収抑制作用なども指摘されている.最近,作用機序のひとつとして,肝や筋において"代謝センサー（metabolic sensor）"とも称されるAMPキナーゼを活性化することが示され,注目を集めている.

肥満合併糖尿病などインスリン抵抗性が高い場合によい適応となり,UKPDSにおいて,肥満2型糖尿病へのメトホルミン投与が心筋梗塞のリスクを有意に減少させることが判明した.また,肥満を抑え,トリグリセライド,血清LDL（低比重リポ蛋白）を抑制し,プラスミノーゲンアクチベーター抑制因子-1（PAI-1）を低下させるなどの作用を有しており,メタボリックシンドロームの各病態に対応できる可能性が示されている.

メトホルミンの使用極量はわが国では1日750 mgであったが,メトグルコ®は1日2,250 mgまで使用可能となった.欧米では1日1,700～2,550 mgであり,臨床効果や副作用を比較検討する場合,注意を要する.単独投与による低血糖の危険はほとんどないが,インスリンや他剤併用時はそのかぎりではない.

副作用には,食欲不振,悪心・嘔吐,下痢などの胃腸障害があるが,少量から投与する.重篤な副作用として乳酸アシドーシスがある.肝・腎・心・肺機能障害のある患者,循環障害を有する患者,脱水,大量飲酒者,手術前後,高齢者,インスリンの絶対適応のある患者,栄養不良,下垂体・副腎機能不全者には使用しない.血中Cr値が男性1.3 mg/dL,女性1.2 mg/dL以上の患者に対する投与,75歳以上の高齢者に対する新規投与は推奨されない［「ビグアナイド薬の適正使用に関する委員会」による「ビグアナイド薬の適正使用に関するRecommendation」（http://www.jds.or.jp/jds_or_jp0/uploads/photos/830.pdf）参照］.特に最近使用頻度が増えている高用量投与時には注意が必要である.まれに大量,長期服用時にビタミンB_{12}吸収障害による巨赤芽球性貧血を呈することがある.

E チアゾリジン系薬

チアゾリジン系薬は,核内受容体PPARγ（peroxisome proliferators-activated receptor-γ, ペルオキシソーム増殖活性化受容体γ）に結合する合成リガンドであり,多くの種類の遺伝子発現を調節し多様な作用を発揮する.筋肉においてインスリンによる糖取り込みを促進,肝糖放出を抑制,脂肪細胞における脂肪酸取り込みを増加,血清トリグリセライドを低下,脂肪細胞の分化促進など,多様な作用を介してインスリン抵抗性を改善し,結果として高血糖,高インスリン血症を是正する.さらに最近はチアゾリジン系薬の血管内皮機能改善作用,抗動脈硬化作用が注目されている.

わが国で唯一使用可能なチアゾリジン系薬であるピオグリタゾンは,肥満や高インスリン血症を有するインスリン抵抗性が増加している糖尿病で効果が大きい.ピオグリタゾンは一般に女性に効きやすく,空腹時血中インスリン（IRI）,インスリン抵抗性の指標であるHOMA-IR[*1]が高値の症例で効果を認めやすい.一方,体重増加を助長するの

[*1]：HOMA-IR；空腹時血糖（mg/dL）×血中インスリン値（μU/mL）÷405
　　　健常人では1.6以下,2.5以上の場合インスリン抵抗性があると考えられる.

で，ほかの経口血糖降下薬服用時と同様またはそれ以上に食事療法，運動療法の指導を徹底する．

比較的高頻度に認める副作用に全身性の浮腫がある．女性や高齢者では少量（7.5〜15 mg）からの投与が勧められている．機序として，PPARγ を介した腎集合管における ENaC（epithelial Na+ channel）を介した Na 再吸収増加による可能性が示された．また，心不全をきたすことがあるので，服用中に浮腫，急激な体重増加を認めた場合，投薬を中止し慎重に経過を観察する．心筋梗塞，狭心症など心不全をきたしやすい症例，また肝・腎機能障害を認める場合，慎重に投与する．心不全，重篤な肝・腎機能障害を有する場合は禁忌である．肝機能のモニターも必要である．また，最近では骨折リスクの増加や膀胱癌リスクの増加の可能性も指摘されており，患者に十分情報を提供のうえ使用する．

F DPP-4 阻害薬

食事中の栄養素が小腸に達するとインクレチンが分泌され，膵からのインスリン分泌を促す．この働きをインクレチン作用と呼ぶ．インクレチンには，GLP-1（グルカゴン様ペプチド 1）と GIP（グルコース依存性インスリン分泌刺激ポリペプチド）とがあるが，いずれも DPP-4 によって速やかに分解・不活化される．その DPP-4 を阻害してインクレチンの分解を抑制し，活性型インクレチン濃度を高めてインスリン分泌を促し，血糖低下作用を発揮するのがこの薬剤である．血糖依存的にインスリン分泌を促進し，グルカゴン分泌を抑制するので，単独で使用する場合は低血糖のリスクは少ない．ただし，SU 薬と併用する場合は，特に高齢者で著明な低血糖を認めることがあり，併用時に SU 薬を減量するなどの注意が必要である．血糖コントロール改善に際して，単独使用時は体重増加が少ない．また食事摂取の影響を受けないので，食前，食後，いずれの投与も可能である．

G SGLT2 阻害薬

近位尿細管でのブドウ糖の再吸収を抑制することで，尿糖排泄を促進し，血糖低下作用を発揮する．薬理作用から，SGLT2 阻害薬投与中は，血糖コントロールが良好であっても尿糖陽性を示すため，尿糖のほか，1,5AG については，血糖コントロールの指標とはならない．尿糖排泄促進作用により，浸透圧利尿が働き，頻尿，多尿，口渇などがみられることがある．さらに，体液量減少をきたし，脱水を起こす可能性がある．したがって，高齢者や起立性低血圧の患者には不向きである．血管障害のハイリスクの患者にあえて本剤を投与したスタディにおいて，投与 30 日以内に，脳梗塞などを起こす頻度が，対照の 3 倍以上であったことが示されている．これらの症状の予防のため，十分な水分摂取を促す必要がある．発熱，下痢，嘔吐などがあるときや食思不振で食事が十分に摂れない場合には，休薬を指導する．また，特に女性において，尿路感染症，性器感染症が起こる可能性があり，医師に必ずしも申し出ない例もあり，その発現がないかどうか，メディカルスタッフの立場からも配慮する．前述のように，尿糖排泄促進作用により，1 日 400 kcal 程度はカロリーが喪失することから，減量が期待されるが，特に，インスリン分泌の低下しているやせ型の患者において，血中ケトン体が陽性になることがあり，注意するとともに，このような患者への投与は控える．極端な糖質制限をした患者において，糖尿病ケトアシドーシスの報告例もあり，その点も注意が必要である．

単独使用では，低血糖をきたす可能性は低いが，SU薬やグリニド薬のような，インスリン分泌促進系の薬剤との併用またインスリンとの併用においては，そのリスクが高く，実際，重症低血糖の報告がなされている．これらの薬剤との併用は望ましくないが，やむを得ず併用する際には，SU薬などは減量のうえ，併用する．腎機能低下患者では，効果が減弱するため，よい適応ではなく，当然，腎不全では使用しない．なお，本剤では，全身性皮疹や紅斑の副作用も報告されている．

H 配合薬

　配合錠により，各単剤による併用療法と比べ，服薬する製剤の種類および錠数（メトホルミンの場合は服用回数）が減少し，コンプライアンスの向上が期待できる．

　第一選択薬として用いることはできない．また，副作用としてそれぞれの単剤服用における症状，臨床検査値の異常に注意する．

3　使用上で注意すること

A 適応

　著しい高血糖，ケトアシドーシス，高浸透圧高血糖昏睡，重症感染症，外科手術（中等度以上），高度な肝・腎障害，妊娠，授乳などにおいては，経口血糖降下薬は禁忌である．これらの場合は，インスリン治療が適応となる．

　低血糖については，「各論10．低血糖にどのように対応するのか」（p157）で詳しく述べられるが，経口血糖降下薬，特にSU薬，速効型インスリン分泌促進薬投与時には低血糖の予防，治療に関する指導を徹底する．上記2薬とほかの経口血糖降下薬を併用する場合も，低血糖が増強あるいは遷延する可能性があるので注意する．アルコールはそれ自体インスリン感受性増強作用をもっているが，そのほかに肝糖新生を抑制する．また，食事摂取状況も低血糖発現に影響する．

B 血糖に影響する薬剤

　インスリン分泌または作用，あるいは双方が関係して血糖コントロールに影響を及ぼす薬剤が多数知られている．血糖上昇作用をもつ薬物のなかでも催糖尿病薬と称されるものには糖質ステロイドや成長ホルモンなどのインスリン作用を阻害するホルモンなどがある．その他，低カリウム血症をきたしインスリン分泌を阻害する利尿薬などが知られている．一方，低血糖をきたす薬物にはリドカイン，キニジン，シベンゾリン，ジソピラミドなどの抗不整脈薬，カリニ肺炎治療に使用されるペンタミジン，多量のアスピリンなどが知られている．また，単独使用では低血糖はまれであるが経口血糖降下薬との併用で低血糖の頻度が増す可能性のあるものに，β遮断薬（非選択性）やアンジオテンシン変換酵素（ACE）阻害薬がある．これらは日常臨床での使用頻度が高く，経口血糖降下薬投与時には注意する必要があるが，その作用は弱いと考えられている．

　一方，薬物代謝の視点からみると，血糖降下薬がどの肝薬物代謝酵素チトクロームP450（CYP）で代謝されるかが問題となる．たとえばグリメピリドなどの多くのSU薬はCYP2C9により代謝されるが，同酵素は抗真菌薬のフルコナゾールなどにより阻害

される.そのため,両者を同時に服用しているときはSU薬の血糖降下作用が増強され低血糖をきたす可能性がある.同様の関係はCYP3A4とグリベンクラミド,シプロフロキサシンにおいても認められる.反対にリファンピシンはCYP3A4を誘導し,グリベンクラミドなどの作用を減弱する.また,潰瘍治療薬のシメチジンはメトホルミンの腎クリアランスを低下させるので,血中濃度を上昇させ,副作用が増える可能性がある.

患者がどのような薬を服用しているかを常に把握し,血糖に対する影響を考慮するとともに,経口血糖降下薬との相互作用に注意すべきである.

参考文献

1) The DECODE Study Group : Glucose tolerance and mortality : comparison of WHO and American Diabetic Association diagnostic criteria. Lancet 354 : 617-621, 1999
2) Chiasson JL et al : Acarbose treatment and the risk of cardiovascular disease and hypertension in patients with impaired glucose tolerance : the STOP-NIDDM trial. JAMA 290 : 486-494, 2003
3) DeFronzo RA, Goodman AM : Efficacy of metformin in patients with non-insulin-dependent diabetes mellitus. N Engl J Med 333 : 541-549, 1995
4) UK Prospective Diabetes Study Group : A randomized trial of efficacy of early addition of metformin in sulfonylurea-treated type 2 diabetes (UKPDS 28). Diabetes Care 21 : 87-92, 1980
5) Zhou G et al : Role of AMP-activated protein kinase in mechanism of metformin action. J Clin Invest 108 : 1167-1174, 2001
6) UK Prospective Diabetes Study (UKPDS) Group : Effect of intensive blood glucose control with metformin on complications in overweight patients with type 2 diabetes (UKPDS 34). Lancet 352 : 854-865, 1998
7) Guan Y et al : Thiazolidinediones expand body fluid volume through PPARgamma stimulation of ENaC-mediated renal salt absorption. Nat Med 11 : 861-866, 2005
8) Park-Wyllie LY et al : Outpatient gatifloxacin therapy and dys-glycemia in older adults. N Engl J Med 354 : 1352-1361, 2006

V. 注射薬による治療

ポイント
- 2型糖尿病でインスリン療法が必要となるのは，①食事療法・運動療法・経口血糖降下薬によっても血糖コントロールの目標が達成できない，②スルホニル尿素薬の二次無効，③昏睡，④糖尿病合併妊娠と妊娠糖尿病，⑤重症の肝障害，腎障害，などの場合である．
- 2型糖尿病に対するGLP-1受容体作動薬の注射による治療は，体重コントロールには有用であるが，インスリンの代替療法ではない．

1 インスリン注射による治療

A どんなときにインスリン注射が必要か

　良好な血糖コントロールを達成するにはインスリン療法は不可欠であり，2型糖尿病においても以下に述べるようなさまざまな場合において，インスリン療法が必要になる．

　①食事療法・運動療法・経口血糖降下薬によっても血糖コントロールの目標が達成できない場合
　②スルホニル尿素（SU）薬二次無効の場合

　これら2つの場合，さらに真にインスリン分泌が減少している状態と，いわゆる糖毒性によってインスリン分泌が障害される，あるいはインスリン抵抗性が強くなっている状態とが区別されなければならない．

　2型糖尿病でもインスリン分泌能が低下し，インスリン療法が必要になる病期，インスリン依存期に至る症例がある（「各論3．糖尿病の原因は？」の図1 (p41) 参照）．インスリン依存性はさまざまな条件で測定したCペプチドの値で判定する．

　二次無効とは，SU薬による治療中，良好な血糖コントロールを示していた2型糖尿病患者においてSU薬が無効になることをいう．真の二次無効は膵β細胞の疲弊，あるいは膵β細胞のSU薬に対する反応性が代謝状態とは無関係に低下してくること (desensitization to chronic sulfonylurea exposure) により起こる．

　内因性インスリン分泌が低下していると判断される場合と真の二次無効の場合は迷わずインスリン療法が導入されるべきである．多くの場合，二次無効の原因は，食事療法や運動療法の不徹底や肥満であり，SU薬服用の有無にかかわらない一般的な2型糖尿病の悪化要因と共通する．これらの徹底した見直しに加えて，ほかの種類の経口血糖降下薬の併用で再び良好な血糖コントロールが得られる場合もある．このような症例では，インスリンの導入は慎重に決定されるべきである．

　内因性インスリン分泌が保たれている場合でも，血糖コントロールの悪化に伴い，膵β細胞によるインスリン分泌能が下がる，あるいは筋・脂肪といった標的臓器における

インスリン感受性が低下するといった「糖毒性」により悪循環が形成される．このような場合には一時的にでもインスリン療法を導入し糖毒性を解除することによって，インスリン療法を中止して経口血糖降下薬による薬物療法や食事療法，運動療法のみで良好なコントロールが維持できる場合がある．

③昏　睡

2型糖尿病でもケトアシドーシス昏睡，高浸透圧高血糖昏睡，乳酸アシドーシスをきたした場合には一時的にインスリン療法が必要となる．

④重症感染症の併発，中等度以上の外科手術・外傷，副腎皮質ホルモン投与

肺炎，腎盂炎，胆嚢炎，足病変，膿瘍などの重症感染症による炎症，開腹術などの大きな手術や外傷に伴う炎症やストレス，喘息や膠原病治療での副腎皮質ホルモン投与は，インスリン抵抗性を増大させる．一時的にインスリン療法が必要となり，すでにインスリン療法を行っている場合には投与量を増量しなければならない．

⑤糖尿病合併妊娠，食事療法だけでは良好な血糖コントロールが得られない妊娠糖尿病

2型糖尿病でも妊娠を希望している女性はインスリンの適応となる．経口血糖降下薬で良好な血糖コントロールが達成されている場合でも，妊娠以前からインスリン療法に切り替える．また妊娠糖尿病でも食事療法で十分な血糖コントロールが得られない場合には，インスリン療法を行いその正常化を目指す．

⑥重症の肝障害，腎障害

経口血糖降下薬は肝障害の副作用があり，重症の肝障害がある症例では，相対的禁忌である．また重症の腎障害では，クリアランスの低下のために，重症の低血糖が遷延する場合があり危険である．これらの症例では，インスリン療法が必要である．

B どのようなインスリン注射を行うのか

製剤の種類，製剤の規格，注射の時間，注射の部位，注射の実際については，別項「各論6-Ⅱ．インスリン療法」(p95)を参照されたい．

C インスリンの種類と量の決定

ここでは食事療法・運動療法・経口血糖降下薬によっても血糖コントロールの目標が達成できない場合やSU薬の二次無効の場合について概説する．昏睡・妊娠・シックデイに伴うインスリン療法についてはそれぞれの関連項目（「各論8．妊娠中の糖代謝異常はどのように治療するのか」(p147)，「各論9．緊急治療が必要な意識障害を起こすこともある」(p153)，「各論11．ほかの病気にかかったとき―シックデイ対策を考える」(p161)）を参照されたい．

2型糖尿病では追加分泌が低下し，その後徐々に基礎分泌も低下するので，毎食前の速効型ないしは超速効型インスリン注射から開始することがある．インスリン感受性は症例により，また病態によりさまざまであるため，(超)速効型インスリンを少量(0.2～0.3単位/kg/日)から開始し，食後2時間血糖値が120～180 mg/dLになるように2～3日ごとに投与量を加減する．SU薬からインスリンに切り替える場合，投与していたSU薬量とインスリン量との関係は症例によって異なる．中止してもSU薬の効果は4～5日継続するので，注意深い観察が必要である．食後血糖がコントロールされても空腹時血糖値が140 mg/dL以上を持続するときは，眠前に中間型ないしは持効型溶解イ

ンスリンを2～4単位から注射し，2～3日ごとに投与量を加減する．

1日4回注射を患者が受け入れられる場合はそれを続けることが望ましいが，現実的には難しいことが多い．実際の投与回数は内因性インスリン分泌能や生活パターンなどさまざまな要因を勘案して決定しなければならないが，内因性インスリン分泌がかなり低下した例を除いては，1日2回朝・夕の中間型ないしは混合型インスリンで治療することが従来は多かった．近年は，1日2回注射においては二相性インスリンアナログを用いることが多い．

D 内服薬とインスリンの併用療法

内服薬（αグルコシダーゼ阻害薬，チアゾリジン系薬，ビグアナイド薬，SU薬，DPP-4阻害薬，SGLT2阻害薬）とインスリンを併用することがある．基礎インスリンを補充するために，持効型溶解インスリン（インスリングラルギン，インスリンデテミル，インスリンデグルデク）を1日1回朝食前，または，就寝前（夕食前）に使用することが多い．欧米のコンセンサスステートメントからわが国でも広まったが，インスリン導入のきっかけとしては有用な場合もあるが，血糖コントロール不十分の例も多い．

2 GLP-1受容体作動薬による治療

食事中の栄養素が小腸に達するとGLP-1などのインクレチンが分泌され，膵臓からのインスリン分泌を促進する．特に，GLP-1は，血糖値に応じた膵β細胞からのインスリン分泌促進作用に加え，グルカゴン分泌抑制作用，食欲低下作用など，多彩な作用を有する．膵β細胞には，GLP-1の受容体が存在し，本剤は，この受容体に作用してインスリン分泌を促進する（表1）．本剤は，GLP-1のアナログ製剤で，DPP-4による分解・不活化を受けにくい．血糖値の高いときにのみインスリン分泌促進作用を発揮するので，単独投与での低血糖発現リスクは低い．1日1～2回投与（もしくは週1回投与）で，空腹時血糖，食後血糖，双方を低下させる．また，体重を増やさずに血糖コントロール

表1 わが国で市販されているGLP-1受容体作動薬

一般名	商品名	用量	注射回数
リラグルチド	ビクトーザ皮下注	0.3～0.9 mg/日	1日1回
エキセナチド	バイエッタ皮下注	10～20 μg/日	1日1～2回
持続性エキセナチド	ビデュリオン皮下注	2mg/週	週1回
リキシセナチド	リキスミア皮下注	10～20 μg/日	1日1回

使用上の注意

ビクトーザ：ビクトーザのみあるいはスルホニル尿素薬との併用で，その他の経口糖尿病治療薬およびインスリン製剤との併用使用する．

バイエッタ：スルホニル尿素薬との併用で使用する．スルホニル尿素薬＋ビグアナイド薬，またはスルホニル尿素薬＋チアゾリジン系薬との併用も可能．

ビデュリオン：スルホニル尿素薬との併用で使用する．スルホニル尿素薬＋ビグアナイド薬，またはスルホニル尿素薬＋チアゾリジン系薬との併用も可能．

リキスミア：スルホニル尿素薬との併用，あるいは持効型溶解インスリンまたは中間型インスリン（スルホニル尿素薬との併用含む）で使用する．スルホニル尿素薬＋ビグアナイド薬との併用も可能．

[日本糖尿病学会（編・著）：糖尿病治療の手びき，第56版，南江堂，東京，p67，2014より]

改善効果が得られる．主な副作用としては，悪心・嘔吐，下痢，便秘などの消化器症状がある．このため，低用量より開始して，用量の漸増を行う．SU薬と併用する場合は，低血糖に注意が必要である．一方，インスリン療法中のインスリン分泌の著しい低下を認める例を本剤に変更して糖尿病ケトアシドーシスの状態となり，死亡した例もあり，注意を要する．

8 妊娠中の糖代謝異常はどのように治療するのか

> **ポイント**
> - 糖尿病の女性では，先天奇形を予防し，母体の長期予後を悪化させないために妊娠前管理と計画妊娠は不可欠である．
> - 糖代謝異常妊婦の出産を成功させるためには全妊娠経過を通じて厳格な血糖コントロールを維持しなければならない．
> - 妊娠糖尿病は早期発見，早期治療を要するばかりでなく，分娩後の妊娠糖尿病女性は糖尿病ハイリスク群としてフォローを確実に行う．

　妊婦の糖尿病には，妊娠前から糖尿病と診断された「糖尿病合併妊娠」と，妊娠してからはじめて耐糖能異常が判明した妊娠中の耐糖能異常とがある．後者はさらに「妊娠糖尿病」(gestational diabetes mellitus：GDM) と「妊娠時に診断された明らかな糖尿病」(overt diabetes in pregnancy) の2つに分類される．「妊娠時に診断された明らかな糖尿病」は，非妊娠時の糖尿病の診断基準を満たす場合をいう．いずれの範疇であれ，糖尿病妊婦の治療目標とそのための治療方法に差はない．ただし，糖尿病合併妊婦ではすでに教育を受け食事療法，運動療法，薬物治療を経験しているのに対し，GDMや「妊娠時に診断された明らかな糖尿病」では診断と同時にはじめて食事療法，血糖自己測定，ときにインスリン注射に取り組むことに留意して指導する必要がある．

1　糖代謝異常のある妊婦は厳格なコントロールが必要

なぜ厳格なコントロールが必要か

　妊娠中母体の血糖コントロールが不良であると，表1に示すように母児にさまざまな合併症が生じる．児の先天奇形は妊娠ごく初期 (3〜10週) の器官形成期の血糖高値が関連する．血糖値と奇形の頻度の関係は連続的で，安全閾値はない．HbA1c 7.4％を超える場合は，先天奇形のリスクが高くなる可能性がある．また，妊娠中の母体高血糖は胎児の高血糖・高インスリン血症をきたし，巨大児やその他の新生児合併症の原因となる．

B　妊娠前管理と計画妊娠

　先天奇形の予防には妊娠前管理は不可欠である．この期間に血糖を十分に良好にするとともに，糖尿病合併症が妊娠の継続に問題ないかを評価する．なぜなら糖尿病細小血管症は妊娠によってしばしば悪化するからである．進行した合併症では悪化は不可逆で母体の予後を不良にする可能性がある．増殖前網膜症は光凝固療法で悪化の防止を図り，増殖網膜症の悪化は高頻度で重大なため，治療により病像が安定するまで妊娠を控える．顕性腎症期 (第3期) 例では重症妊娠高血圧症候群と早産が必至で母児ともに予

表1 糖代謝異常妊娠の母児合併症

母体合併症	児合併症
1）糖尿病合併症 　　糖尿病ケトアシドーシス 　　糖尿病網膜症の悪化 　　糖尿病腎症の悪化 　　低血糖（インスリン使用時） 2）産科合併症 　　流産 　　早産症 　　妊娠高血圧症候群 　　羊水過多（症） 　　巨大児に基づく難産	1）周産期合併症 　　胎児仮死・胎児死亡 　　先天奇形 　　巨大児 　　肩甲難産による分娩障害 　　新生児低血糖 　　新生児高ビリルビン血症 　　新生児低カルシウム血症 　　新生児多血症 　　新生児呼吸窮迫症候群 　　肥大型心筋症 　　胎児発育遅延 2）成長期合併症 　　肥満・IGT・糖尿病

後不良となるので，妊娠は避ける方が望ましい．

第二世代のスルホニル尿素（SU）薬は胎盤を通過しないとされるが，すべての経口血糖降下薬は児への安全性が確認されていないので中止し，インスリンに切り替える．妊娠前管理の実際と妊娠の許容基準を表2に示す．この条件が整うまでの避妊法として低用量ピルも選択肢のひとつである．

無計画にコントロール不良のまま妊娠した場合は，奇形の発生率や網膜症，腎症への負担などを本人および配偶者に説明し，妊娠を継続するか否かの決定は本人に委ねる．

C 妊娠中の血糖コントロール目標

妊婦では児への栄養供給を確保するために血糖値は空腹時低値，食後高値となるが，健常妊婦の食後値は130 mg/dLを超えることはない．巨大児は食後値も健常妊婦のそれに近づけないと予防しきれず，妊娠中の血糖コントロールは可能な限り正常に近づけることが望ましい（表3）．しかし，厳格な血糖コントロールは低血糖を起こすこともある．治療に伴う低血糖は児の奇形には関連しないとされるが，無自覚低血糖を起こしやすい例では母体の生命が危険に曝されるので十分注意し，コントロール目標は個々に設定する．

D 至適体重増加

非妊娠時BMI＜18.5で9〜12 kg，BMI 18.5〜25未満で7〜12 kgが至適とされる．BMI≧25では児の健全な発育という観点から5 kg前後を妥当とする意見が多い．

2 治療の実際

A 食事療法と運動療法

食事療法の目的は，児の発育に必要なエネルギーを確保することと，母体の血糖日内

表2 妊娠前管理と計画妊娠の実際

1. 避妊
2. 妊娠準備
   a. 糖尿病再教育
      ・食事療法，血糖自己測定（SMBG）
      ・インスリン作用についての知識と用量の自己調節
   b. 糖尿病合併症のチェック
   c. 網膜症の悪化防止策
   d. 経口血糖降下薬からインスリンへの切り替え
   e. ACE阻害薬から他剤への変更
3. 妊娠の許容条件
   a. 血糖コントロール良好（HbA1c＜7.4％，空腹時血糖値≦120 mg/dL）
   b. 増殖網膜症（－），早期腎症まで
4. 計画妊娠

［穴澤園子：内分泌・糖尿病科 20（Suppl）：397-406, 2005 より改変］

表3 妊娠中のコントロール目標（near normal コントロール）

1. 血糖値
   食前，就寝前　　　70～100 mg/dL
   食後2時間　　　　≦120 mg/dL
   0：00am　　　　　70～120 mg/dL
2. 要介助および夜間の低血糖症がない
3. HbA1c　　　　　　≦6.2％
4. 尿ケトン体　　　　陰性
5. 体重増加
   非肥満例　　　　　8～9 kg
   肥満例　　　　　　5 kg 前後

［穴澤園子：内分泌・糖尿病科 20（Suppl）：397-406, 2005 より改変］

変動をできる限り健常妊婦に近づけることである．

　厚生労働省の食事摂取基準は，妊娠時のエネルギー所要量を妊娠初期，中期，後期，授乳期に細分して示しているが，糖尿病妊婦ではおおむね非妊娠時のエネルギーに妊娠初期で50 kcal，中期で250 kcal，後期で450 kcal，授乳期で350 kcalの付加を目安とし，母体の，体重増加度や哺乳量により調節するのが実際的である．肥満例では30 kcal/kg（標準体重）で児の発育に支障ないとされる．

　目標血糖値の達成およびケトーシスが認められるときには，「分食」が有効である．

　運動療法は血糖コントロールに好ましくはあるが，妊婦の状態をみながら，軽い散歩程度にとどめる．

B インスリン療法

　食事療法で目標血糖が達成できない場合，インスリン療法を開始またはすでに使用している場合は用量の調節を行う．

1 血糖自己測定

　厳格なコントロールの達成には頻回の血糖モニタリングが必要である．測定時刻や頻度は個々の妊婦の血糖コントロール状態に応じて設定する．血糖の変動が不安定で低血

糖を起こしやすい1型糖尿病例では毎食前，後，就寝前，深夜の7～8回必要な場合もあり，安定した2型糖尿病例やGDM例では隔日の食後値だけでよい場合もある．得られた値に基づいて迅速に治療を修正することが重要である．また，患者自身が測定値に応じて食事の工夫やインスリン用量の調節ができるよう指導しておく．

2 投与法

正常に近い血糖コントロールの維持には，毎食前の速効型（R）または超速効型（Q）と眠前の中間型（N）を組み合わせた朝−昼−夕−眠，R-R-R-NまたはQ-Q-Q-Nの1日4回注射とする．1型糖尿病例では，朝にも中間型を加えてR/N-R-R-NまたはQ/N-Q-Q-Nが必要となることが多い．一方で耐糖能異常が軽度のGDM例では毎食前のR-R-RまたはQ-Q-Qのみでコントロールできることが多い．血糖の動揺の激しい1型糖尿病例では，持続皮下インスリン注入療法（continuous subcutaneous insulin infusion：CSII）を用いることもある．

超速効型インスリンであるリスプロやアスパルトは摂食量が不安定な際に食後の注射が可能で，分食せずに食後の高血糖が抑えられ，次の食前の低血糖を抑制できるなどQOL面で有用である半面，作用の持続が短いために中間型インスリンが1日2回必要になることがある．一方，持効型溶解インスリンのグラルギンは妊婦への安全性が確立していない（FDA薬剤危険度分類でカテゴリーC）ため，妊婦への使用は控えるべきであり，デテミルはカテゴリーBで使用可能である．

3 妊娠糖尿病の早期発見のために

GDMは妊娠によるインスリン抵抗性の増大に伴い妊娠後半期に出現する比較的軽い耐糖能異常である．一方，巨大児を含めた妊娠合併症が高いため，早期に発見して治療を開始する必要がある．糖尿病の家族歴，肥満，巨大児分娩歴，尿糖陽性，35歳以上

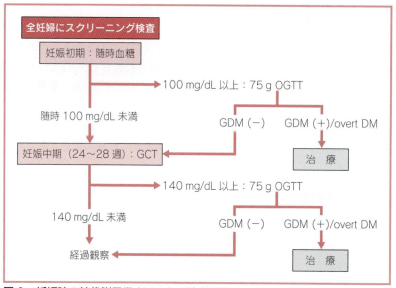

図1 妊娠時の糖代謝異常（GDM）の診断手順
（杉山　隆ほか：月刊糖尿病10月号：20-24, 2011より）

の高年齢などは危険要因である．妊娠初診時に"妊娠時に診断された明らかな糖尿病"を発見する目的で随時血糖値によるスクリーニング検査を行い，インスリン抵抗性の高まる妊娠後半に再度行う．すなわち妊娠24〜28週時，随時血糖値100 mg/dL以上あるいはGCTの結果が140 mg/dL以上の陽性例に75g経口ブドウ糖負荷試験（oral glucose tolerance test：OGTT）を施行し，GDMの診断手順により診断する（図1）．ただし，感度・特異度の点でGCTのほうが望ましい．出産後耐糖能が改善しても，後年真の2型糖尿病に移行する可能性が高いので生活指導をし，フォローアップを確実に行う．

参考文献

1) Kashiwagi A et al：International clinical harmonization of glycated hemoglobin in Japan：From Japan Diabetes Society to National Glycohemoglobin Standardization Program values. J Diabetes Invest 3：39-40, 2012
2) 日本糖尿病学会（編）：妊婦の糖代謝異常．科学的根拠に基づく糖尿病診療ガイドライン2013, 南江堂，東京，p217-232, 2013
3) 厚生労働省策定：日本人の食事摂取基準2015年版，第一出版，東京，2014
4) 穴澤園子：妊婦と糖尿病．内分泌・糖尿病科 20（Suppl）：397-406, 2005

9 緊急治療が必要な意識障害を起こすこともある

> **ポイント**
> - ケトアシドーシス昏睡，高浸透圧高血糖症候群は治療法が確立しているが，早期に診断し，適切に治療しなければ，死亡する場合もある．
> - 脱水の補正，インスリンの投与，発症誘因の治療が基本である．
> - 軽症の糖尿病患者でも糖尿病昏睡を発症する可能性があることに注意する．

患者にみられる代謝性意識障害として，①ケトアシドーシス昏睡，②高浸透圧高血糖症候群，③乳酸アシドーシス，④低血糖昏睡，があげられる．ケトアシドーシス昏睡と高浸透圧高血糖症候群は「糖尿病昏睡」と呼ばれる．乳酸アシドーシスは糖尿病に特有の合併症ではないが，糖尿病治療薬ビグアナイドの副作用として重要である．低血糖昏睡については「各論10．低血糖にどのように対応するのか」(p157) を参照されたい．

1 糖尿病昏睡とは

糖尿病昏睡は高度のインスリン不足により急性代謝失調を起こすため出現する．ケトアシドーシス昏睡と高浸透圧高血糖症候群はいずれも種々の程度の意識障害をきたし，重度の場合は昏睡に至る．

A ケトアシドーシス昏睡

1 病 態

インスリンの絶対的欠乏がインスリン拮抗ホルモン（グルカゴン，カテコラミン，コルチゾールなど）の増加と相まって，脂肪分解が亢進し，大量の脂肪酸が肝に流入し，ミトコンドリアのケトン体産生が著増する．1型糖尿病に多いが，2型糖尿病にも起こりうる．

2 身体所見

口渇，多飲多尿，やせ，全身倦怠感などの高血糖症状が急激に出現する．さらに食欲低下，悪心・嘔吐，腹痛の消化器症状が続き，傾眠から昏睡までの意識障害を引き起こす．代謝性アシドーシスに対する呼吸性代償機構のKussmaul呼吸（深くて大きい呼吸），アセトン臭，脱水を認め，血圧低下，頻脈，ショックに至る場合がある．

3 検 査

500 mg/dL以上の高血糖を認めるが，ケトアシドーシスの重症度とは必ずしも相関しない．尿ケトン体陽性，血中ケトン体著明高値（>3 mmol/L以上）を示す．ケトン体にはアセト酢酸，3-ヒドロキシ酪酸，アセトンがあるが，ケトアシドーシスでは3-ヒドロキシ酪酸が著明に増加する．尿ケトン体定性（ニトロプルシド反応）ではアセトンに感受性が高く，3-ヒドロキシ酪酸には反応しないことから，ケトアシドーシスでも尿ケトン体が強陽性とは限らないので注意が必要である．動脈血ガス分析で代謝性アシドー

シス（pH≦7.3，HCO_3^-＜18 mEq/L）を認め，$Na^+ - (Cl^- + HCO_3^-)$ で計算されるアニオンギャップ（AG）がケトン体の増加を反映して増大する．浸透圧利尿のため，体内のNa，K総量は著明に減少しているが，血清 Na はほぼ正常かやや低下，血清 K はやや高値を示す．

4 診 断

1型糖尿病患者のインスリン注射の中断，感染症などのストレス合併では，診断は容易である．しかし，既知糖尿病がなく，初発症状として小児に起こるケトアシドーシスや，きわめて急速に発症する劇症1型糖尿病では先行感染症状や腹部症状に惑わされ，数日，数時間の診断の遅れが死につながることもある．清涼飲料水ケトーシス（ペットボトル症候群）は若年の肥満した2型糖尿病患者に多く，重症例では血糖が 1,000 mg/dL 以上に上昇するが，急性期の治療後はインスリン治療が不要になることが多い．

B 高浸透圧高血糖症候群

1 病 態

著しい高血糖のため浸透圧利尿が起こり，高度の脱水をきたす．血漿浸透圧の上昇により脳神経細胞の脱水と脳循環血流の減少が起こり，種々の程度の意識障害や神経症状を呈する．ケトアシドーシスよりインスリン不足が軽度なため，著明な脂肪分解の亢進は認めないが，血中ケトン体は軽度上昇していることが多い．そのため，非ケトン性高浸透圧症候群とは呼ばれなくなった．医原性の場合もあり，高カロリー輸液，経管栄養，腹膜透析，ステロイド薬，利尿薬などが誘因となる．感染症（肺炎，尿路感染症など）や脱水が引き金になることもあり，清涼飲料水多飲者にも起こる．

2 身体所見

強い口渇，多飲多尿，やせ，全身倦怠感，脱力感，食欲低下などであるが，本人が訴えられないことも多い．意識障害（昏睡），神経症状（失語，半盲，片麻痺，痙攣，振戦など），精神症状（錯乱，幻覚，せん妄）などを呈する．

3 検 査

著しい高血糖（多くは 600 mg/dL 以上）を示し，高浸透圧（320 mOsm/L 以上）を呈する．血清浸透圧が実測できない場合には，$2 \times [Na(mEq/L) + K(mEq/L)] + 血糖(mg/dL)/18 + BUN(mg/dL)/2.8$ で計算する．高ナトリウム血症（150 mEq/L 以上）を示す症例では浸透圧がさらに高値となり，意識障害が高度である．意識障害の程度は高血糖自体より高浸透圧と関係している．尿ケトン体は陰性～弱陽性，アシドーシスは軽度（pH＞7.3，HCO_3^- 18～20 mEq/L 以上）である．BUN，クレアチニンは上昇し，BUN/クレアチニン比は上昇する．神経症状を呈するので，CT や MRI で脳血管障害などとの鑑別を要する．横紋筋融解症を合併すると，クレアチンキナーゼ（CK），ミオグロビンが著増する．尿潜血陰性の赤褐色尿はミオグロビン尿であり，急性尿細管壊死による腎不全を発症する．播種性血管内凝固症候群（DIC）や血液濃縮のための血栓症を合併しやすい．

4 診 断

ほとんどが2型糖尿病患者に起こり，高齢者で口渇を感じにくい，あるいは，自分で飲水行動ができない人に起こりやすい．ケトアシドーシスと異なり，悪心・嘔吐は少なく，気づかれにくく，重症化しやすい．また，脳血管障害慢性期の患者に経管栄養，高カロリー輸液を行い，急な意識状態の低下によって気づかれたりする．血糖検査が少な

い高齢者施設の認知症患者などに起こりやすい．

2 糖尿病昏睡はどのように治療するのか

Ⓐ ケトアシドーシス昏睡の治療

　初診時，ショック状態のときには，気道確保，昇圧薬投与など，救急処置が必要である．急性期治療の原則は生理食塩水による脱水の改善，インスリンの静脈内持続投与，カリウムの補正投与，誘因となった基礎疾患の治療である．輸液は高齢者など心機能に問題がなければ，急速大量に行う．生理食塩水は，500 mL/時で輸液を開始し，最初の3〜4時間は200〜500 mL/時で輸液する．小児では10 mL/kg/時程度とする．血糖値が250〜300 mg/dLまで低下したら，生理食塩水にブドウ糖を加えた輸液を行う．当初1日の輸液総量が5L程度となるが，経口摂取が可能になれば，輸液は中止する．

　インスリンはまず速効型インスリンを生理食塩水に溶解して0.1単位/kg/時で点滴静注する．血糖が低下しないときは注入率を上げる．インスリンは半減期が短いため（数分），1回静注より持続静注の効果が確実である．インスリンの皮下注射は急性期には行わず，脱水が改善し，血糖値や経口摂取が安定するまで待つ．血清カリウム値はインスリンと輸液により低下していくので，定期的にカリウムを測定する必要がある．尿量が確保されているのを確認後，カリウムの補充を10〜20 mEq/時の速度で行う．

　ケトアシドーシスの治療法は確立されており，ほとんどの場合は救命可能であるが，重症感染症などを合併すると予後不良である．感染やDICなどの合併疾患の治療を積極的に行う．重篤な合併症として脳浮腫があり，小児に多い．検査成績の改善にもかかわらず，意識障害が増悪する．急激に血糖を250 mg/dL以下まで低下させた場合や重曹によるアシドーシス補正時には注意を要する．

Ⓑ 高浸透圧高血糖症候群の治療

　脱水の補正，インスリン投与，基礎疾患の治療が基本である．一般にケトアシドーシスより脱水が顕著である．生理食塩水の投与を開始し，輸液速度は最初の2時間は1L/時の速度で投与するが，高齢者が多いので心機能に注意する．補液のみでも血糖が軽度低下するが，インスリンはケトアシドーシスの際と基本的に同様に投与する．血糖が300 mg/dL以下になれば，5％ブドウ糖液を投与する．カリウムも同様に補充するが，腎機能に注意して投与する．

　高浸透圧高血糖症候群は，早期に診断できれば治療は容易であるが，高齢者が多く，重篤な基礎疾患をもつ場合が多いので，生命予後はケトアシドーシス昏睡よりも不良である．ただし，急性期よりの回復後は必ずしもインスリン療法が必要でない症例が多い．

3 糖尿病昏睡は予防できるのか

　ケトアシドーシス昏睡はインスリンを十分に投与していないときに発症するので，シックデイ（水分摂取の励行，追加インスリン注射の判断，体調不良時に運動を避けるなど），インスリン注射の中断やスキップの危険性，血糖自己測定の徹底，ケトン尿の

自己測定，ケトアシドーシスの症状や誘因，持続皮下インスリン注入療法（continuous subcutaneous insulin infusion：CSII）の機器やルートの不具合への対応などを教育する．

高浸透圧高血糖症候群の予防に関しては，種々の誘因（感染，脱水，手術，ステロイド薬や利尿薬などの薬剤，脳血管障害）に注意する．高齢者に多く，また軽症糖尿病患者でも発症する可能性があることを教育する．また高カロリー輸液時の血糖測定をルーチン化することも重要である．

4 乳酸アシドーシス

安静時の主な乳酸の産生部位は，心，脳，骨格筋，赤血球，皮膚などであるが，好気的な条件下では肝には十分な処理能力があり，乳酸が蓄積することはない．しかし組織での細胞呼吸が障害されると，ピルビン酸はTCA回路で酸化されずに乳酸に転換され，代謝性アシドーシスをきたす．症状は，意識障害，嘔吐，腹痛などで，さらにショックを引き起こす．

糖尿病治療薬ビグアナイドは，1950年代に開発され臨床応用された．しかし1970年代，フェンホルミン使用患者に致命的な乳酸アシドーシスの報告が相次ぎ，各国で発売中止となった．その後1990年代にメトホルミンが欧米で再評価され，乳酸アシドーシスの頻度もかなり低いことが明らかになった．日本でもメトホルミンの最大使用量が引き上げられ，2,250 mg/日となった．安全性の高い薬剤ではあるが，腎障害を有する患者，高齢者，アルコール多飲者は，ビグアナイドの使用は禁止されており，またヨード造影剤の使用時にも休薬が必要である．

10 低血糖にどのように対応するのか

> **ポイント**
> - 糖尿病における低血糖は，インスリン療法や経口血糖降下薬による治療に伴う合併症であり，治療が遅れて重症遷延化すると昏睡となり，脳機能障害をきたしたり死亡の危険性もある．
> - 低血糖の症状は個人差があるが，血糖値の低下の程度によって，発汗，空腹感，知覚異常や，不安感，振戦，動悸，さらには眠気，頭痛，虚脱感，めまい，倦怠感，発語困難などの症状が現れ，最終的には痙攣や昏睡となる．
> - 低血糖に対応するためには，患者自身に自分の低血糖症状をよく理解してもらい，症状を感じたらただちに糖分を摂取するなどの対応ができるように指導しておく．

1 なぜ低血糖になるのか

　低血糖とは血糖値が生理的変動の範囲を超え低下することをいい，その結果として臨床症状を呈する場合を低血糖症という．血糖値は年齢，性別，種々の内外の環境により変動し，血糖値と症状が必ずしも一致しないことがあり，厳密な数値としての定義はない．健常人の血糖値は食前から食後にかけ比較的狭い範囲（70〜140 mg/dL）に保たれており，具体的には血糖値が 70 mg/dL 以下に下がる場合を低血糖症と定義して対応することが多い．

　糖尿病における低血糖は，インスリン製剤や経口血糖降下薬による治療に伴って生じる合併症であり，治療が遅れ重症遷延化すると昏睡となり，永続的な脳機能障害をきたしたり死亡する危険性も否定できない．近年，糖尿病の慢性合併症の発症進展阻止のため厳格な血糖コントロールが普遍化しており，低血糖の増加は大きな問題である．高血糖の是正とともに低血糖対策は治療上重要な課題である．

2 低血糖の症状

 低血糖時の生理反応

　健常人では血糖低下時に血糖値を正常に保つための数々の生体反応が生じる．中枢神経系はそのエネルギーをブドウ糖に依存しており，低血糖に対する防御機構として自律神経・内分泌両者の拮抗調節機構（glucose counter-regulation）が存在する．血糖値が 80 mg/dL まで低下すると，まずインスリン分泌抑制が生じる．次いで血糖の低下の進行とともに，血糖上昇作用のあるグルカゴン，エピネフリン，成長ホルモン，コルチゾールが順に分泌される．血糖値が 70 mg/dL 以下になると，急性期反応としてまずグルカゴンおよびエピネフリンが分泌され血糖を上昇させる．

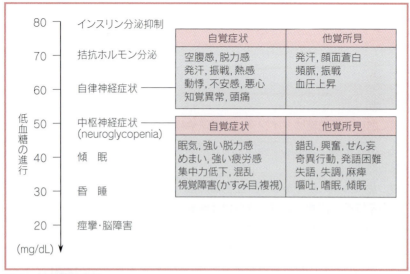

図1　低血糖の症状

　さらに血糖が低下し60 mg/dLになると，成長ホルモンおよびコルチゾールが分泌される．これらのホルモンは急性期の血糖上昇よりも低血糖の遷延時に重要な役割を果たしている．

B 低血糖の症状（図1）

　低血糖の症状は自律神経症状と中枢神経症状に大別される．低血糖症状の出現する血糖値は一定ではなく，高い血糖から急激に血糖が下がると，血糖値が低くなくても低血糖症状が出現することがある．また，症状には個人差があり，個人により出現しやすい症状がある場合がある．自律神経症状は低血糖に対する自律神経系反応で，血糖値が60 mg/dL以下になると空腹感，知覚異常などの副交感神経症状以外に不安感，冷汗，振戦，動悸などの症状が出現する．これらはエピネフリン分泌による交感神経緊張症状であり，低血糖を患者が自覚し重症低血糖を回避するための警告症状（warning sign）である．血糖値が50 mg/dL以下に低下すると，ブドウ糖欠乏による中枢神経系の機能低下による症状である眠気，頭痛，虚脱感，めまい，倦怠感，発語困難，集中力低下，混乱などの認知障害，視力障害，複視，異常行動などが出現する．性格変化を含む種々の精神症状のみを示すこともまれではない．さらに血糖値が30 mg/dL以下に低下すると，痙攣，昏睡（低血糖昏睡）となり，放置すると死に至る．ときに高齢者の低血糖による異常行動や性格変化は認知症やうつ病と間違われることがある．また悪夢や睡眠障害，朝の頭痛などは夜間の低血糖の症状であることがあり，注意を要する．

3 低血糖になりやすいとき

　経口血糖降下薬やインスリン使用時には，表1のような場合に低血糖を起こしやすく注意が必要である．

表1　経口血糖降下薬やインスリン使用時に低血糖を起こしやすく注意が必要な場合

食事	・特に糖質が少ないとき ・食事時間が不規則なとき
運動	・運動量・労働量が多すぎるとき ・空腹時や長時間の運動
糖尿病治療薬	・薬剤量が増えたとき ・併用薬が追加されたとき ・服用時間や注射時間が変更になったとき
併用薬	・解熱薬や鎮痛薬（サリチル酸製剤，フェニルブタゾンなど） ・一部の抗不整脈薬（ジソピラミド，シベンゾリン，β遮断薬など） ・クマリン系薬凝固薬・MAO阻害薬など
その他	・アルコール多飲・腎不全・肝不全・自律神経障害（糖尿病胃障害）・性周期（特に月経開始時）

4　無自覚低血糖とは

　無自覚低血糖とは，糖尿病治療中に低血糖を起こしても自律神経による警告症状を自覚することなく，最初から意識障害など中枢神経症状が出現する場合をいう．1型糖尿病や，長期の血糖コントロール不良による自律神経障害を合併している患者，高齢者などでは危険性が高く注意が必要である．低血糖を繰り返すことにより，自律神経の反応が障害され低血糖の閾値が低下するとともに，エピネフリン反応も障害されることが報告されており，低血糖に対する拮抗調節機構が働かず重症低血糖となる危険性が高い．低血糖に対する閾値の低下は2～3週間の低血糖の回避にて回復すると考えられており，血糖自己測定を利用したインスリン量の調節や家人を含めた再学習など低血糖を避けるような管理が重要である．最近では血糖認識トレーニング（blood glucose awareness training：BGAT）なども行われている．

5　低血糖にどのように対応するのか

　患者自身が自分の低血糖症状をよく理解し対応することが最も重要である．低血糖に必要以上に恐怖感をもつと，良好なコントロールが難しくなる．厳格なコントロールを行うと，ときに軽い低血糖を感じるが，できるだけ血糖値を正常に保つよう努力し，低血糖の症状が起こったときには我慢しないですぐに対処することが重要である．

Ⓐ　自分で対応できる軽い低血糖の場合

　低血糖の症状を感じたらただちに糖分を摂取する．血糖測定は後回しにしてもよい．ブドウ糖で5～10g，砂糖（ショ糖）で10～20gを摂取する．日常よりブドウ糖を含む製品や砂糖をポケットやバッグ，引き出しなど手の届く場所に用意し，外出時は常時携帯する必要がある．消化吸収に時間がかかるキャラメルやチョコレートは緊急用には適切ではない．清涼飲料水やジュースで同等のブドウ糖や砂糖を含むもの（200～350mL）は液状で吸収が速いが，低血糖時には缶のふたが容易に開けられなかったり，商品によっては血糖上昇作用のない人工甘味料が入っているものもあり事前に確認が必要である．

ブドウ糖の血糖上昇効果が最も早く発現する．αグルコシダーゼ阻害薬を服用しているときは砂糖が吸収されにくいため，ブドウ糖を常時用意しておく必要がある．高所での作業や自動車の運転などでは低血糖が事故につながる可能性があり，血糖自己測定や補食による対策が必要である．低血糖の予防として，運動前や運転前には血糖が100 mg/dL 以下なら1〜2単位の補食を行うことが勧められる．

　糖分を補給したあとはできる限り安静にする．通常は15分程度で症状は治まるが，持続する場合には再度同一量を摂取する．その後，食事時間が近ければ食事にするか，食事まで時間があれば糖質の多い食品（食品交換表の「表1」の食品）を2単位程度摂取して再発を防止する．低血糖の不快感などから過剰に食べすぎるとのちに高血糖をきたすため注意が必要である．糖尿病胃障害のある場合は，胃からの排出遅延により血糖が上昇しないことがあり，ブドウ糖の注射が必要になる．低血糖の後，すぐに体調が戻れば通常どおりの治療を継続して問題のないことが多いが，体調が不良であったり低血糖を繰り返す場合には，主治医に連絡し状況を報告し，指示を受ける必要がある．

Ⓑ 自分で対処が難しい重い低血糖の場合

　低血糖の原因は個人により異なり，必ず食事や運動など原因の特定に努め，再発予防のための生活指導を行う．原因が明らかでない場合は経口血糖降下薬や責任インスリンの減量，薬剤の変更を検討する必要がある．患者には糖尿病であることを表示したIDカード（日本糖尿病協会発行）や「糖尿病連携手帳」を常に携帯してもらい，家族や友人などには低血糖時の処置を説明し協力を求める．

　低血糖で意識障害が起こり自分で何もできなくなったときには，周囲の人に砂糖やジュースを口に入れてもらわなければならない．飲み込めずに吐き出したり，むせる場合には誤嚥して気管に入る危険性がある．その場合はすぐに救急車で最寄りの病院・医院に運び，ブドウ糖の静脈注射を受ける必要がある．無自覚低血糖などで意識障害を起こしやすい患者では，グルカゴン注射薬を常備しておく．通常グルカゴン1 mgを注射（皮下ないし筋肉）後10〜15分で血糖が上昇する．粉末を溶解し注射器を使用する必要があり，緊急時に注射を行う可能性のある家族など身近な対応者が一度練習しておくことが望ましい．

Ⓒ αグルコシダーゼ阻害薬を服用している場合

　小腸ではαグルコシダーゼが二糖類を単糖類に分解して吸収するので，αグルコシダーゼ阻害薬を服用しているときは砂糖や食物を摂取しても吸収され難く，血糖上昇が遅い．したがって低血糖時にはブドウ糖を摂る必要があるので，常時携帯していることが望ましい．

● 参考文献

1) Gerich JE : Hypoglycemia. Endocrinology, 14th ed, Degroot LJ, Jameson JL (ed), Lippincott Williams&Wilkins, Philadelphia, p921-940, 2001
2) Cryer PE : Hypoglycemia. Diabetologia 45 : 937-948, 2002
3) Cryer PE et al : Hypoglycemia in diabetes. Diabetes Care 26 : 1902-1912, 2003
4) Cox DJ et al : Blood Glucose Awareness Training (BGAT-2). Diabetes Care 24 : 637-642, 2001
5) American Diabetes Association : Hypoglycemia and employment/licensure (Positive Statement). Diabetes Care 28 (Suppl 1) : S61, 2005

11 ほかの病気にかかったとき ——シックデイ対策を考える

> **ポイント**
> - シックデイ（sick day）とは，糖尿病患者が急性感染症で発熱したときや，下痢，嘔吐が続く場合に，血糖のコントロールが著しく困難な状態に陥る状況をいう．
> - シックデイとなった場合には，通常より多めのインスリンが必要となることや脱水予防のための水分摂取，食事の摂り方などの対策（シックデイルール）を指導しておく．また，主治医を受診すべきケースを事前に説明しておく．
> - 手術を受ける際には，周術期を通して高血糖状況にならないように管理を行う．
> - グルココルチコイド投与時には，食後高血糖に留意してインスリン療法を考慮する．

1 シックデイとは

　血糖が安定している糖尿病患者でも，急性感染症の発熱時や，下痢や嘔吐が続く場合には，血糖コントロールが著しく困難な状態に陥ることがあり，シックデイ（sick day）という．糖尿病に合併しやすい感染症を図1にあげており，肺炎，尿路感染症，腸炎が多い．

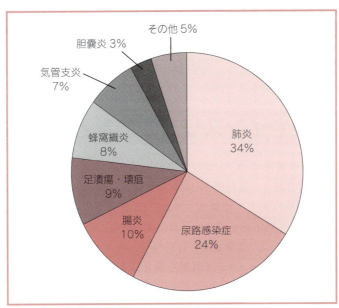

図1　糖尿病患者に合併しやすい感染症の頻度
（米田真康ほか：糖尿病 50：137-143，2007 より）

表1 シックデイ対応の原則

1. シックデイのときには主治医に連絡し指示を受けるように平素より患者に指導する．インスリン治療中の患者は，食事が摂れなくても自己判断でインスリン注射を中断してはならない．発熱，消化器症状が強いときは必ず医療機関を受診するように指導する．
2. 十分な水分の摂取により脱水を防ぐように指示する（来院した患者には点滴注射にて生理食塩水 1〜1.5 L/日を補給する）．
3. 食欲のないときには，日頃食べ慣れていて口当たりがよく消化のよい食物（たとえば，おかゆ，ジュース，アイスクリームなど）を選び，できるだけ摂取するように指示する（絶食しないようにする）．特に炭水化物と水の摂取を優先する．
4. 自己測定により血糖値の動きを 3〜4 時間に 1 回ずつ測定し，血糖値 200 mg/dL を超えてさらに上昇の傾向がみられたら，その都度，速効型または超速効型インスリンを 2〜4 単位追加するように指示する．
5. 来院時には，必ず尿中ケトン体の測定を行う．

【入院加療が早急に必要な場合】
・嘔吐，下痢が止まらず食物摂取不能のとき．
・高熱が続き，尿ケトン体強陽性，または血中ケトン体高値（3 mM 以上），血糖値が 350 mg/dL 以上のとき．

［日本糖尿病学会（編・著）：糖尿病治療ガイド 2014-2015，文光堂，東京，p71，2014 より］

 シックデイの病態

シックデイでは，インスリン拮抗ホルモンや炎症性サイトカインが増加して，インスリン作用が著しく低下する．そのため，肝では糖新生とグリコーゲンの分解が亢進し，ケトン体の合成が促進される．さらに，筋肉では糖の利用が低下し，高血糖が助長される．また，脂肪組織では脂肪分解の促進により血中の遊離脂肪酸やトリグリセライドが増加する．発熱や下痢，嘔吐による脱水はインスリン拮抗ホルモンの上昇に拍車をかけ，血糖とケトン体の上昇を引き起こす．

 シックデイルール

シックデイ対応の基本は，ストレスで血糖が上昇し，インスリン治療中の患者では，通常よりも多くのインスリンを要する．さらに，脱水防止の水分摂取が重要となる．
一般に，水分摂取の目標は少なくとも 1 日 1,000 mL の水やお茶，スポーツドリンクなどを摂取するよう指導する．食事は糖質の補給が最優先であり，おかゆ，うどんなど消化しやすいものを摂るよう指導する．シックデイ対策を表 1 に示す．

2 内服薬やインスリン注射をどうするか

強化インスリン療法中の 1 型糖尿病患者では，中間型または持効型溶解インスリン注射の継続が原則であり，速効型または超速効型インスリンは食事摂取量が通常の 5 割以上の時は通常量を注射し，血糖値 200 mg/dL 以上なら増量，80 mg/dL 以下なら減量して調節する．2 型糖尿病患者では，経口薬の減量，中止が必要となることが多いが，インスリン治療中では，血糖測定を行いつつ，インスリン注射の継続が必要となる．2型糖尿病患者におけるシックデイ対策を表 2 にまとめる．

表2　2型糖尿病患者におけるシックデイの対応

1. スルホニル尿素薬・グリニド系薬
   - 食事摂取量が半分程度の場合は1/2量．
   - 食事摂取量が1/3以下であれば中止．
2. ビグアナイド薬・チアゾリジン薬・SGLT2阻害薬
   - 原則として中止する．
3. αグルコシダーゼ阻害薬・インクレチン関連薬（DPP-4阻害薬・GLP-1受容体作動薬）
   - 消化器症状の強いときには中止する．
4. インスリン
   - 原則として，食事量が半分程度の場合でも，1/2〜2/3量のインスリンを注射するように指示．
5. 食事摂取がまったくできない場合，水分摂取ができない場合は，我慢をせずなるべく速やかに病院に連絡し，受診するように指示しておく．

3　主治医を受診すべきケース

　基本的には，発熱・消化器症状が強いとき，24時間にわたって経口摂取ができない，または著しく少ないとき，尿ケトン体強陽性，あるいは高血糖（350 mg/dL以上）のとき，意識状態の変容がみられるときは速やかに医療機関を受診すべきである．
　来院時には必ず尿中ケトン体の測定を行い，患者が他院を受診することになった場合には，速やかに診療情報を提供して連携に努めることが重要である．

4　手術を受けるとき

　全身麻酔を要する大きな手術では，手術侵襲によって高血糖をきたす．手術というストレス刺激が脳下垂体・副腎系に作用し，シックデイと同様にインスリン拮抗ホルモンが増加する．そのため肝における糖新生が亢進し，筋肉や脂肪組織での糖利用は低下して，高血糖状態をもたらす．

術前管理

　一般には空腹時血糖100〜140 mg/dL，もしくは食後血糖160〜200 mg/dL，尿ケトン体陰性をひとつの目安にする．糖尿病昏睡（糖尿病ケトアシドーシス，高浸透圧高血糖症候群）のおそれがあれば手術延期を勧める．また，薬物療法中の場合はインスリン治療のみへの変更が原則である．

Ｂ　術中管理

　輸液が必要な手術では，ブドウ糖とインスリンの補充で術中の血糖をモニターし，150〜250 mg/dLを目標とする．
　一般には，糖質輸液を基礎にブドウ糖5〜10 gあたり1単位の速効型インスリンを併用することが多い．しかし，より厳格な血糖コントロールを得るためには，速効型インスリンをシリンジポンプで持続静注する場合もある．

C 術後管理と高カロリー輸液

術後は4～6時間毎に測定した血糖値によってインスリン投与量を加減するスライディングスケールを一時的に使用する場合が多い．食事摂取量が安定すれば単位数を固定した定時注射に移行する．

術後高カロリー輸液を行う場合，高浸透圧高血糖症候群を引き起こすおそれがあり，糖質の濃度を10％，15％，20％と2～3日ごとに徐々にステップアップする．

5 副腎皮質ホルモン（グルココルチコイド）投与時の血糖管理

糖尿病患者に合併するさまざまな自己免疫疾患や癌の化学療法に際して，免疫抑制効果や制吐作用を有するグルココルチコイド（ステロイド薬）がしばしば使用される．ステロイド薬はインスリン拮抗ホルモンのひとつであり，インスリン抵抗性の増大を主体として高血糖をきたす．さらに原疾患の経過中には，ステロイド薬投与量の増減，不安定な経口摂取量，あるいは感染症の合併などにより，血糖値はきわめて変動をきたしやすい．

A ステロイド薬投与による血糖変動

通常，ステロイド薬はACTH-コルチゾールの日内変動に合わせて午前中にその大半を投与するため，血糖値は午後から夕食前後にかけて上昇する一方，空腹時血糖値は軽度の上昇にとどまることが多い．したがって，食後血糖値や昼・夕食前血糖値も合わせて測定しなければ，高血糖を見逃される可能性がある．

また，使用されるステロイド薬は内服薬や注射薬のみならず，皮膚や粘膜に用いる外用薬でも血糖上昇作用があり，十分な注意が必要である．

B 血糖管理の実際

ステロイド薬による血糖コントロール悪化時には，αグルコシダーゼ阻害薬や速効型インスリン分泌促進薬によって食後高血糖を制御可能な軽症例以外では，経口血糖降下薬のみによる血糖管理はしばしば困難であり，インスリン療法の相対的適応となることが多い．

食後血糖値が250 mg/dL以上を頻回に認めれば，インスリン療法の開始を考慮する．その場合には食後高血糖を指標にして，毎食前に速効型あるいは超速効型インスリンを皮下注射するのが基本である．

また，1日1回ないし2回の混合型インスリンで治療中では，毎食前の速効型（あるいは超速効型）インスリンと就寝前の中間型（あるいは持効型溶解）インスリンを用いた強化インスリン療法への切り替えを考える．

ステロイド薬のパルス療法時には，血糖値が400～500 mg/dL以上となることもある．高血糖の程度が予測困難なときには，一時的にでもスライディングスケールを用いたインスリン投与量の指示を行う場合がある．

なお，原疾患の軽快に伴ってステロイド薬投与量を漸減する場合には，低血糖の回避のためインスリン投与量の減量・中止も念頭に置くことを忘れてはならない．

参考文献

1) 米田真康ほか：糖尿病患者における感染症の特徴およびその対策．糖尿病 50：137-143, 2007
2) 日本糖尿病学会（編・著）：糖尿病治療ガイド 2014-2015, 文光堂，東京，p71, 2014
3) 日本糖尿病学会（編）：科学的根拠に基づく糖尿病診療ガイドライン 2013, 南江堂，東京，p282-283, 2013
4) 日本糖尿病学会（編）：糖尿病専門医研修ガイドブック，第6版，診断と治療社，東京，p361-376, 2013
5) Brink S et al : Sick day management in children and adolescents with diabetes. Pediatr Diabetes 10 (Suppl 12)：146-153, 2009
6) 松木道裕：副腎皮質ホルモン投与．糖尿病研修ノート，診断と治療社，東京，p450-452, 2010
7) Van Raalte DH et al : Novel insights into glucocorticoid-mediated diabetogenic effects : towards expansion of therapeutic options? Eur J Clin Invest 39：81-93, 2009

12 こころの問題にどのように対応するのか

> **ポイント**
> - 糖尿病発症時における感情処理として起こる「否認」に対しては，患者自身のペースで療養できることを体験させることがその対策となる．
> - 糖尿病の教育は，患者の治療に対する日常生活の制約感や食事療法への陰性感情を減少させる．1型糖尿病に伴う摂食障害は，早期に発見し専門家に相談するべきである．
> - 糖尿病の治療（療養）は，日常生活に深くかかわり，生活の仕方，対人関係，仕事に干渉することを理解し，心理・社会的側面が糖尿病の管理に重大な影響力をもっていることを知る．
> - 落ち込んでしまったときや家庭，職場，学校でのトラブルがあるときは，一時的に目標を見直す，相談できる相手をみつける，療養以外の息抜きをみつける，といったことが役立つ．

1 糖尿病と診断されたとき

　糖尿病患者はさまざまなストレスを抱えているが，特に診断時に強い心理的危機が訪れるので医療者は注意を払う必要がある．悲嘆のプロセスと呼ばれるこの過程は，①ショック期：事実を受け入れられない時期，②悲嘆期：事実を認知し，強い悲しみにとらわれる時期，③解消期：新しい適応を求める時期，に分かれ（図1），これらの時期に沿った援助が必要とされる（表1）．

　糖尿病の診断時あるいは病名の告知時に，患者がどのような心理的反応を起こすかについて，2000年に患者約5,000人，医療者約2,000人を対象に世界13ヵ国でDAWN（Diabetes Attitudes, Wishes and Needs：糖尿病療養に関する態度，願望と要求）調査が実施された．このなかに，「糖尿病と診断されたときどのように思ったか」という質問がある．それによると，1型糖尿病患者では，「憂うつになった」（54％），「自分の人生へどんな影響が出るか心配だった」（50％），「はじめは信じられなかった」（47％），「家族のことを心配した」（47％），「一生続くということが理解できなかった」（41％），「人生で一番のショックだった」（40％）との回答があった．一方，「心配しなかった」（37％），「何かがわかってほっとした」（34％）もみられた．これらの回答は，「信じられない，ショック」→「将来に不安，家族が心配」→「憂うつ」と変化していくものであろうが，この流れは，1型糖尿病という病気がある日突然理由もなく自分に降りかかってきた予測不能の重大な事態であることを示している．このことが，「一生続くということが理解できなかった」という，一種の拒否につながり，「なぜ私が糖尿病にならなければならなかったのか」という根源的な問いかけや怒りを生む．1型糖尿病患者はこの問いに対する答えを得られぬまま，ただちに生きるためにインスリン治療を開始しなければな

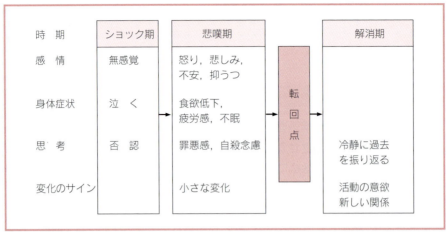

図1 悲嘆のプロセス

表1 時期に対応した心理・社会的援助法

●事実の告知からショック期	・現状や事実がどう認識されているかを明らかにする.
●悲嘆期	・感情が表現できる場を提供する. ・自殺念慮に注意する. ・失われたものの個人にとっての意味, 最も重大な喪失は何かを発見する.
●悲嘆期から解消期へ	・変化しようとする言動を発見する. ・新たに必要なセルフケア技術の指導.
●解消期	・利用できる社会資源を伝える. ・新しい状況への適応が自信につながる.

らない.「生きるために必要」と論理で理解しようとしても, 感情的に納得する猶予がない. 一方, 2型糖尿病においては,「あまり心配しなかった」(52%),「自己管理できていなかったことに罪悪感をもった」(47%),「何かがわかってほっとした」(45%) が多かった. ちなみに「憂うつになった」は37%,「はじめは信じられなかった」は34%であった. 頻度で比較すれば, 2型糖尿病は発症に対するショックや不安は有意に少ない. これは1型糖尿病に比べ, 発症時の身体症状が少なく現実感に乏しいこと, また治療法も食事や運動方法の変更など, 比較的身近なものであることが関係していると思われる. このような発症時の心理的反応は, 通常半年以内に収束に向かうことが知られている. しかしながら, 少数ではあっても, これらの反応が継続し, 糖尿病コントロールのために必要な自己管理行動が起こりにくい症例がある. 糖尿病発症に対する感情の処理の仕方で問題となるのは,「否認」である. 否認とは,「不安やつらさから逃れるために, 起こった現実を認めない」というこころの働き (防衛機制) である. 否認は, 初期の状況ではショックを和らげたり, 病気と闘う力を生み出し有効であるが, いつまでもこのような心の防衛が続くことは好ましくない. このサイクルに入っていないかどうかに気づくためには, 以下のことを患者が自問することが助けになる. ①ほんの少しであっても, 疲れやすい, 飲水量が増えた, ぼやけて見えるなどの症状がないか. ②きちんと病院や診療所へ行くことを避けていないか. ③糖尿病の話題を聞いたり, 見たり, 話したりすることを避けていないか. ④単に薬を飲んだり, インスリンを打つだけで糖尿病が

治療できていると思っていないか．⑤「ちょっと尿に糖が下りているだけ」，「ちょっと血糖値が高いだけ」，「糖尿病の気があるだけ」のように認識していないか．注意しておきたいことは，医療者の説明の仕方で「否認」をつくり出す可能性があることである．「否認」が生じるのは，患者が自分の状況に対して対処法がないと絶望的になることが引き金となる．糖尿病が治療可能な疾患であり，患者自身のペースで療養ができることを体験していくことが否認から抜け出す対策となる．

2 どうしても食べてしまうとき

　糖尿病治療のなかで最も困難なものを調査すると，大部分が食事療法と答える．感情負担度質問紙（Problem Areas in Diabetes：PAID）を用いた調査では，「いつも食べ物や食事のことが気になり負担である」と答えた患者が30％程度，また，「糖尿病のために食べる自由を奪われたことが問題である」と答えた患者が20％程度いる．食事療法は糖尿病治療の根幹をなすが，食べ物にあふれている社会環境のなかで，それまでの食習慣を修正しコントロールしていくことは必ずしも容易ではない．このことに関連して，2つの重要な報告がある．ひとつは，食事療法と日常生活の制約感あるいはQOLについての研究である．この結果によれば，食事療法の実行度が高いほど日常生活の制約感は強く，この制約感が強いほど，陽性感情（楽しさ）が低くなり，陰性感情（憂うつ感）が高くなる．しかしながら，そこに糖尿病教育という要素を入れると，糖尿病という病気の意味とその治療法をよく理解するほど食事療法の実行度は上がり，日常生活の制約感や陰性感情が軽減する．また，糖尿病をコントロールしていく自信が強いほど，食事療法の実行度は上がり，かつ日常生活の制約感は減少し，陽性感情も強くなった．もうひとつの研究は，食事療法を実行していくという決断をした患者の経過に関するものである．これによると，学んだ食事療法を一度の失敗もなく継続できる人は10％程度だった．逆に食事療法開始3ヵ月後には，約30％の人がもとの食事法に戻っていた．しかし，この失敗率はその後増えることなく安定する．この結果をみると，糖尿病をもつ人々の食事療法は，失敗を繰り返しながら正しい食事療法にたどりつく，努力の過程といえる．失敗の引き金となる，約40％を占める最大の理由は，「外的要因による誘惑」，すなわち，食べたいものがあった，見た，提供されたことである．そのほかには，無性に食べたくなった，人が食べているのを見た，空腹であった，いらいらしたなど環境因子や内的因子が続く．これらの高危険度状況に遭遇すると，80％程度の確率で食事療法が破られていた．したがって予防策としては，高危険度状況における対策を立て，訓練をしておくことが第一である．第二は，もし失敗した際に，それを繰り返さないようにすることである．

　1型糖尿病（多くは女性）においては摂食障害を伴うことがある．食事量や体重に関する過度な関心，無茶食いや自己誘発性嘔吐などがある場合には，専門家による治療が必要である．また，そのような訴えがない場合でも，①HbA1cの高値（10％以上），②繰り返す糖尿病ケトアシドーシス（diabetic ketoacidosis：DKA），③頻発する重症の低血糖，④指示されたインスリン量を打たない，⑤家族内の深刻なストレス，などがある場合は注意を要する．

3 家庭，職場，学校でのトラブルがあるとき

糖尿病があると，自身の療養，家庭や職場・学校での人間関係や出来事など，さまざまな場面でストレスが生じやすい．これらのストレスは大きく2つに分かれ，ひとつは糖尿病によるストレスであり，もうひとつは一般的なストレスである（図2）．糖尿病であることによるストレスについては，DAWN調査では以下のようなことが問題となっている．1型糖尿病では，半数以上の患者が，「体重のことが心配」，「糖尿病が悪くなっていくのが怖い」，「糖尿病であることがストレス」，「低血糖になるのでは」と回答した．また，2型糖尿病患者で半数以上が不安と答えた項目は，「体重のことが心配」，「インスリン治療になるのではないかと心配」，「きちんと治療しなければインスリン治療になってしまう」などがみられた．一般的なストレスについては，家族関係上の問題，仕事上の人間関係，近親者の死などの重大かつ持続するストレスなどがある．個々人のストレスと血糖コントロールについていえば，悪化する人もいれば，そうでない人もいる．問題はその違いが何によるかである．ストレスが血糖コントロールを悪化させる要因としては，ストレスに関連するホルモン（アドレナリンやコルチゾール）による直接上昇作用と自己管理行動のレベルが低下する，間接障害が考えられている．後者は，ストレスへの対処法として，飲酒や飲食によって紛らわそうとする人にみられる．しかしながら，同じストレスがかかっても，血糖コントロールが変化しない患者もいる．Peyrotらの研究によると，ストレスに対して怒り，いらだち，不安など感情をかき乱す方向で反応する人では，ストレスとHbA1cは正相関し，逆に冷静に反応したり，問題を解決していこうとする人では，HbA1cはストレスの影響を受けにくいという報告もある．また，ストレスがかかったときに援助してくれる人がいることは，ストレスのHbA1c

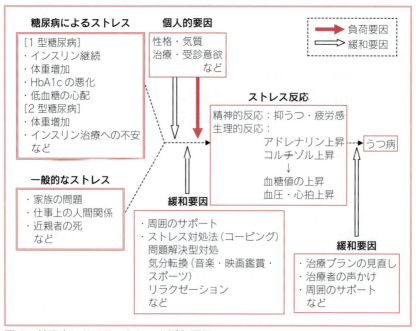

図2　糖尿病におけるストレスと緩和要因

への影響を緩和することが知られている．ストレス対処法には，音楽や映画鑑賞，スポーツが勧められ，意識してゆっくり深呼吸を行うリラクゼーションも有効である．笑いは食後の血糖上昇を抑制するといわれているので，生活に笑いを取り入れることも勧められる．

4 落ち込んでしまったとき

　糖尿病治療中には気分が落ち込むことが少なくないので，うつ病への進行防止が重要となる．糖尿病をもつ人にうつ病が合併する頻度は10〜20％程度で，一般人の約3倍と報告されている．うつ病という診断はつかなくても，「糖尿病をもって生きていくことを考えると憂うつになる」，「糖尿病を治療していくことから脱線したときに，罪悪感や不安を感じる」ことがあり，それがとても負担であると答える患者は日米を問わず25〜30％存在している．これが高じると，「糖尿病を治療していくことに疲れてしまった」という，いわゆる"燃え尽き"の状態となり，糖尿病に対する治療意欲が消失してしまう．うつ病の診断基準（DSM-Ⅳ）は表2の9項目のうち，1，2のいずれかを含む5項目が，2週間継続して存在しているときに大うつ病性障害と診断される．ただし，これらの症状が，社会的，職業的，またはほかの重要な領域における機能の低下を引き起こしていることが必要である．また，その症状が物質（乱用薬物，投薬）の作用であったり，身体疾患あるいは死別反応による場合はうつ病とは診断しない．糖尿病に合併するうつ病を診断する場合，糖尿病が原因と判断される身体症状（体重減少など）をカウントしないことを留意すべきである．うつ病を合併すると，身体活動が減少し，食生活が乱れ，自己管理行動の実行度が低下する．これらは血糖コントロールの悪化をもたらし，長期的には細小血管症や心血管疾患の発症率を高めることが報告されている．うつ病が疑われる場合には，専門家への紹介や併診が望ましいが，うつ病の多くが専門的な治療を受けていないという報告がある．うつ病という診断には至らなくても，糖尿病の治療に関連して，やる気がなくなった，憂うつである，治療を放棄したいという訴えは，時折みられる．このようなときは，一時的に目標を見直すこと，相談できる相手をみつけること，療養以外の息抜きをみつけること，などが役に立つ（図2）．

表2　大うつ病エピソード（DSM-Ⅳ）

1. 抑うつ気分がほとんど1日中，ほとんど毎日ある．
2. 興味，喜びの著しい減退がほとんど1日中，ほとんど毎日ある．
3. 著しい体重減少（ときに体重増加），食欲の減退（ときに増加）．
4. 不眠（早朝覚醒が多い），または睡眠過多がほとんど毎日ある．
5. 意欲低下のため動きが乏しくなる，または焦燥感がほとんど毎日ある．
6. 易疲労性，または気力の減退がほとんど毎日ある．
7. 無価値観，罪責感がほとんど毎日ある．
8. 思考力や集中力の減退，または決断困難がほとんど毎日ある．
9. 自殺念慮，自殺企図．

（DSM-Ⅳ-TR：精神疾患の分類と診断の手引，医学書院，東京，2004より）

参考文献

1) Anderson B, Rubin RR : Practical Psychology for Diabetes Clinicians, American Diabetes Association, Alexandria, 1996［中尾一和，石井　均（監訳）：糖尿病診療のための臨床心理ガイド，メジカルビュー社，東京，p157-167, 1997］
2) 石井　均：行動変化の患者心理と医師の対応．日内会誌 89：2356-2364, 2000
3) Alberti G : The DAWN (Diabetes Attitudes, Wishes and Needs) study. Pract Diabetes Int 19：22-24a, 2002
4) Friedman N (ed) : Caring for the Diabetic Soul, American Diabetes Association, Alexandria, 1997［石井　均（監訳）：糖尿病こころのケア，医歯薬出版，東京，1999］
5) Polonsky WH : Diabetes Burnout : What to Do When You Can't Take it Anymore, American Diabetes Association, Alexandria, 1999［石井　均（監訳）：糖尿病バーンアウト，医歯薬出版，東京，2003］
6) Polonsky WH et al : Assessment of diabetes-related emotional distress. Diabetes Care 18：754-760, 1995
7) 石井　均：糖尿病患者のQOL．QOL評価ハンドブック，池上直巳，福原俊一ほか（編），医学書院，東京，p70-79, 2001
8) Watkins KW et al : Effect of adults'self-regulation of diabetes on quality-of-life outcomes. Diabetes Care 23：1511-1515, 2000
9) 山本壽一ほか：糖尿病教育後患者における食事療法妨害要因の解析．糖尿病 43：293-299, 2000
10) Lloyd CE et al : Association between stress and glycemic control in adults with type 1 (insulin-dependent) diabetes. Diabetes Care 22：1278-1283, 1999
11) Peyrot MF, McMurry JF Jr : Stress buffering and glycemic control : the role of coping styles. Diabetes Care 15：842-846, 1992

13 子どもの糖尿病

> **ポイント**
> - 1型糖尿病の多くはその成因に自己免疫機転が関与する．また，2型糖尿病は学校検尿で発見されることも多く，肥満が6〜8割にみられる．
> - 1型糖尿病の治療はインスリン療法が主体で，新しいインスリン製剤やポンプ療法の導入により食生活や活動などのQOLの改善や低血糖の不安軽減などが得られるようになってきている．
> - 2型糖尿病の治療は食事と運動が基本で，達成可能な目標を掲げながら長期療養指導計画が必要である．合併症の併発も早いので，薬物療法の導入も積極的に考慮する．
> - 課外活動，修学旅行などの学校におけるすべての行事に参加可能であり，その参加が患児の自己管理能力を高める．
> - サマーキャンプは，医療技術の進歩により，医療キャンプとしての性格から患児の自立を促す内容の企画へ移り変わってきている．

1 子どもの糖尿病の種類と特徴

A 1型糖尿病

　糖尿病は小児においても1型糖尿病と2型糖尿病が主体である．1型糖尿病の病態の中心が膵β細胞の枯渇に対するインスリン治療であることより，従来の呼称であるインスリン依存型と混同して用いないようにすべきである．また，1型糖尿病は小児や思春期の若年発症に限るものではない．1型糖尿病の多くはその成因に自己免疫機転が関与するものが多く，1Aと分類する．膵β細胞特異自己抗体を血液検査で間接的に証明することが多い．しかし，幼児期発症1型糖尿病ではGAD（glutamic acid decarboxylase）抗体が陰性のことも少なくなく，IA-2（insulin-associated antigen-2）抗体のみ陽性のこともある．自己抗体陰性の場合は1Bと分類する．成人や妊婦で問題となる劇症1型糖尿病は日本で提唱された亜型だが，小児急性発症例はまれである．

2型糖尿病

　2型糖尿病はしばしば学校検尿で発見される．肥満が6〜8割にみられる（図1）．非肥満の2型糖尿病もあり，無症候性で発見される1型糖尿病もある．したがって，自己抗体検査は肥満でも非肥満でも診断時に行う．2型糖尿病でも糖尿病ケトアシドーシスを呈することがまれではなく，肥満思春期男子に多い．糖質を含む清涼飲料水を大量に飲む習慣がしばしば認められる．2型糖尿病では家族歴が診断時にもすでに約半数認められる．また，小児・思春期発症2型糖尿病では日本人にも出生時体重が4,000g超の過出生体重児，逆に2,500g未満の低出生体重児である割合が同年代出生対照児より有

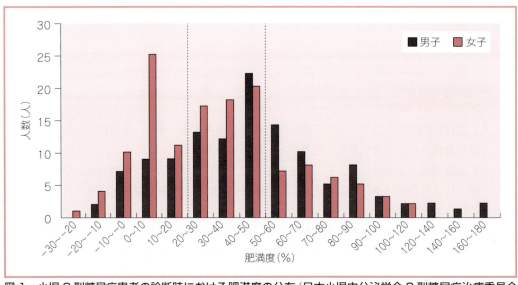

図1　小児2型糖尿病患者の診断時における肥満度の分布（日本小児内分泌学会2型糖尿病治療委員会報告）
　肥満度20%以上は，男子で78%（97人），女子で63%（86人）．
　肥満度50%以上の高度肥満は，男子で39%（47人），女子で23%（31人）．
（杉原茂孝ほか：ワークショップ若年発症2型糖尿病，日本糖尿病学会総会，2004より）

意なU字型の罹患率が報告された．子宮内発育不全・未熟児などの既往も加え，メタボリックシンドロームの危険因子として考えられるようになっている．

C その他の特定の機序・疾患による糖尿病

　その他の特定の機序・疾患による糖尿病も小児科領域で診断されることが多い．新生児糖尿病は一過性のものと永続性のものがあるが，近年それぞれ6番染色体の異常や，膵β細胞K_{ATP}チャネルの遺伝子異常，インスリン遺伝子の異常などがわかってきている．インスリン治療からスルホニル尿素薬へ治療移行できるなど成因による病態に沿った治療が可能な場合がある．

　単一遺伝疾患としてのいわゆる"若年発症成人型糖尿病（maturity onset diabetes of the young：MODY）"のような3世代にわたる優性遺伝が想定される糖尿病家族歴がある場合は，遺伝子解析が望まれる．膵の発生に関連する転写因子やインスリン分泌に関連する遺伝子の異常が多いので，非肥満であることが多い．また，家族内における治療の違いもしばしば認め，インスリン治療の適応もさまざまである．腎嚢胞などの合併発生異常や糖尿病合併症への進展も異常遺伝子によって特徴がある．ミトコンドリア遺伝子異常は比較的多い糖尿病の成因となり，母系遺伝を認め，難聴や脳神経異常などミトコンドリア機能異常に伴う併発症状も診断の手がかりとなる．また，各種染色体異常疾患や症候性肥満を伴う症候群などに糖尿病を併発しやすいものがある．これら糖尿病は予後，併発異常など療養指導に特有な面もあるので，成因に基づく診断は明確にする必要がある．

糖尿病と成長発育・思春期

　糖尿病における発症・進展においてはインスリン抵抗性が問題になるが，思春期自体が生理的に人生で最も抵抗性が強くなることがしばしば問題となる．1型・2型糖尿病ともに発症が思春期に急増する理由である．基本的には成長ホルモンの分泌増加が関与している．糖尿病がすでに発症している場合には，インスリン必要量も増加し，血糖コントロールが不安定になる要因となる．成長，思春期発育加速における摂取エネルギーの必要増加も増悪要因になりやすい．一方，これらの問題は思春期のインスリン抵抗性が終われば軽減するので，治療は容易になってくる．表1に性・年齢・身長・生活強度別のエネルギー消費量の目安を示す．

　1型糖尿病においても小児肥満の増加の影響が"発育加速仮説（accelerator hypothesis）"として指摘されている．日本においては明確でないが，欧米での幼児期症例の増加はこのような環境素因にもあるとされている．肥満による膵β細胞への負荷がアポトーシスの誘因となり，また自己免疫機転にも関与するとの検討である．このように従来肥満2型糖尿病と考えられていた症例のなかに膵自己抗体陽性者が少なくないことが欧米での思春期例で認められている．

表1　推定エネルギー必要量の算出表（小児・思春期）

● 男子

年齢	基準身長 (cm)	基礎代謝量 (kcal/日)	活動レベルI (kcal/日)		活動レベルII (kcal/日)		活動レベルIII (kcal/日)		備考
			BM×1.5	食事摂取基準	BM×1.75	食事摂取基準	BM×2.00	食事摂取基準	
3〜5	103	890	−	−	1,558	○1,300	−	−	○×1.5
6〜7	120	980	1,470	1,350	1,715	●1,550	1,960	1,700	●×1.6
8〜9	130	1,120	1,680	1,600	1,960	1,800	2,240	★2,050	★×1.9
10〜11	143	1,330	1,995	1,950	2,328	2,250	2,660	★2,500	★×1.9
12〜14	160	1,490	2,235	2,200	2,608	2,500	2,980	★2,750	★×1.9
15〜17	170	1,580	2,370	2,450	2,765	2,750	3,160	3,100	
18〜29	171	1,510	2,265	2,250	2,643	2,650	3,020	3,000	

● 女子

年齢	基準身長 (cm)	基礎代謝量 (kcal/日)	活動レベルI (kcal/日)		活動レベルII (kcal/日)		活動レベルIII (kcal/日)		備考
			BM×1.5	食事摂取基準	BM×1.75	食事摂取基準	BM×2.00	食事摂取基準	
3〜5	103	850	−	−	1,488	●1,250	−	−	●×1.5
6〜7	119	920	1,380	1,250	1,610	○1,450	1,840	1,650	○×1.6
8〜9	130	1,040	1,560	1,500	1,820	1,700	2,080	★1,900	★×1.9
10〜11	141	1,200	1,800	1,750	2,100	2,000	2,400	★2,250	★×1.9
12〜14	155	1,360	2,040	2,000	2,380	2,250	2,720	★2,550	★×1.9
15〜17	157	1,280	1,920	2,000	2,240	2,250	2,560	2,500	
18〜29	158	1,120	1,680	1,700	1,960	1,950	2,240	2,250	

BM：basal metabolism（基礎代謝量）
○●★：年齢階級別にみた基礎代謝量に，備考に示した別の係数を掛けて，食事摂取基準を求めた．

（厚生労働省策定：日本人の食事摂取基準2010年版，第一出版，東京，2010より）

思春期における肥満と2型糖尿病との関連はメタボリックシンドロームの重要な課題である．1型糖尿病においても思春期の肥満は心血管病変を助長する．

E 日本人における特徴

日本人における1型糖尿病は欧米白人の1/30〜1/10で，発症率は10万人あたり約3人程度である．おそらく1型糖尿病の遺伝的疾患感受性のほぼ半分を決めるHLAにおける人種的特徴として欧米白人にみられるDR3に連鎖するハプロタイプがないことが理由のひとつと考えられる．欧米白人ではこのDR3とDR4を同時にもつことが，若年発症および急性発症の症例が多い理由とも考えられる．日本人ではDR3とは別にDR9が特徴的であるが，DR3と同じような若年発症や急性発症の要因とはなっていない．日本人では学校検尿で無症状のうちに発見される"緩徐進行"といわれるような，診断時にはインスリン依存が明確でない1型糖尿病の存在がある．欧米にも成人で膵自己抗体をもち緩徐にインスリン依存へ進行する緩徐発症成人自己免疫性糖尿病（latent autoimmune diabetes mellitus in adults : LADA）と呼ばれる1型糖尿病が存在するが，日本では小児期にも存在する．

一方，2型糖尿病は小児全体の罹患率は1型糖尿病とほぼ同じであるが，思春期発症に限れば，罹患率は2型糖尿病のほうが高いとされている．日本人は2型糖尿病の疾患感受性が高い人種といえる．日本人でも成人に比べ小児症例では肥満症例が多いものの，北米ネイティブアメリカン，アフリカ系米国人，ラテンアメリカ人などほかの2型糖尿病発症の多い人種に比べてもその程度は軽い．近年メタボリックシンドロームの概念が普及し，小児でも肥満度［または体格指数 BMI（body mass index）の性別年齢別パーセンタイル値］より腹囲のほうが2型糖尿病の予知率が高いとの検討も出てきている．日本人小児における腹囲のパーセンタイル値が報告されてきており，これによって2型糖尿病のみならず高血圧，脂質異常症との関連も含めて心血管病変へのメタボリックシンドロームとしてのリスクが明確にされる．また，日本では小児・思春期発症例でも2〜3割は非肥満である．しばしばMODY関連遺伝子の多型の関与が指摘されているが，いまだ明確でない．肥満の程度の軽いことも併せ，インスリン分泌障害が日本人2型糖尿病の根幹にある．特に家族歴がある症例や出生時体重が2,500 g未満である場合では肥満度は大きくない傾向もあり，また薬物療法への移行も早い．

2 治療の原則

A 1型糖尿病—生活に合わせたインスリン投与

多様なインスリンアナログ薬の登場により1型糖尿病の治療は変わってきている．特に食事時の追加投与に適した超速効型インスリンの導入は，食事時間の制約，さらに食事量の変化へも対応ができるようになっている．食事中の糖質量に応じて必要インスリン投与量を計算するカーボカウントは日本でも普及してきている．多様な料理をもつ日本では欧米とは異なる面が指摘されてきており，基礎インスリン量は欧米での報告に比べ少なく，1日投与量の3〜4割のことが多い．

基礎インスリンとして持効型溶解インスリンが導入され，超速効型インスリンを用いた食事の自由度がさらに増している．また，低血糖の，特に夜間低血糖防止は重要であ

表2 血糖コントロールの目標値

コントロールの水準	理想(非糖尿病)	適切	不適切(介入提案)	ハイリスク(介入必要)
臨床的評価				
高血糖	高血糖なし	無症状	多飲,多尿,夜尿	視力障害,体重増加不良,発育不良,思春期遅延,学校出席不良,皮膚または全身感染,血管合併症の所見
低血糖	低血糖なし	軽度の低血糖 重症低血糖なし	重症低血糖の発生(意識障害,痙攣)	
生化学的評価				
SMBG 値 (mg/dL)				
早朝,食前	65〜100	90〜145	>145	>162
PG (mg/dL)				
食事 PG	80〜126	90〜180	180〜250	>250
就寝時 PG	80〜100	120〜180	<120 or 180〜200	<80 or >200
夜間 PG	65〜100	<80〜161	<75 or >162	<70 or >200
HbA1c (%)	<6.05	<7.5*1	7.5〜9.0*1	>9.0*2

注1)　示した目標値はガイドラインとしての値であり,重症低血糖や頻回の軽度〜中等度の低血糖を起こさず,できる限り正常に近い血糖値を達成するよう各症例に適した目標値をもつべきである.
　2)　示した目標値は,重症低血糖の既往や無自覚低血糖の有無などの要因により各症例で調節されるべきである.
*1: これらの値は臨床的研究あるいは専門医の意見に基づいているが,厳格な確証に基づく推奨はない.多くの血糖測定器械は PG(血漿血糖値)表示であるため PG として表記した.
*2: DCCT における成人の従来治療法の平均 HbA1c 値は 8.9%である.DCCT, EDIC ともにこの値以上であると予後不良であると報告しているため,9.0%以上をハイリスクとし,それ以下を推奨値としている.

(http://www.ispad.org/index_html より)

る.さらに,早朝高血糖の原因となる暁現象(dawn phenomenon)の軽減にも,就寝前持効型溶解インスリンの使用が有効なことが多い.

　DCCT(Diabetes Control and Complications Trial)の成人と思春期症例での比較では,同じ頻回注射法でも思春期症例で HbA1c が 1%ほど悪かった.これは上述した思春期のインスリン抵抗性に伴うインスリン注射量の増加とそれに伴う血糖コントロールの不安定性による重症低血糖が増えたためである.この当時の食前速効型(レギュラー)インスリンと NPH インスリンでは HbA1c が低くなるほど低血糖が増加するということもあった.いずれにせよ,追跡調査で合併症進展を調べた EDIC(Epidemiology of Diabetes Interventions and Complications)研究では,少なくとも当時 HbA1c が良好であったものほどその後の合併症も少ないことが確認されている.このような長期予後への効果をメタボリックメモリーと呼んでいる.

　現在は持効型溶解インスリンにより,血糖日内変動幅の減少や低血糖頻度の低下が認められてきている.頻回注射以外の選択肢として,持続皮下インスリン注入療法[continuous subcutaneous insulin infusion(CSII)またはポンプ療法]が欧米に比べ普及は遅れているが,利用する施設も増えている.超速効型インスリンのみを用いて食事などに対する追加インスリンと基礎インスリンの両方を確保できる.テフロン針を留置するので 3 日程度差し替えの必要がない.また,暁現象時などの基礎インスリン増加のプレプログラムや,運動時の一時的減量,入浴時などのポンプ中断も可能である.最近は頻回に注射することが難しい幼少児への導入が増えてきている.

小児での血糖コントロールの目標は，成人における合併症進展のリスクに基づく目標よりも，生活の質や低血糖の軽減を根拠としたコンセンサスが提案されている．そこで，国際的に小児思春期糖尿病を研究している団体（International Society for Pediatric and Adolescent Diabetes：ISPAD）からのコンセンサスガイドラインを表2に示す．この目標は米国糖尿病学会（ADA）でも追認されている．

B 2型糖尿病─治療戦略の課題

　食事療法と運動療法が治療の基本である．これらは，バランスのとれた食生活と活動的な日常，という面での生活習慣の是正である．思春期にすでに糖尿病と診断されている場合は，生活習慣の是正とともに薬物療法の早期導入も視野に入れておく必要がある．肥満者においては減量が重要である．しかし，急激な減量目標の設定や，厳しい食事制限は長期的には脱落の原因となる可能性も高い．現に学校検尿で発見されるような思春期肥満2型糖尿病は，しばしば血糖コントロールは容易に改善する．これら患児は多少の体重減少でも，HbA1cは容易に正常化する．しかし，長期的にはフォロー中断となることも多く，若年成人期にすでに糖尿病合併症が出現してしまうこともまれではない．むしろ1型糖尿病より予後は悪い現状にある．これらの症例では一見，血糖コントロールが正常化した時期にも潜在的なインスリン分泌異常は存在し，またメタボリックシンドロームとしての内臓肥満（腹囲増加），高血圧，脂質異常症の異常は出現しやすいままとなっていることが多い．

　日本人思春期2型糖尿病では非肥満または軽度肥満であることが少なくないが，これらの症例でも体重減量と食事制限のみが厳しく指導されることも課題である．これらの症例では肥満2型症例よりHbA1cの改善は容易でなく，また家族歴のある場合はさらにその傾向が強い．血糖コントロール基準は明確になっていないが，1型糖尿病とは異なり成人と同じ目標で問題ないと考えられる．今後はHbA1c＞7.0%が持続すれば薬物療法の早期導入が考慮される．肥満や肥満傾向にあるものは欧米にならいメトホルミンが第一選択となる．また，思春期においてもメタボリックシンドロームの個々のリスクに対応したインスリン抵抗性改善薬，さらにはスタチン製剤やアンジオテンシンⅡ受容体拮抗薬（ARB）などの降圧薬などの併用も検討される．現状でもインスリン治療が，清涼飲料水関連糖尿病などの診断初期のみならず，経過で導入される症例も少なくない．

　生活習慣病としての2型糖尿病は，家族，学校，社会における患児の精神的な葛藤の結果でもあり，また原因となる側面がある．さらに家族歴があれば，遺伝的要因のみならず環境的にも問題が複雑化する．生活習慣の是正はその個人が克服すべき課題のみならず，社会全体が生み出している問題の是正も必要とする．多感な思春期自体の精神的不安定さが2型糖尿病に併存する行動様式のゆがみによってさらに増幅される場合も少なくない．いじめ，不登校，引きこもり，母（父）子家庭など精神的葛藤の病態が併存していることに注意を喚起すべきである．いずれにせよ達成可能な目標を掲げながら，フォローの中断をなくす長期療養指導計画の確立が急務である．

3 学校生活

　糖尿病自体は原則的に学校生活におけるあらゆる活動を制限すべきでない疾患であ

る．課外活動および修学旅行などすべての行事に参加可能であり，その参加が患児の自己管理能力を高める．

　1型糖尿病においては学校でのインスリン自己注射が妨げられない環境整備が必須である．基本的には特別な場所も，アルコールでの消毒も必要ない．目立たないところで手早く注射できるような協力があればよい．しかし，本人に負担であれば，強制は避ける．友だちとの関係を含めて低血糖が最大の問題である．低血糖が起こりやすい時間帯ではその前の補食が必要であることも連絡しておく．低血糖時でのブドウ糖（用意がなければ分包砂糖やジュースなど）の服用は必須である．本人が対応できない状況まで進むこともあるので，対応法をあらかじめ友だちに教えておくことも望まれる．友だちに糖尿病を知られたくない人もまだ少なくないが，一般的な話として授業などで1型糖尿病について教える機会を設けてもらうのも一案である．学校で血糖自己測定までする必要はあまりない．カーボカウント法などを行ううえで，給食の献立ではエネルギーおよび三大栄養素内容などをあらかじめ家庭へ配布することは，1型・2型糖尿病や肥満対策を含め，必要性は高まっている．

　2型糖尿病においては生活習慣が根幹にあり，さらに精神的葛藤を生み出しやすい病態への対応も考慮する．バランスのとれた食生活の指導が学校教育全般で求められる．活動的生活環境の確立を含め，家庭・学校での問題を相談できるスクールカウンセラーに参加してもらうこともある．家庭での環境整備が必要なこともあり，定期的な受診がしやすい支援体制や地域保健師の関与も課題である．

4　サマーキャンプについて

　日本では1型糖尿病患児の多い病院といえども，なかなかお互いに友好や情報交換の場を単独で行うことは難しい．そこで，各地域でサマーキャンプが企画され，同年代の糖尿病患児同士の友好や互いの励みになる場をつくれるようになってきた．治療に伴う手技や低血糖などのトラブルへの対処法など，医療キャンプとしての性格に従来は偏ることが多かった．一方，医療技術の進歩により，手技や対処に多くの医療スタッフを揃える必要は減ってきており，糖尿病患児の自立を促すうえでも先輩患者やキャンプを盛り上げてくれるボランティア学生などを中心としたキャンプ企画が重要となってきている．糖尿病についての情報はネットなどにより容易に入手できるようになっているので，それらを活かしたり，実践者の体験を分かち合う機会ともなる．いずれにせよ，キャンプは病院ではわからない糖尿病の子どもたちの実情が反映される絶好の機会であり，楽しく活動的な生活のなかで，子どもたちが自信をもち，互いに励まし協調し合うものにしていかなければならない．

　各地域のキャンプは，責任者，指導者などの違いにより必ずしも同じではない．しかし，それぞれの特性を活かしつつ，年々工夫が加えられているので，キャンプ前後に意見を交換することは大変重要である．また，日本糖尿病学会の専門医取得に小児領域では必須の条件となっている．各地のキャンプの費用もキャンプの方針によって異なるが，糖尿病患者と医療者の団体である日本糖尿病協会を通して補助金も交付されている．

14 高齢者の糖尿病

> **ポイント**
> - 高齢者の糖尿病では，罹病期間が長いため重篤な臓器障害を有する症例が多い．
> - 食事療法，運動療法は，高齢者個々の能力差に応じて指導する．
> - 服用薬剤が多くコンプライアンスも悪いため十分な服薬指導が必要である．
> - 高齢者の糖尿病の管理不良の最大要因は認知機能障害である．
> - 高齢者の血糖コントロールは HbA1c の値だけで判断してはならない．
> - よりよい糖尿病管理のためには身体面，精神心理面，社会経済面の3構成領域を総合的に把握するため，高齢者総合的機能評価（CGA）を用いる．

1 高齢者の糖尿病の特徴

平成19年（2007年）の厚生労働省の調べでは男性の60歳代39.4％，70歳代の41.0％，女性の60歳代31.1％，70歳代の37.4％が糖尿病かその可能性を否定できない者であると報告されている．高齢化社会が進んでいくなかで糖尿病患者の60％は60歳を超えている．高齢者の糖尿病は，生理的・環境的に，若年や壮年とは異なることが多い．

A 臨床的特徴

高齢糖尿病患者は年齢が高くなるほど合併症の頻度は高い．高齢者では加齢に伴う筋肉量の低下（サルコペニア，sarcopenia），ロコモティブシンドロームによる運動量の低下，体脂肪量の相対的増加，インスリン分泌能の低下などの生理的変化や，歯周疾患，調理の単純化などによる糖質過剰な食事や軟食などの摂取傾向が高くなり，血糖コントロールの日内変動の乱れが大きくなる．シックデイでは高血糖をきたしやすくなる．高血糖による脱水状態でも口渇感が欠如し，非ケトン高浸透圧性昏睡の危険が増す．また自律神経障害による無自覚低血糖症状も多く，遷延的な低血糖状態は認知機能の悪化の原因ともなる．ADL の低下や認知症の発症は糖尿病療養において最も重要である自己管理能力を低下させ，家族や介護者の支援が必要になってくる．

B 評価

高齢者総合的機能評価（comprehensive geriatric assessment and team approach：CGA）は高齢者の医学的評価と身体的評価を，①基本的生活動作，②手段的動作，③認知機能，④情緒，⑤コミュニケーション，⑥社会環境，に分けて評価するものである．これを受け日本糖尿病学会の『科学的根拠に基づく糖尿病診療ガイドライン2013』では，①生命予後，②糖尿病の状態，③他疾患の状態，④日常生活機能（ADL），⑤精神機能・心理状態，⑥社会・経済的状態，⑦QOL，の7項目について考慮すべきであるとしている（表1）．

表1　高齢者の糖尿病の治療において特に考慮すべきこと

生命予後	
糖尿病の状態	耐糖能，病型，病態，合併症の状態など
他疾患の状態	他疾患の有無，重症度，生命予後など
日常生活機能	
基本的ADL	食事，排泄，移動，更衣，整容，入浴
手段的ADL	買い物，調理，家事，家計，電話，薬の管理，利用可能な交通手段，社会活動
精神機能・心理状態	
認知機能	改定長谷川式スケール，ミニメンタルテスト：MMSEなど
うつ状態	Geriatric Depression Scale: GDS15による評価
意欲	鳥羽式スケールなどで評価
社会・経済的状態	家族構成，家族や友人との交流状態，住居，経済的状態，地域の介護機能など
QOL	フィラデルフィア老年医学センター（PGC）モラールスケール

［日本糖尿病学会（編）：科学的根拠に基づく糖尿病診療ガイドライン2013，南江堂，東京，p250，2013より作成］

①生命予後
②糖尿病の状態：病型，病態，合併症の有無とともに罹病期間，治療法やコントロール状況について評価．高血糖，低血糖，食事時間，摂取量，好みなども情報とする．
③他疾患の状態：癌や整形外科的疾患など生命予後，日常生活に影響を与える疾患の評価．生命予後が短いときには残された寿命を有効に過ごすことを優先すべき，整形外科的疾患や視力障害などがあればADLを含め療養活動も制限．
④日常生活機能：基本的ADLは食事，排泄，移動，更衣，入浴，整容などの行動の評価．基本的ADLはバーセルインデックス（Barthel index）（表2）を用いて点数化．手段的ADLはいくつかの行動が組み合わさったADLであり，認知症の診断の契機となることもある．老研式活動能力指標（表3）は，13の質問からなり，質問の1～5は手段的ADLを，6～9は知的活動を，10～13は社会的活動を示している．
⑤精神機能・心理状態：認知機能，うつ状態，意欲の評価であり，糖尿病の自己管理を含め療養行動の開始，維持には必要な情報．認知機能のスクリーニングは改定長谷川式認知機能検査やミニメンタルテスト（MMSE）（表4）を用いる．MMSEは23点未満で認知症と診断されるが，糖尿病では24点～27点程度でも認知症が隠れており専門医の診断が必要．高齢者の「うつ」は糖尿病療養の大きな阻害要因で，Geriatric Depression Scale（GDS15）（表5）を用いる．10点以上がうつ状態，5～9点がうつ傾向．意欲については鳥羽式評価などを用いて評価する．
⑥社会・経済的状況：生活，仕事，余暇などの状況とともに，家族構成やキーパーソンを確認しておく．特に食事の買い物，用意は患者自身が行っているのか，家族か介護サービスなどの社会資源かを確認しておく．服薬管理やインスリンの自己注射が可能か，家族の支援が必要であるかは薬物療法選択のうえでも重要な情報．
⑦QOLの評価：「主観的幸福感：モラール」として尺度評価される．Philadelphia Geriatric Center Morale Scale（PGC）モラールスケールでは「老いに対する態度」5項目，「孤独感・不満足感」6項目，「心理的動揺」6項目の17項目からなっている．高点数ほどモラールは高い．

表2 基本的ADL（バーセルインデックス：Barthel index）

項目	配点
1 食事	10：自立，自助具などの装着可，標準的時間内に食べ終える 5：部分介助（たとえば，おかずを切って細かくしてもらう） 0：全介助
2 車椅子からベッドへの移動	15：自立，ブレーキ，フットレストの操作も含む（非行自立も含む） 10：軽度の部分介助または監視を要する 5：座ることは可能であるがほぼ全介助 0：全介助または不可能
3 整容	5：自立（洗面，整髪，歯磨き，ひげ剃り） 0：部分介助または不可能
4 トイレ動作	10：自立，衣服の操作，後始末を含む，ポータブル便器などを使用している場合はその洗浄も含む 5：部分介助，体を支える，衣服，後始末に介助を要する 0：全介助または不可能
5 入浴	5：自立 0：部分介助または不可能
6 歩行	15：45m以上の歩行，補装具（車椅子，歩行器は除く）の使用の有無は問わない 10：45m以上の介助歩行，歩行器の使用を含む 5：歩行不能の場合，車椅子にて45m以上の操作可能 0：上記以外
7 階段昇降	10：自立，手すりなどの使用の有無は問わない 5：介助または監視を要する 0：不能
8 着替え	10：自立，靴，ファスナー，装具の着脱を含む 5：部分介助，標準的な時間内，半分以上は自分で行える 0：上記以外
9 排便コントロール	10：失禁なし，浣腸，坐薬の取り扱いも可能 5：ときに失禁あり，浣腸，坐薬の取り扱いに介助を要する者も含む 0：上記以外
10 排尿コントロール	10：失禁なし，収尿器の取り扱いも可能 5：ときに失禁あり，収尿器の取り扱いに介助を要する者も含む 0：上記以外

（Mahoney FI et al：Md St Med J 14：61-65, 1956 より）

C 血糖コントロール

　血糖値のコントロールは高齢者であっても日本糖尿病学会の示す値を目指すべきである．65歳以上の糖尿病患者の死亡リスクはHbA1c 7.0～7.9％が最も低く，6.5％未満の死亡リスクは9.0～9.5％に匹敵するとする報告もある．厳格なコントロールにより低血糖をもたらし，死亡率を高めたと考えられている．また入院を要するような低血糖は認知症のリスクが高くなることも指摘されている．

　高齢者総合的機能評価（CGA）により何らかの理由で厳格なコントロールを行うことが困難な場合には厚生労働省の長寿科学総合研究班の報告から，空腹時血糖値140mg/dL，食後血糖値250mg/dL，HbA1c 7.4％を目指すようにする．またCGAによる評価が著しく悪く，家族や介護支援が得られ難い場合には，栄養失調，脱水にならないよう

表3 老研式活動能力指標

	項目	配点		評価
		1点	0点	
1	バスや電車を使って一人で外出ができますか	はい	いいえ	手段的ADL
2	日用品の買い物ができますか	はい	いいえ	
3	自分で食事の用意ができますか	はい	いいえ	
4	請求書の支払ができますか	はい	いいえ	
5	銀行預金,郵便貯金の出し入れが自分でできますか	はい	いいえ	
6	年金などの書類が書けますか	はい	いいえ	知的ADL
7	新聞などを読んでいますか	はい	いいえ	
8	本や雑誌を読んでいますか	はい	いいえ	
9	健康についての記事や番組に関心がありますか	はい	いいえ	
10	友達の家を訪ねることがありますか	はい	いいえ	社会的ADL
11	家族や友達の相談にのることがありますか	はい	いいえ	
12	病人を見舞うことができますか	はい	いいえ	
13	若い人から話しかけられることがありますか	はい	いいえ	

(古谷野 亘ほか:日公衛誌 34:109-114, 1987 より)

に管理し,高血糖や低血糖による昏睡を避けるようにする.

2 高齢者の糖尿病の注意点

肉体的加齢とロコモティブシンドローム

　高齢者では骨格筋を中心とした筋力の低下や筋肉量の低下した状態(サルコペニア),骨粗鬆症,変形性脊椎症,変形性膝関節症などによる歩行を中心とした運動困難状態(ロコモティブシンドローム)をきたしやすい.筋肉量の低下はインスリン抵抗性を増すとともに運動量の低下をもたらし,血糖値のコントロールが悪化しやすくなる.また高齢者のロコモティブシンドロームはADLの低下をもたらし転倒の原因となる.高齢糖尿病患者の転倒により生じる骨折などは寝たきり状態となる危険が高くなり認知症のリスクでもある.

　早期発見のためには日本整形外科学会の「ロコモーションチェック(ロコチェック)」を行う.ロコチェックは①家の中でつまずいたり滑ったりする,②階段を上るのに手すりが必要である,③15分くらい続けて歩けない,④横断歩道を青信号で渡りきれない,⑤片脚立ちで靴下がはけない,⑥2kg程度の買い物をして持ち帰るのが困難である(1Lの牛乳パック2個程度),⑦家のやや重い仕事が困難である(掃除機の使用,布団の上げ下ろしなど)の7項目である.これらの項目が1つでも該当すればロコモティブシンドロームであり,運動療法として,開眼片足立ち,スクワット(机などの支点利用),など行うことが勧められている.日常の生活活動を維持できる筋肉を作ることが必要である.

糖尿病と認知症

　糖尿病の認知症発症の相対リスクは非糖尿病者の1.5〜3倍程度と報告されており,

表4 MMSE（Mini-Mental State Examination）

設問	質問内容	回答	得点
1（5点）	今年は何年ですか	年	0　1
	今の季節は何ですか		0　1
	今日は何曜日ですか	曜日	0　1
	今日は何月何日ですか	月	0　1
		日	0　1
2（5点）	この病院の名前は何ですか	病診	0　1
	ここは何県ですか	県	0　1
	ここは何市ですか	市	0　1
	ここは何階ですか	階	0　1
	ここは何地方ですか	地方	0　1
3（3点）	物品名3個（桜，猫，電車）		0　1
	［1秒間に1個ずつ言う．その後，被検者に繰り返させる．正答1個につき1点を与える．3個全て言うまで繰り返す（6回まで）］		2　3
4（5点）	100から順に7を引く（5回まで）		0　1
			2　3
			4　5
5（3点）	設問3で提示した物品名を再度復唱させる		0　1
			2　3
6（2点）	（時計を見せながら）これは何ですか		0　1
	（鉛筆を見せながら）これは何ですか		0　1
7（1点）	次の文章を繰り返す 「みんなで，力を合わせて綱を引きます」		0　1
8（3点）	（3段階の命令） 「右手にこの紙を持ってください」 「それを半分に折りたたんでください」 「それを私に渡してください」		0　1 0　1 0　1
9（1点）	（次の文章を読んで，その指示に従ってください） 「右手をあげなさい」		0　1
10（1点）	（何か文章を書いてください）		0　1
11（1点）	（次の図形を書いてください）　←（重なり合う五角形）		0　1
		得点合計	

（Folstein MF et al：J Psychiat Res 12：189-198, 1975 より）

久山町研究の最近の報告では血管性認知症よりアルツハイマー病が増加してきている．血管性認知症の場合には血管イベントに伴い発症し，患者自身も認知機能の低下を自覚することが多いがアルツハイマー病では発症の自覚もなく医療者側も気がつかないことも多い．

　認知症は，中核症状として，記憶障害，見当識障害，判断力障害，高次脳機能障害があるが初期には記憶障害，見当識障害がみられる．記憶障害は食事や服薬行動の遵守が

表5　老年期うつ病評価尺度（Geriatric Depression Scale：GDS）
評価基準：0～4 うつ症状なし；5～10 軽度のうつ病；11～重度のうつ病.

過去1週間の気分に最も近い答えを選んでください		
1. 基本的に自分の人生に満足していますか？	はい	いいえ
2. 活動的でなくなったり興味を失ったことはありましたか？	はい	いいえ
3. 常に幸福だと感じますか？	はい	いいえ
4. 外に出て新しいことを始めるより家の中にいるほうがいいですか？	はい	いいえ
以上の質問でまったくうつ症状の答えがみられない場合はここで止めます．一つでもうつ症状の答えがある場合は，以下の質問に進んでください．		
5. 人生が空っぽだと感じますか？	はい	いいえ
6. よく退屈しますか？	はい	いいえ
7. いつも上機嫌でいますか？	はい	いいえ
8. 何か悪いことが起こりそうだと心配していますか？	はい	いいえ
9. 無力感を感じますか？	はい	いいえ
10. 他人に比べ，記憶力に問題があると感じますか？	はい	いいえ
11. 生きていることは素晴らしいと思いますか？	はい	いいえ
12. 現在の自分を無価値なものと感じますか？	はい	いいえ
13. 気力に満ち足りていますか？	はい	いいえ
14. 自分では状況をどうすることもできないと感じますか？	はい	いいえ
15. ほとんどの人は自分よりも裕福だと思いますか？	はい	いいえ

(Neal RM, Baldwin RC : Age Ageing 23 : 461-464, 1994；Van-Marwijk et al : Br J Gen Pract 45 : 195-199, 1995 より)

困難となる最大の理由となる．食事や服薬したことを忘れて再度服薬したり，インスリンを重ねて注射してしまうことなどは血糖値の不安定化や低血糖を招くことになる．認知症に必発する中核症状のほかに，暴力，暴言，徘徊，拒絶，不潔行為，不穏，不安，不眠，抑うつ，幻覚，妄想などの周辺症状がある．周辺症状はすべての認知症患者に出現する症状ではないが，発症した場合には糖尿病療養支援自体も困難になってくる．基本的には栄養失調によるサルコペニアを防ぐこと，低血糖を避け，脱水やシックデイ管理を行うこと，保清の管理を行うことなどが中心になってくる．

C 介　護

　高齢糖尿病患者の介護内容は個々の患者の状況や生活基盤により異なる．そのためには高齢者総合的機能評価（CGA）を行い適切な介護を行う．
　介護保険は高齢者が介護を必要とする状態でも介護することにより自立した生活を送り人生の最後まで人間としての尊厳を全うできるように創設された．要介護の認定は市町村の介護認定審査会の審査により，要支援1，2と要介護1～5の7段階に評価される．サービスの形態は，患者自身の居宅への訪問サービス，患者自身が通う通所サービス，入所（入院）サービスなどがある．要介護1～5の判定では要介護給付サービスが受けられ，要支援1，2では予防介護サービスが受けられる．どのようなサービス内容を受けるかはケアマネージャーが計画する．

D 薬物療法，インスリン注射実施について

　高齢者では同一薬剤でも効果が個人により異なること，肝，腎機能の低下による薬物

排泄が遷延化している．また薬物療法は食事療法と連動したものでなければならないが，認知症や視力障害などでは服薬行動の遵守ができないことも多く，薬物管理能も低下している．

　服薬の乱れにより高血糖や低血糖が生じても高齢者ではその症状を自覚することが少なく，高血糖性昏睡や遷延する低血糖をきたす危険がある．強力な血糖降下作用を有するスルホニル尿素薬（SU）には食事量が確保されていることが必要である．速効型インスリン分泌促進薬（グリニド系薬）もβ細胞の刺激薬でも服薬から食事摂取までの時間が長くなると低血糖の危険は増してくる．ビグアナイド薬は腎機能の低下している場合には乳酸アシドーシスに注意する．肥満の糖尿病はインスリン抵抗改善薬のチアゾリジン系薬が有効であり，抗動脈硬化作用も期待されている．αグルコシダーゼ阻害薬は単独では低血糖が生じにくいが他剤（SU薬など）との併用で低血糖になった場合はブドウ糖の補給が必要である．また消化管手術既往がある場合にはイレウスを起こすこともある．新しい経口血糖降下薬であるインクレチン関連薬のDPP-4阻害薬は服薬回数が少なく，単独では低血糖を起こさないことより高齢者では使用しやすい薬剤となると考えられる．SGLT2阻害薬は脱水，尿路感染の危険もあり，高齢者では注意して使用する．

1 自己管理の問題

　高齢になりADLや，認知機能が低下すると自己注射が難しくなってくる．インスリンの強化療法や頻回注射法の場合は持効型溶解インスリンや持効型溶解インスリンと経口薬の併用に変更し，インスリン回数を減らしたり経口薬に変更することもある．ただし独居であったり，家族も配偶者のみで，老老介護，認認介護のようにともに高齢や認知症などの場合はインスリン注射が困難である．インスリン療法を行っていることで施設の利用ができないこともある．今後，介護の場ではインスリン注射を継続して行える工夫が必要である．

2 低血糖

　高齢者では他人の援助が必要な低血糖になりやすい．特にSU薬使用やインスリン療法の患者での低血糖は多くの場合，食事摂取量が少ないことが原因である．下痢や食事時間が遅くなった場合にも低血糖になりやすい．

　高齢者では発汗，振戦，動悸，顔面蒼白，不安感，体熱感などの低血糖症状の自覚が乏しく，自覚症状を訴えることなく発語障害，無言，傾眠，錯乱，意識消失，昏睡などをきたすことがある．

　厳格な血糖コントロールは脳梗塞や心筋梗塞など大血管症や細小血管症の相対危険率は減らすが生命予後を悪くする．また，重篤な低血糖を生じるとその後の認知症の発症リスクは低血糖の回数が多いほど高い．低血糖は転倒のリスクでもあり，低いHbA1c群では転倒リスクが高くなるため注意が必要である．

参考文献

1) 西永正典：高齢者総合的機能評価（CGA）の使い方とチームアプローチ．日医師会誌 138（特別号2）：60-65, 2009
2) 日本糖尿病学会（編）：科学的根拠に基づく糖尿病診療ガイドライン2010．南江堂，p219-230, 2010
3) Yamazaki Y et al：Clinical backgrounds and morbidity of cognitive impairment. Endocrine J 58：109-115, 2011
4) Balkau B, Simon D：Survival as a function of HbA1c in people with type 2 diabetes. Lancet 375：438-440, 2010

5) Huang ES et al : Glycemic control, complications, and death in older diabetic patients. Diabetes Care 34 : 1329-1336, 2011
6) Rizzo MR et al : Relationships between daily acute glucose fluctuations and cognitive performance among aged type 2 diabetic patients. Diabetes Care 33 : 2169-2174, 2010
7) 井藤英喜：高齢者の糖尿病治療ガイドライン作成に関する研究，厚生省長寿科学総合研究班―平成7年度研究報告3, p309-311, 1996
8) Kopf D, Frolich F : Risk of incident Alzheimers disease in diabetic patients : A systematic review of prospective trials. J Alzheimers Dis 16 : 677-685, 2009
9) Matsui Y et al : Incidence and survival of dementia in a general population of Japanese elderly : the Hisayama study. J Neurol Neurosurg Psychiatry 80 : 366-370, 2009
10) Whitmer RA et al : Hypoglycemic episodes a risk of dementia in older patients with type 2 Diabetes Mellitus. JAMA 301 : 1565-1572, 2009
11) Toba K et al : Vitality index as a useful tool to assess elderly with dementia. Geriatr Gerontol Int 2 : 23-29, 2002
12) 古野谷　亘：老年精神医学領域で用いられる測度―QOLなどを測定するための測度(2). 老年精医誌 7 : 431-441, 1996

15 糖尿病と日常生活

Ⅰ．家庭生活

ポイント
- 糖尿病であっても結婚・妊娠・出産に支障がないこと．
- 糖尿病になりやすい体質は遺伝するので，糖尿病の親族がいる場合には糖尿病になりやすい環境から遠ざかること．
- 遺伝相談では医学的に正確な情報を伝え，患者および家族を支援すること．

　糖尿病であっても治療の状態が良好であり合併症もなければ，健康な人と同様の人生を送ること，たとえ合併症があってもできる限り健康な人と変わらない人生を送ることができる．楽しい人生を送れるかは，糖尿病によるのではなく本人の心の持ちようである．

1 結婚

A 結婚を決心する

　糖尿病があると結婚も妊娠もできないと思い込んでいる患者は少なくない．発症したばかりの小児1型糖尿病患者の両親に，治療をきちんとすれば，将来結婚して子どもをもうけることや社会生活に制限はないことをしっかり伝えることで安心できる．患者自身と周囲の人たちには以下のことを理解してもらう．
　①血糖コントロールが正常あるいは正常に近ければ，社会生活は損なわれない．
　②糖尿病があっても結婚，妊娠ができる．
　糖尿病の患者が結婚する場合は，糖尿病を良好な状態に保つために本人の努力とともに配偶者の理解も必要である．相手に治療のために生じる負担をやさしく見守り，協力してくれる環境づくりが大切である．結婚前に相手に糖尿病であることを知らせ，共有する．また，相手だけでなくその親族にも理解を得ることも大切である．糖尿病が障壁になっている場合には，たとえ解決が難しくとも主治医や看護師などの医療スタッフはいつでも相談にのり，親身になって接することが必要である．

B 糖尿病の遺伝

 遺伝頻度

　結婚して子どもを生む場合，糖尿病患者であれば糖尿病と遺伝について無関心ではいられない．生まれてくる子どもが糖尿病にならないかとの不安を取り除くため，正確な情報を伝える．糖尿病に関しては身近な診療スタッフが相談にのることが一番である．

1型糖尿病の両親から生まれる子どもが1型糖尿病を発症する確率は3～5％，両親の一方が1型糖尿病の場合は1～2％である．2型糖尿病は両親から受け継いだ体質（遺伝因子）と生活習慣（環境因子）から発症するが，それぞれの因子の関与は個人差が大きい．子どもの30～35％が2型糖尿病を発症し，両親が糖尿病の場合は65歳までに子どもの50～60％が発症するといわれている．2型糖尿病は環境因子の関与が大きく，肥満防止や過食に注意するなどで発症を予防することが可能である．子どものときから糖尿病にならない生活習慣を身につけさせることの重要性を説明する．

2 遺伝因子

糖尿病は多因子遺伝であり，いくつかの遺伝子が重なったうえに，環境因子の影響を受けて発症すると考えられている．1型糖尿病の遺伝因子は膵β細胞に対する自己免疫に関するものが主体と考えられる．頻度はまれであるが単一遺伝子異常による糖尿病も明らかにされている．単一遺伝因子による糖尿病のなかで比較的多いとされているのは，MODY3とミトコンドリア遺伝子異常であり，常染色体優性遺伝を呈し，HNF-1α (hepatocyte nuclear factor-1α) 遺伝子異常によるものである．ミトコンドリア遺伝子異常は母親から子どもへのみ遺伝し，父親からは遺伝しない．単一遺伝子としては，そのほかにインスリン遺伝子異常やインスリン受容体異常がある．2型糖尿病ではNIDDM 1～3やSNP (single nucleotide polymorphism；一塩基多型) の解析が進んでいるが，まだ完全には明らかになっていない．

3 遺伝相談

患者のプライバシーやインフォームド・コンセントの尊重，就職，結婚，生命保険加入などで不利益をこうむることのないように配慮する．また，医学的に正確な情報を提供することにより患者と家族が豊かな人生を送れるようサポートすることが大切である．

① 1型糖尿病では，親や患者が1型糖尿病であっても本人や子どもが1型糖尿病を発症する確率は高くないこと．場合によってはGAD抗体やブドウ糖負荷試験を検査してリスクがあると判明した場合には定期的に経過をみること．

② 2型糖尿病では，遺伝因子に過食・高脂肪食・肥満・運動不足などの環境因子が加わって発症するので，バランスのとれた食事や運動の励行，標準体重の維持により発症が予防できること．

C 性生活と勃起障害 (ED)

糖尿病患者でも神経障害が重度にならない限り，健康な人と同様な性生活を送ることができる．糖尿病神経障害があると勃起障害 (erectile dysfunction : ED) になることがあるが，最近では有効な経口薬剤があり，勃起障害の専門医あるいは泌尿器科医を受診して適応の有無，用法・用量，服薬の注意事項の説明を十分に受けるように指導する．

2 妊娠，出産

A 糖尿病があっても妊娠・出産は可能か

糖尿病が良好にコントロールされていれば妊娠・出産は可能である．妊娠中の血糖コントロールが良好でないと流産や早産，妊娠高血圧症候群などの母体への影響，巨大児

や先天異常などの胎児へのリスクが高くなる．したがって，妊娠・出産を希望する場合には，妊娠前から厳格な血糖コントロールを行って妊娠する，計画妊娠を指導する．

妊娠によって内分泌動態が変化し，母体の代謝率は30%増加する．胎盤が完成すると胎盤からプロゲステロン，エストロゲン，ヒト胎盤性ラクトゲン，ヒト絨毛性ゴナドトロピンが分泌されるようになり，インスリンを分解する蛋白分解酵素が胎盤で産生されるのでインスリン抵抗性となる．したがって，妊娠中は産科医と糖尿病専門医の協力が重要である（「各論8．妊娠中の糖代謝異常はどのように治療するのか」（p147）参照）．

B 合併症があるとき

糖尿病の合併症がある患者では妊娠の継続を悩むことがある．妊娠によって合併症が進行する場合があるので，合併症を把握し十分に治療した後に妊娠する．合併症がある場合，網膜症では眼科医と，また腎症では腎臓内科医と糖尿病治療チームが妊娠前に検討する．妊娠を許可する条件については「各論8．妊娠中の糖代謝異常はどのように治療するのか」を参照されたい．

C 妊娠糖尿病は出産後どうなるか

妊娠を契機に診断された妊娠糖尿病の多くは，出産後に耐糖能は正常化する．しかし，後になって糖尿病を発症することもあるので，糖尿病になりやすい体質であることを説明し，出産後も体重の増加に注意すること，定期的に医療機関を受診することを勧める．

3 家族関係

糖尿病患者にとって家族関係は重要である．糖尿病治療のために時間や経済的な負担がかかり，精神的・肉体的にストレスを感じる機会も多く，家族の協力は不可欠である．家族関係で問題があれば主治医や医療チームに相談し，必要があればソーシャルワーカーや心理療法士などの専門家のアドバイスを受けることを勧める．

●● 参考文献

1) 日本糖尿病学会（編）：糖尿病遺伝子診断ガイド，第2版，文光堂，東京，2003
2) 平田幸正：糖尿病の治療，第2版，文光堂，東京，2003
3) Omori Y et al : Diabetes in pregnancy. Diabetes in the New Millennium, Turtle JR, Kaneko T（eds），The Endocrinology and Diabetes Research Foundation of the University of Sydney, Sydney, p475-485, 1999
4) 中村正裕ほか：2型糖尿病関連遺伝子の現状．医のあゆみ 232：1189-1193, 2010

II. 職業と職場での対応策

> **ポイント**
> - 糖尿病患者は正しい治療法を指導されれば，健常な生涯を送れる．
> - 糖尿病であっても制約を受けないように自己管理できるよう指導する．
> - 糖尿病であってもどのような職業につくことは可能である．一部制約はある．

1 労働者としての権利

　インスリン普及による小児糖尿病患者の成長とともに，米国では米国人障害者法がつくられ，糖尿病患者を障害者とみなし，雇用主が糖尿病患者に糖尿病でない人と同等の機会を与えなければならないと定められている．

　しかし，日本ではこのように糖尿病の患者を強力に保護する法律がない．糖尿病は「業務上の疾患」にあたらないことから，労働基準法による保護はない．ただし，公務員では長期疾病の休職規定があり，その期間公務員としての身分が保証されている．私企業でも「私傷病（業務上の疾病以外の病気）保障」を就業規則や労働協約で規定している場合がある．また，糖尿病のために現在就労している労働に就くことが困難でも，ほかの従事可能な労務がある場合には，そのような条件を保障することなく解雇すれば「解雇権濫用」となり解雇無効の判決が期待できる．将来の課題として，就業による糖尿病の増悪やそれに基づく死亡を労災として認定し労災補償すること，疾病休暇を育児休業や介護休業のように法律上制度化するなどの提案も労働法の分野で行われている．

2 職業の選択

　糖尿病患者には原則として職業の制限はない．糖尿病が良好にコントロールされていて，低血糖の危険がない場合，職業は制限されるべきではない．

　人命を預かる職業運転手（パイロットやバス，タクシー，電車の運転手）については，安全上の理由から制限や条件がつけられている．経口薬やインスリン注射で治療している患者はパイロットの免許が取得できない．

　重症低血糖では意識を消失することがあるので，高所で作業する仕事（電気工事関係者，とび職，大工，左官など），水中での仕事（潜水士など）では直接生命にかかわるので十分な注意が必要である．また，看護師，警察官など勤務時間が不規則な職業，交代制をとっている職場，夜間勤務の多い職場で勤務している場合は血糖コントロールが乱れやすいので自己管理がさらに重要となる．旅行の多い職業や季節によって労働量が変わる農林水産業の従事者も同様である．治療では勤務形態に適した薬剤の選択が必要になる．営業担当者は会食の機会が多いといわれているが，会食での食事の取り方も重要になる．

　最大の職業制約は合併症である．網膜症による視力障害，腎症や神経障害による作業

表1 糖尿病腎症における病期ごとの勤務制限

病期	勤務制限
微量アルブミン尿を認める第2期および1g/日以下の持続蛋白尿を認める第3期まで	普通に勤務可能
第3期でも1g/日以上の持続蛋白尿を認める	業務の種類により普通勤務か坐業で行う
高窒素血症が認められる第4期	軽勤務〜制限勤務となり，疲労を感じない範囲の坐業を主として行い，残業や夜勤は避ける
透析療法を行う第5期	原則として軽勤務とし，超過勤務や残業はときに制限する必要がある

能力の低下などにより職業は制約されることがあるので，そうなる以前の生活が重要となる．

成人になってからの失明原因の第2位が糖尿病網膜症であり，中途失明でありそれまでの職業は継続困難となる．視力を失ってしまった場合は国立身体障害者リハビリセンターや国立視力障害センター(函館，塩原，神戸，福岡)などの更生訓練所に入所あるいは通所して，歩行訓練，身辺管理，家事管理訓練などの生活訓練課程を終えるのに6ヵ月必要とする．近年，視能訓練士活躍もあり，視力低下者のリハビリ指導の充実が期待される．

糖尿病腎症が血液透析導入の原因疾患の第1位になり，その後も増加傾向にある．透析導入後も勤務はできるが，週3回の透析のために就業にかなりの制約がある．休日や夜間に透析ができる医療機関の活用も必要となる．糖尿病腎症における勤務については病期により制限がある(表1)．

糖尿病神経障害での職業については，起立性低血圧や無自覚低血糖があれば運転手，高所作業などが制限されるのは前述のとおりである．

3 職場での対処

職場に糖尿病であることを知らせるかどうかはプライバシーの問題なので，個人の判断による．職場の定期健康診断時の検査項目に血液検査や尿検査，さらにHbA1c測定を実施することも一般的になってきており，職員の健康管理部門や産業医には個人情報として糖尿病・糖尿病疑いについて把握されていることも多い．10人に1人は糖尿病をもっているのであり，無理に隠す必要はないことを伝える．同僚にも糖尿病患者はいるはずなので，お互いに情報交換もできるかもしれない．職場では休憩時のお茶菓子，歓送迎会など，通常の食事以外にも同僚たちとものを食べる機会は少なくない．食べるように勧められて断りにくい場合でも，自分は糖尿病であり医師から間食を制限されており，食べすぎにも注意されているといえば断りやすく，糖尿病の治療のために仕事に差し障りが出る場合もあるので，職場の上司や同僚に糖尿病であることを告げておくほうが人間関係は良好に保たれる．しかし，まだ社会的な偏見はあり，今後の啓発が望まれる．

自営業やサービス業などでは一定時間に食事を摂れない場合がある．経口薬やインスリンで治療中の場合，食事時間が遅れると低血糖の危険性がある．また，食事が遅れる日には，低血糖防止を意識してあらかじめ多く食べることが多くなると血糖コントロー

ルの乱れにつながる．このようなことを避けるためには治療の工夫と同時に，上司や同僚と相談して，食事時間を一定に保てるよう職場での理解を得ることが重要である．しかし，職場での昼食や帰宅してからの夕食が一定時間に摂れる職場のほうが少ない．さらにインスリンや経口薬の場合も作用時間の長いスルホニル尿素（SU）薬では昼食や夕食の遅れにより低血糖になることがあるので，低血糖になりにくい薬剤あるいは作用時間が短い薬剤の選択も考える．

　単身赴任者は外食や弁当が多くなりがちなので，食事療法には十分注意を払わなければならない．調理済みの食品では味つけが濃く，揚げ物は衣やつなぎが多く，肉は脂身が多い傾向があり食べる前にバランスを考え，頭のなかで簡単に計量する指導も必要である．

III. 運転免許と保険

ポイント
- 糖尿病であることだけで運転免許の取得・更新の制約にはならない．
- 無自覚低血糖を経験したことがある場合には，運転適正相談を受けることを勧める．
- 加入できる生命保険も増えたが，内容をよく把握し，希望に合ったものを選択する．

1 自動車の運転

　以前は障害者や特定の病気の人では一律に運転免許が取得できなかった．しかし，道路交通法が2002年6月に改正され，運転免許試験で確認して障害の程度により個別に判断するようになった．この法律では病気により，運転免許試験に合格しても新規に取得する者に対する運転免許の拒否・保留がされ，またすでに免許を取得している者の更新時に取消・拒否がされるようになった．拒否とは，免許の申請をしても免許証が交付されないことである．免許の拒否・保留・取消ができる病気に運動障害や意識障害などを引き起こすおそれのある病気があり，意識障害に関する項目のひとつとして，無自覚性の低血糖が対象として新たに追加された．意識障害を伴う低血糖による交通事故の発生しており，また外国でも基準が決められていることから，無自覚低血糖の項目が追加された．今回の改正のポイントは表1の3項目である．

　「意識消失の前兆を自覚できる人」とは，低血糖症状を自覚でき，意識が消失する前に対処できることである．「血糖の自己コントロールができる人」とは，意識消失の前兆を自覚できない場合でも低血糖にならないようにインスリン量の調節や糖分摂取など，自身で低血糖予防のための血糖をコントロールできる人のことである．「血糖コントロールができない人」とは，日常の血糖を至適レベルに保つことができないのではなく，前兆を自覚することなく意識消失に陥る低血糖の予防ができないことである．

　無自覚低血糖症には薬剤性低血糖症とその他の低血糖症（腫瘍性疾患，内分泌疾患，肝疾患，インスリン自己免疫症候群など）が規定されている．薬剤性低血糖症による無自覚低血糖症とは，起きている間にインスリンなどの薬の作用により，前兆を自覚することなく意識の消失が現れることと表現されている．後述するように，無自覚性の低血糖により糖尿病患者あるいはインスリン治療中の患者では免許の取得・更新ができなく

表1　無自覚低血糖に関する道路交通法の改訂ポイント（2002年）

①意識消失の前兆を自覚できる人，血糖の自己コントロールができる人	免許取得・継続が可能である
②血糖コントロールができない人で，6ヵ月以内に①の状態になる見込みがある人	免許取得・継続が最大6ヵ月間，保留・停止される
③血糖コントロールができない人で，6ヵ月以内に①の状態になる見込みがない人	免許は拒否または取消となる

表2 意識消失の有無による免許の新規または更新申請時の制約

A. 過去1年以内に意識消失の経験がない場合

①医師による「前兆を自覚できないことがあるが,意識消失などを防止する措置が実行できると認められることから,運転を控えるべきとはいえない」という内容の診断があれば,取得・更新ができる.

②意識消失などを防止する措置が実行できない場合には,医師が防止措置を実行できると見込まれる旨の診断を行えば保留・停止となるが,保留・停止期間中に適性検査の受検あるいは医師の診断書の提出が求められ,6ヵ月以内に防止措置が可能との診断書があれば,予防措置が可能になった時点で取得・継続となる.特殊な事情があれば,さらに6ヵ月延長できる.

③保留・停止期間が過ぎても防止措置ができなければ,拒否となる.

B. 過去1年以内に意識消失の経験がある場合

①医師が「意識消失などの前兆を自覚できており,運転を控えるべきとはいえない.1年以内の意識の消失も,運転を控えるべきとはいえないと認められる状態で起きている」という内容の診断を行えば,取得・更新ができる.

②医師が「意識消失などの前兆を自覚できないことがあるが,運転中における意識消失などを防止するための措置が実行できると認められることから,運転を控えるべきとはいえない.1年以内の意識の消失も,運転を控えるべきとはいえないと認められる状態で起きている」という内容の診断を行えば,取得・更新ができる.

③医師が「意識の消失を起こしたときには運転を控えるべき状態にあったが,その後の治療により,意識消失などの前兆を自覚できており,または意識消失などの前兆を自覚できないことがあるが,運転中における意識消失などを防止するための措置が実行できると認められることから,現時点では運転を控えるべきとはいえない」という内容の診断を行えば,取得・更新ができる.

④保留・停止・拒否に関しては,前項Aの②,③とほぼ同様.

なったわけではないので,過剰な心配をする必要はない.ただし,免許申請時の病気の症状などに関する申告欄には,新規申請時の,

　①病気を原因として,または原因が明らかではないが,意識を失ったことがある方

また,更新申請時には項目①のほかに,

　②前述①に該当する方で,これまでの免許の申請時または免許証の更新の申請時に申告していない意識消失の経験がある方

との項目があるので,意識障害を伴う低血糖を経験したことがあれば,申告欄に記入する必要がある.記入しなければ,都道府県公安委員会から申請の補正が求められるが,虚偽申告の場合は免許の不正取得とみなされることもありうる.過去に無自覚性の意識消失を経験している場合には,運転適性相談窓口で申請の1年以内に免許センターあるいは警察署で運転適性相談を受けておくことを推奨する.運転適性相談を受けると,相談終了日と相談終了番号が記された運転適性相談終了書(1年間有効)が発行されるので,申請時の病気に関する聴取が簡単になる.運転適性相談終了書がないと,新規・更新の申請時に意識を失ったことがあると記入した場合は,臨時適性検査が実施されることになり,医師の診断書が求められる場合もある.

　意識消失の前兆を自覚できない場合は過去1年以内における意識消失の経験の有無で対応が異なるが,医師の診断が重要になる.現在,前兆を自覚できるとの医師の診断があれば,表2のいずれの場合も拒否にはならない.

2 生命保険

糖尿病であっても生命保険に加入できないことはない.ただし,「どなたでも加入で

きる」ことをうたっている保険や糖尿病・高血圧症の方々向けと明記してある保険があるが，どの保険も加入条件や何を保障するのか，内容を調べる必要がある．保険料は通常よりも高く，保険金額が抑えられて設定されている場合や，年齢・告知義務・インスリン治療の有無などで加入できる条件がある場合もあるので，希望する保障の内容と一致するか，検討が必要である．

　保険のなかには加入できない条件として，6ヵ月以内，1年以内あるいは2年以内の入院歴または3ヵ月以内の入院予定をあげている保険もある．また，保険料では加入時の年齢が上がれば，保険料が高くなるのが一般的だが，血糖値やHbA1c値が高いほど保険料が高くなる保険もある．ただし，あまりにも高値の場合は加入できない．保険料支払い開始後，一定期間が経過してから保障される保険もある．

　保険会社のホームページでも参照できるが，保険会社の資料を比較検討して，希望に合致するかよく吟味する必要がある．

Ⅳ．余暇を楽しむ

> **ポイント**
> - スポーツはどのようなものも行えるが，補食の量とタイミング，インスリンや経口血糖降下薬の量の調整などきめ細かな指導が重要となる．
> - 旅行を楽しむことも可能であるが，インスリン使用量の調整が必要となるので，旅行計画に合わせた事前の指導を行う．

1　スポーツ

　糖尿病患者であっても，どのようなスポーツをも楽しむことができる．
　ただし，経口血糖降下薬を服用している場合やインスリン治療中の場合には，血糖の自己測定データなどを参考にして，日ごろから，運動による血糖変動を確認しておくことが重要である．運動の量やタイミングなどを考えて，低血糖を起こさないように補食を行ったり，低血糖・高血糖にならないように，インスリンや経口血糖降下薬の量を調節したりする必要がある．この場合，補食の量やタイミング，薬剤の使用量の変更は個々の患者で異なっており，血糖自己測定などのデータを参考に個々人へのきめ細かな指導が重要となる．
　また，合併症が進行している場合や動脈硬化性疾患を合併している場合は，主治医との相談のうえで，運動の強度を検討する．

スポーツを行うときのインスリン治療

　非糖尿病者では運動を行っているときにはインスリン分泌が抑制されるが，インスリン治療中の糖尿病患者の場合には，相対的な高インスリン血症が続く可能性があるため，インスリン量の減量，運動時の補食などを考慮する必要がある．また，随時血糖300〜400 mg/dL 以上の高血糖状態の場合での運動は，交感神経の緊張に伴い脂肪分解が亢進してケトーシスが助長される可能性があり，運動を控える．
　インスリン治療中の患者では，インスリンの作用がどのようなタイミングでピークに達するかを考えて運動を行う．また，運動により上腕，下肢の筋肉の血流が増加するため，インスリンの注射部位も脂肪が多く比較的吸収の速度が一定している腹壁が望ましい．
　一般に，20〜30分程度の軽い運動の場合には補食は必要がない．しかし，30分前後の運動であっても，ジョギングやテニスなど強度が強い場合や，1時間程度の軽い運動を行う場合には，運動の前に80〜160 kcal 前後の補食を摂ることが勧められる．食品としては，パンやクッキー，バナナなどの吸収しやすい炭水化物が望ましい．また，長時間にわたって持続して運動を行う場合には，インスリンの減量を行い，補食のタイミングや量も調整が必要である．
　運動後は夜間に低血糖を引き起こすことがあるので（運動後遅発性低血糖，post-exer-

cise late-onset hypoglycemia），就寝時の血糖がいつもよりも低い場合は補食を行うように指導する．

2 旅行―時差のある地域への旅行

旅行はストレスの解消やリラクゼーションとしても大きな意味をもっており，糖尿病患者であっても，旅行に関しては何ら問題がない．しかし，旅行前に，現在の糖尿病の状態を把握し，必要に応じて医師の診断書や「糖尿病連携手帳」などを携帯することが望ましい．

A 旅行の計画を立てるときに

現在の糖尿病の状況（血糖コントロール，服用薬剤の有無など），合併症の有無や程度を確認し，主治医の同意を得ることが必要である．診断名，直近のデータが記載された書類を作成してもらい，使用中の薬剤名，量を明記した書類も携行する．特に，最近は手荷物のチェックが厳格に行われるため，インスリン注入器や注射針についてさまざまな事項を確認されることがある．インスリン治療中の患者の場合には，医師のサインが明記されている診断書や証明書が必須である．

B 機内での注意

脱水予防のために水分は十分に摂るように指導する．アルコール摂取は控えめにし，水やお茶などをこまめに摂取して，軽い体操を行うことが勧められる．

狭い機内に長時間（6時間以上）坐位をとり続けることにより，下肢の血流がうっ滞し，静脈血栓が生じることがある．下肢に生じた静脈血栓は歩行により剥離して，肺動脈を閉塞し，肺血栓塞栓症をきたすのである．エコノミークラス症候群と呼ばれることが多いが，ビジネスクラスなどでも生じる．肥満，喫煙，慢性心不全などのリスクがある糖尿病患者の場合は注意が必要である．また，利尿薬を服用している患者の場合は，機内での薬剤の服用を控える必要もある．

インスリン治療を行っている場合には，インスリン使用量を微調節する必要がある．一般に，時差を考えて米国方面の旅行ではインスリンを減量し，欧州方面ではインスリンを増量するように指導される．たとえば，1日1回の基礎インスリンを20単位注射している場合には，以下のように計算される．

①米国（例：ニューヨーク，時差14時間）：時差に相当するインスリンの減量が必要であり，［20×(1－14（時差)/24）＝8.3］となり，日本での基礎インスリンを8〜9単位として，現地到着後は通常量のインスリンとする．

②欧州（例：フランス，時差8時間）：時差に相当するインスリンの増量が必要であり，［20×(1＋8（時差)/24＝26.7)］となり，日本での基礎インスリンは26〜27単位に増量する．

現実には，混合製剤の2回注射や頻回注射の場合には，投与量の微調節は必要になるが，機内でも食事のタイミングに合わせてインスリンを注射することで対応できることも多い

インスリンは手荷物として預けると凍結してしまうことがあるので，必ず機内にもち込む必要がある．

C 旅行先での対応

　旅行先で最も注意しなくてはいけないのが，薬剤の紛失や盗難である．

　インスリンや経口血糖降下薬は別々の荷物のなかにダブルで保管することが望ましい．場合によっては，同行している人に保管を依頼することも有用である．万が一薬剤を紛失した際には，現地の病院で処方を受ける．その際には，主治医の処方内容がわかる証明書を提示する．

　ストレスの解消や心身の休息としての旅行を楽しむためには，医師の診断書や証明書はパスポートと同じように重要な書類である．

参考文献

1) Tuominen JA et al : Exercise-induced hypoglycemia in IDDM patients treated with a short-acting insulin analogue. Diabetologia 38 : 106-111, 1995
2) 菅野一男，篠塚　規（編）：糖尿病の人のための旅行マニュアル，真興交易医書出版部，東京，2006

V. 酒, タバコ, 嗜好品

ポイント

- 糖尿病であっても肝機能障害がなく, 血糖コントロールが著しく悪化しているとき以外は量を限った飲酒は可能であるが, 飲酒に伴う過食や低血糖に注意する.
- 喫煙は, 網膜症, 腎症, 神経障害の危険因子であるばかりでなく, 動脈硬化の危険因子となる. 原則禁煙であり, 学童期からの禁煙教育も重要である.

1 酒（アルコール）

　平成 24 年（2012 年）度の国民栄養調査結果の概要によると, 飲酒習慣のある人（週 3 回以上, 1 日に日本酒 1 合以上またはビール大瓶 1 本以上）は, 男性で 46.0％, 女性で 14.7％となっている. 特に男性では糖尿病の発症時期である壮年層での飲酒が多い.
　それぞれのアルコール飲料のアルコール含有量を表 1 に示す.
　糖尿病であっても, 肝機能障害がなく, 血糖コントロールが著しく悪化しているとき以外は, 25 g 程度を上限としたアルコール摂取には問題がない. しかし, 糖尿病患者の場合には, アルコール摂取により食欲が増進し, 過食につながることがあり, 治療に対するコンプライアンスの低下の要因になる. また, 過剰になると肝臓での糖新生が抑制され低血糖が引き起こされる危険もある.

2 タバコ（喫煙）

　喫煙に関しては,「百害あって一理なし」と考えられる. 平成 24 年（2012 年）の国民健康・栄養調査結果の概要によると, 成人男性の 31.6％, 女性の 7.9％が習慣的喫煙者であると報告されている.
　喫煙は肺癌をはじめとして, 喉頭癌, 食道癌, 膀胱癌などの危険因子であるばかりでなく, 糖尿病患者の場合は, もともと悪性腫瘍の発生頻度が健康な人より高く, また網膜症, 腎症, 神経障害の危険因子であり, 動脈硬化の危険因子でもある.
　喫煙は 2 型糖尿病の発症にも関連しており, 種々の因子を補正しても喫煙者（20 本以上／日）では, 非喫煙者に対して糖尿病の発症が 1.7〜2.1 倍も高いといわれている. さ

表 1　各種アルコール飲料のアルコール含有量

酒の種類（アルコール濃度）		アルコール含有量（揮発分を除く）
ビール　1 缶（350 mL）	4.5〜5.0％	15.8〜17.5（12.6〜14.0）g
大瓶 1 本（663 mL）		28.5〜31.7（22.8〜25.4）g
日本酒　1 合（180 mL）	16.5％	29.7（23.8）g
ウイスキー　ダブル（60 mL）	43％	25.8（20.6）g
ワイン　グラス 1 杯（150 mL）	12％	18.0（14.4）g

らに，妊婦の場合，喫煙者（150本以上/週）の児は非喫煙者の児の4倍も糖尿病になる確率が高く，糖尿病を発症しない場合でも肥満者が多いという

3 嗜好品――コーヒーと糖尿病

　35～64歳の14,629人の男女を対象として平均12年間にわたって経過を観察したフィンランド国立公衆衛生研究所の研究では，さまざまな因子を調整したうえで，コーヒーを1日に0～2杯，3～4杯，5～6杯，7～9杯，10杯以上飲む群に分けたところ，糖尿病の発症比率は，女性の場合，それぞれの群で1.00，0.71，0.39，0.39，0.21，男性では，1.00，0.73，0.70，0.67，0.45と，コーヒーを数多く飲む人ほど糖尿病の発症が少ないと報告されている．コーヒーに含まれているクロロゲン酸が血糖調節作用やカフェインのインスリン分泌促進作用の関連が推定されている．

　日本人においても，健康診断における調査で同様のことが報告されている．コーヒーを飲む回数と境界型の割合の関連を検討した成績によれば，男性では，コーヒーを週に1回未満飲む場合の境界型の頻度は19.0％，週5回以上では9.7％，女性でもそれぞれ6.9％，3.6％であり，コーヒーを飲む習慣のある場合に糖尿病になりにくいと考えられる．ただし，砂糖，ミルクの使用は注意が必要である．紅茶，緑茶，ウーロン茶では血糖値との関連は示されなかった．

参考文献

1) Takeuchi N et al : The effect of cigarette smoking on soluble adhesion molecules in middle-aged patients with type 2 diabetes mellitus. Diabet Med 19 : 57-64, 2002
2) Manson JE et al : A prospective study of cigarette smoking and the incidence of diabetes mellitus among US male physicians. Am J Med 109 : 538-542, 2000
3) Montgomery SM, Ekbom A : Smoking during pregnancy and diabetes mellitus in a British longitudinal birth cohort. BMJ 324 : 26-27, 2002
4) Tuomilehto J et al : Coffee consumption and risk of type 2 diabetes mellitus among middle-aged Finnish men and women. JAMA 291 : 1213-1219, 2004
5) Isogawa A et al : Coffee consumption and risk of type 2 diabetes mellitus. Lancet 361 : 703-704, 2003

16 今後の糖尿病療養指導の課題

Ⅰ. 遺伝についての療養指導のあり方

ポイント

- 糖尿病発症にかかわるさまざまな遺伝子異常が明らかにされてきており，単一の遺伝子異常によって生じる糖尿病もあれば，複数の遺伝子変異が関与する多遺伝子異常によるものもある．
- 臨床遺伝学的研究は糖尿病の診断・治療・予防に大きく貢献することが期待されるが，取り扱う遺伝情報は，その提供者を特定できないようにする必要がある．
- 遺伝情報の提供者は，遺伝学的検査の結果を知る権利および知らないでいる権利を有している．遺伝情報の開示を希望している場合には，医療者は正確な情報をわかりやすく伝える必要があり，必要があれば，遺伝カウンセリングを行う．

1 糖尿病の遺伝とは（「各論 15. 糖尿病と日常生活」(p189) 参照）

　糖尿病は，家族のなかで集積性が認められたり発症率や病態に民族差が認められること，あるいは一卵性双生児で発症の一致率が高いことなどから，遺伝素因が濃厚な疾患であるといえる．

　臨床遺伝学の飛躍的な発展により，糖尿病発症にかかわるさまざまな遺伝子異常が明らかにされてきている．単一の遺伝子異常によって生じる糖尿病は，日本糖尿病学会の成因分類でも特定の機序によるものとして「遺伝因子として遺伝子異常が同定されたもの」と独立して分類されている（「各論 3. 糖尿病の原因は？」表 1 (p42) 参照）．一方，2 型糖尿病の多くは複数の遺伝子変異が関与する多遺伝子異常によるものであり，従来の研究により多くの遺伝子座が決定されているが，強力な決定因子ではなく，詳細はいまだ判明していない．

2 遺伝情報をどのように扱うか

　現在，わが国の遺伝子解析研究は 2001 年 3 月に文部科学省・厚生労働省・経済産業省によって共通に設けられた「ヒトゲノム・遺伝子解析研究に関する倫理指針」〈http://www.lifescience.mext.go.jp/bioethics/hito_genom.html〉に基づいて進められており，この指針に則り遺伝情報は取り扱われる．

　遺伝情報の取り扱いに先立って，まず研究計画は独立の立場に立った研究機関の倫理審査委員会による事前の審査・承認を受ける．

　個人情報とは，氏名・生年月日などにより特定の個人を識別できるような情報を指

す．遺伝学的研究においては提供者の遺伝情報と個人を特定できる情報とが切り離されなければならず，これを連結不可能匿名化という．研究機関の長によって置かれる個人情報管理者が研究計画書に基づき匿名化を行う．

患者の個人情報と検体の提供を受けるにあたっては，事前の十分な説明と自由意志による同意（インフォームド・コンセント，世界医師会リスボン宣言1981）が徹底されなければならない．インフォームド・コンセントは，医師は患者に説明し理解させ，患者は理解してから同意することを示し，理解があってはじめて意思決定が可能になる．関連する情報は，患者や家族が理解できるわかりやすい言葉で簡潔に説明されるよう十二分な配慮が必要である．インフォームド・コンセントを受ける際には，提供者が十分理解できるように表1のような事項を記載した文書を用いて説明を行い，文書により本人から，あるいは倫理審査委員会の承認のもとに代諾者から受ける．

3 患者からの問い合わせにどのように対応するか

遺伝学的検査での検体の提供者の問い合わせに関しては，「世界医師会リスボン宣言1981」に唱われている知る権利と拒否する権利とが保護されなければならない．開示された遺伝情報にかかわる不安・悩みに対しては，提供者やその家族あるいは血縁者に対して正確な遺伝学的情報および関連する情報をわかりやすく伝え，疑問に適切に答え，今後どのような方向に進むのか意思決定を支援することを目的とした遺伝カウンセリングが行われる．遺伝カウンセリングは，十分な遺伝医学的知識・経験をもち，遺伝カウンセリングに習熟した臨床遺伝専門医などにより被験者の心理状態を常に把握しながら行われるべきである（遺伝学的検査に関するガイドライン，遺伝医学関連10学会および研究会による）．

糖尿病の診療にかかわる医療従事者が，遺伝に関する一般的な質問に対応するための基本的な知識については『糖尿病遺伝子診断ガイド』（日本糖尿病学会編）を参照されたい．

表1 説明文書の一般的な記載事項

- 試料などの提供は任意であること
- 提供に同意しないことにより不利益な対応を受けないこと
- いつでも文書により撤回することができること
- 同意が撤回された場合，試料などおよび研究結果が廃棄されること
- 提供者として選ばれた理由
- 研究の意義，目的および方法，期間
- 本人からのインフォームド・コンセントが困難な場合，その研究の重要性など
- 研究責任者の氏名および職名
- 予測される研究結果，提供者などへの危険や不利益
- 研究計画および研究方法についての資料入手または閲覧ができること
- 試料などまたは遺伝情報の匿名化
- 他の機関へ提供する可能性およびその手順
- 研究の一部を委託する場合の匿名化の方法など
- 遺伝情報の開示に関する事項
- 知的財産権を生む可能性，その帰属など
- 遺伝情報が匿名化されたうえ，学会などに公表されうること
- 試料などの保存および使用方法
- 研究終了後の試料などの保存，使用または廃棄の方法
- 試料などのバンクへの提供について
- 遺伝カウンセリングの利用にかかわる情報
- 研究資金の調達方法
- 試料などの提供が無償であること
- 問い合わせ，苦情などの窓口の連絡先などに関する情報

［日本糖尿病学会（編）：糖尿病遺伝子診断ガイド，文光堂，東京，2003 より］

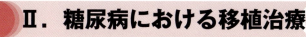

Ⅱ. 糖尿病における移植治療

> **ポイント**
> - 膵移植は，腎不全を合併した1型糖尿病患者や通常のインスリン療法で治療がきわめて困難な1型糖尿病患者が適応である．
> - 脳死体から膵臓と腎臓を同時に移植する膵腎同時移植，腎移植（生体または献腎）後，膵移植を受ける腎移植後膵移植，腎不全を合併していない場合の膵単独移植，および膵島移植がある．
> - 膵腎同時移植が成功すると，インスリン療法や透析療法は不要になるが，免疫抑制療法が必要となる．膵島移植は手術侵襲は少ないが，まだ治療法として確立していない．

1 膵移植

A 膵移植の適応

　膵移植は1型糖尿病の根治療法であるが，わが国では1997年に臓器移植法が制定され，2000年にはじめて脳死下膵移植が行われ，2006年には健康保険の適用が認められた．膵移植の適応は，①腎不全に陥った糖尿病患者で，臨床的に腎移植の適応があり，かつ内因性インスリン分泌が著しく低下しており，移植医療の十分な効能を得るうえでは膵腎両臓器の移植が望ましい場合，あるいは，②糖尿病専門医によるインスリンを用いたあらゆる治療手段によっても血糖値が不安定であり，代謝コントロールがきわめて困難な状態が長期にわたり持続する1型糖尿病患者，である．

　膵移植は膵臓と腎臓を1人の脳死ドナーから提供してもらう膵腎同時移植，腎移植を生体や献腎ドナーから行ったあと，脳死ドナーから膵臓を提供してもらう腎移植後膵移植，末期腎不全に至っていないが，糖尿病のコントロールがきわめて困難な症例に行う膵単独移植の3種類がある．膵移植適応判定のためには内因性インスリン分泌能，血糖コントロール状況，移植手術が可能な全身状態か，心血管系を含めた全身検査が必要であり，適応判定申請書を膵移植中央調整委員会〈http://www.ptccc.jp/〉に提出する必要がある．

B 膵移植の実際

　膵臓はインスリンを産生するばかりではなく，膵外分泌液も産生するので，移植膵を腸管か膀胱につないで，不必要な膵液を処理する必要がある（図1）．自己膵や腎臓はそのままである．膵移植を受けると，インスリン療法や血糖自己測定が不要になり，低血糖もなくなり，食事や運動が自由にできるようになる．また，血糖が正常化するため，糖尿病合併症の進行が抑制され，改善する可能性がある．一方，膵移植では新しい膵臓を体が異物として認識し，免疫系が移植された膵臓を攻撃する拒絶反応が起こる．この拒絶反応を予防するため，強力な免疫抑制薬（カルシニューリン阻害薬，ステロイド薬

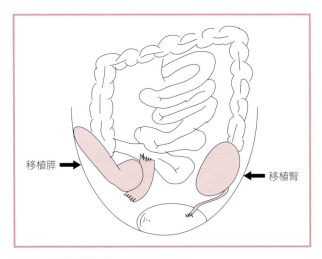

図1　膵腎同時移植

など）の投与を受けなければならない．免疫抑制療法は細菌・ウイルス感染や癌などに対する抵抗力を低下させるが，移植臓器を体内に有する限り免疫抑制薬を内服する必要がある．

2　膵島移植

　膵島移植は以前より手術侵襲が膵移植より小さいため，世界的に試みられてきたが，長期成績が不良であった．しかし，2000年にEdmontonプロトコールと呼ばれる膵島移植が開始され，その良好な成績が報告されて以来，世界各地で追試されている．わが国では2004年に開始された．ただし，膵島移植後，免疫抑制療法が必要であるのは膵移植と同じである．心停止ドナーから膵臓を摘出し，インスリン分泌細胞を含む膵島を無菌室にて分離する．経皮経肝的に門脈にカテーテルを挿入し，そこから膵島を注入し，肝内に膵島を移植する．全身麻酔は必要ない．わが国での長期成績はまだ明らかではないが，インスリン療法からの離脱症例は少ない．日本膵・膵島移植研究会・膵島移植班〈http://square.umin.ac.jp/JITR/〉による適応は，①内因性インスリンが著しく低下し，インスリン治療を必要とする，②糖尿病専門医の治療努力によっても，血糖コントロールが困難，③原則として75歳以下，④膵移植，膵島移植につき説明し，膵島移植に関して本人，家族，主治医の同意が得られている，⑤発症後5年以上経過している，とされている．主治医は日本膵・膵島移植研究会・膵島移植班事務局に膵島移植適応判定申請書を送付し，膵島移植適応検討委員会の審査を受け，適応ありとされた場合，膵島移植班事務局にて登録され，待機することになる．

付 録

日本糖尿病協会・都道府県糖尿病協会一覧

■（公益社団法人）日本糖尿病協会・都道府県糖尿病協会一覧

協会名	住所	電話
北海道糖尿病協会	〒004-0053　北海道札幌市厚別区厚別中央3条5-7-28 栗原内科	011-892-3522
青森県糖尿病協会	〒030-0821　青森県青森市勝田1-14-20 青森市民病院 糖尿病内分泌内科	017-772-7040
秋田県糖尿病協会	〒010-1495　秋田県秋田市上北手猿田字苗代沢222-1 秋田赤十字病院 医療社会事業課	018-829-5000
岩手県糖尿病協会	〒020-0103　岩手県盛岡市西松園3-22-1 西松園内科医院	019-662-1622
山形県糖尿病協会	〒990-0045　山形県山形市桜町7-44 至誠堂総合病院 情報管理部	023-622-7181
宮城県糖尿病協会	〒980-8575　宮城県仙台市青葉区星陵町4-1 東北大学加齢医学研究所プロジェクト棟5F 糖尿病代謝科内	022-717-7611
福島県糖尿病協会	〒963-8558　福島県郡山市西ノ内2-5-20 太田西ノ内病院 庶務課	024-925-1188
茨城県糖尿病協会	〒311-0113　茨城県那珂市中台745-5 医療法人健清会 那珂記念クリニック内	029-353-2800
群馬県糖尿病協会	〒371-8511　群馬県前橋市昭和町3-39-15 群馬大学医学部 第一内科	027-220-7111
栃木県糖尿病協会	〒321-0293　栃木県下都賀郡壬生町北小林880 獨協医科大学病院 内分泌代謝内科	0282-87-2150
東京都糖尿病協会	〒151-0053　東京都渋谷区代々木1-15-7 キャッスル代々木203　東京都糖尿病協会事務局	03-3373-0768
千葉県糖尿病協会	〒260-0027　千葉県千葉市中央区新田町1-16 井上記念病院 栄養課	043-245-8808
埼玉県糖尿病協会	〒330-8503　埼玉県さいたま市大宮区天沼町1-847 自治医科大学附属さいたま医療センター	048-681-0526
神奈川県糖尿病協会	〒210-0013　神奈川県川崎市川崎区新川通12-1 川崎市立川崎病院	044-244-9913
山梨県糖尿病協会	〒409-3898　山梨県中央市下河東1110 山梨大学医学部 第三内科	055-273-9602
長野県糖尿病協会	〒390-0861　長野県松本市蟻ケ崎4-4-38 長野県糖尿病協会事務局	0263-39-7060
新潟県糖尿病協会	〒951-8510　新潟県新潟市中央区旭町通一番町757 新潟大学医歯学総合病院 内分泌代謝内科医局	025-368-9026
静岡県糖尿病協会	〒420-0881　静岡県静岡市葵区北安東4-27-1 静岡県立総合病院 栄養指導室	054-247-6134
愛知県糖尿病協会	〒480-1195　愛知県長久手市岩作雁又1番地1 愛知医科大学医学部 内科学講座 糖尿病内科	0561-63-1682
三重県糖尿病協会	〒514-8507　三重県津市栗真町屋町1577 三重大学保健管理センター	059-231-9067
岐阜県糖尿病協会	〒501-1194　岐阜県岐阜市柳戸1-1 岐阜大学病院 糖尿病代謝内科内	058-230-6378
富山県糖尿病協会	〒930-0859　富山県富山市牛島本町2-1-58 富山赤十字病院 医療社会事業部	076-433-8843
石川県糖尿病協会	〒920-0343　石川県金沢市畝田中2-229	076-267-1690
福井県糖尿病協会	〒910-0003　福井県福井市松本4-5-10 医療法人 初生会 福井中央クリニック 内科	0776-24-2410

協会名	住所	電話
滋賀県 糖尿病協会	〒522-8539　滋賀県彦根市八坂町1882 彦根市立病院 栄養科・栄養治療室内	0749-22-6050
京都府 糖尿病協会	〒606-8507　京都府京都市左京区聖護院川原町54 京都大学医学部附属病院 糖尿病・栄養内科（北病棟8F）	075-771-9313
大阪府 糖尿病協会	〒565-0871　大阪府吹田市山田丘2-2（B5） 大阪大学大学院医学研究科 内分泌・代謝内科学	06-6879-3731
和歌山県 糖尿病協会	〒641-8509　和歌山県和歌山市紀三井寺811-1 和歌山県立医科大学付属病院 第1内科医局内	073-445-9436
奈良県 糖尿病協会	〒632-8552　奈良県天理市三島町200 天理よろづ相談所病院 世話部気付	0743-63-5611
兵庫県 糖尿病協会	〒650-0017　兵庫県神戸市中央区楠町7-5-1 神戸大学大学院医学研究科 内科学講座 糖尿病・内分泌内科学部門	078-382-5868
岡山県 糖尿病協会	〒700-8558　岡山県岡山市北区鹿田町2-5-1 岡山大学医学部 腎・免疫・内分泌代謝内科学教室内	086-235-7235
広島県 糖尿病協会	〒734-8551　広島県広島市南区霞1-2-3 広島大学病院 分子内科学 内分泌・糖尿病内科	082-257-5198
鳥取県 糖尿病協会	〒683-0846　鳥取県米子市安倍200-1 住吉内科眼科クリニック内	0859-24-1151
島根県 糖尿病協会	〒690-8506　島根県松江市母衣町200 松江赤十字病院 生活指導室	0852-24-2111
山口県 糖尿病協会	〒755-8505　山口県宇部市南小串1-1-1 山口大学 第三内科	0836-22-2251
香川県 糖尿病協会	〒769-1695　香川県観音寺市豊浜町浜姫708 三豊総合病院 代謝科	0875-52-3366
徳島県 糖尿病協会	〒770-8503　徳島県徳島市蔵本町3-18-15 徳島大学 糖尿病臨床・研究開発センター	088-633-7587
高知県 糖尿病協会	〒783-8505　高知県南国市岡豊町小蓮 高知大学医学部 内分泌・腎臓内科学（第二内科）	088-880-2343
愛媛県 糖尿病協会	〒791-0295　愛媛県東温市志津川454 愛媛大学医学部 糖尿病内科学研究室内	080-5667-2786
福岡県 糖尿病協会	〒812-8582　福岡県福岡市東区馬出3-1-1 臨床研究棟B5F 九州大学医学部 病態機能内科学（第2内科）糖尿病研究室	092-631-0656
大分県 糖尿病協会	〒879-5593　大分県由布市挾間町医大ヶ丘1-1 大分大学医学部 看護学科	097-586-5052
佐賀県 糖尿病協会	〒849-8501　佐賀県佐賀市鍋島5-1-1 佐賀大学医学部 肝臓・糖尿病・内分泌内科	0952-34-2362
長崎県 糖尿病協会	〒850-0027　長崎県長崎市桶屋町50-3 内科大坪クリニック	0958-25-0092
熊本県 糖尿病協会	〒862-0901　熊本県熊本市東区東町4-11-1 熊本県総合保健センター 管理棟3階	096-365-5414
宮崎県 糖尿病協会	〒880-0034　宮崎県宮崎市矢の先町150-1 平和台病院内	0985-22-8015
鹿児島県 糖尿病協会	〒890-0056　鹿児島県鹿児島市下荒田1-36-1 鹿児島栄養会館内	099-256-1218
沖縄県 糖尿病協会	〒902-0066　沖縄県那覇市大道116 医療法人陽心会内	098-886-6955
本部	〒102-0083　東京都千代田区麹町2-2-4　麹町セントラルビル8F 電話：03-3514-1721　FAX：03-3514-1725 ホームページ：http://www.nittokyo.or.jp　E-mail：office@nittokyo.or.jp	

（2015年3月30日現在）

索引

欧文

A
accelerator hypothesis　175
anaerobic threshold（AT）　130
ankle-brachial index（ABI）　70
ARI　65
arteriosclerosis obliterans（ASO）　70
atherosclerosis　68
automated peritoneal dialysis（APD）　61

B
Barthel index　182
basal-bolus 療法　99
basal injection　99
blood glucose awareness training（BGAT）　159
body mass index（BMI）　82
bolus injection　99
Borg 指数　130

C
CABG　72
carbohydrate counting　109
Certified Diabetes Educator（CDE）　3
Certified Diabetes Educator of Japan（CDEJ）　4
Charcot（シャルコー）関節　77
comprehensive geriatric assessment and team approach（CGA）　181
continuous ambulatory peritoneal dialysis（CAPD）　61
continuous glucose monitoring（CGM）　85
continuous subcutaneous insulin infusion（CSII）　85，99，100
critical limb ischemia（CLI）　70
Cushing 症候群　45

D
dawn phenomenon　83，95，177
desensitization to chronic sulfonylurea exposure　143
diabetic foot　70
DPP-4 阻害薬　140
drug eluting stent（DES）　72

E
eGFR　56
erectile dysfunction（ED）　67，190

F
factitious hypoglycemia　104
fluorescein angiography（FA）　53
Fontaine 分類　70
free fatty acid（FFA）　24，128

G
GAD 抗体　41，173
gestational diabetes mellitus（GDM）　36，147
GFR　55
GIP（グルコース依存性インスリン分泌刺激ポリペプチド）　140
GLP-1（グルカゴン様ペプチド 1）　140
GLP-1 受容体作動薬　145
glucose counter-regulation　157
glucose tolerance　30
GLUT4　129
glycation　68
glycemic index（GI）　107

H
HbA1c　85
health locus of control　8
HNF-1α（hepatocyte nuclear factor-1α）遺伝子異常　190

I
HOMA-IR　46，139
IA-2 抗体　41，173
IDDM　39
impaired fasting glucose（IFG）　30
impaired glucose tolerance（IGT）　30，128
interdisciplinary team　10
islet cell antibody（ICA）　41

L
lactate threshold（LT）　129
latent autoimmune diabetes mellitus in adults（LADA）　42，176
lean body mass（LBM）　129
legacy effect　71
lipohypertrophy　97

M
Möenckeberg 型硬化　68
macroangiopathy　49
maturity onset diabetes of the young（MODY）　44，174
memory effect　71
microangiopathy　49
multidisciplinary team　10

N
NIDDM　39

O
oral glucose tolerance test（OGTT）　29
overt diabetes in pregnancy　147
oxyhyperglycemia　32，45

P
PCI　72
Philadelphia Geriatric Center Morale Scale（PGC）モラールス

索　引

ケール　182
post-exercise late-onset hypoglycemia　115

quality of life（QOL）　8, 49

sarcopenia　181
self-monitoring of blood glucose（SMBG）　17, 84, 99
SGLT2 阻害薬　75, 140
sick day　161
single nucleotide polymorphism（SNP）　190
slowly progressive type 1 diabetes mellitus（SPIDDM）　42

t-PA　73
toe-brachial index（TBI）　70
transdisciplinary team　10

ZnT8 抗体　41

和文

あ

暁現象　83, 95, 177
アカルボース　71, 136, 138
アセトヘキサミド　136
アディポサイトカイン　44
アナグリプチン　136
アミトリプチリン　66
アルコール　127, 201
アルツハイマー病　185
アルドース還元酵素阻害薬　65
α グルコシダーゼ阻害薬　138, 160
アルブミン尿　56
アログリプチン安息香酸塩　136

い

胃運動麻痺　63
医学モデル　6
易感染性　74
イコサペンタエン酸（IPA）　126
遺産効果　71
一塩基多型　190
1 型糖尿病　41, 93
1 日の適正エネルギー量　106
遺伝　189, 203
　——カウンセリング　204
イプラグリフロジン L-プロリン　136
インクレチン　22, 140
インスタント食品　127
インスリン　21, 22
　——依存型糖尿病　39
　——拮抗ホルモン　103
　——自己抗体　41
　——注射　143
　——抵抗性　24, 119
　——抵抗性増大　43
　——非依存型糖尿病　39
　——頻回注射法　99
　——分泌不全　24, 43, 119
　——リポハイパートロフィー　97, 103
　——療法　93, 95
院内ネットワーク　16
インフルエンザ　74

う

ウエスト周囲径　83
うおのめ　79
うつ病　171
運動　128
運動後遅発性低血糖　115, 131
運動処方　113
運動療法　94, 111, 119

え

エキセナチド　145
エパルレスタット　65
塩酸ミドドリン　67
エンパグリフロジン　136
エンパワーメント　8
塩分　126

お

黄斑　50
黄斑浮腫　52, 54
黄斑部直接凝固　54
応用カーボカウント　110

か

カーボカウント　109
外陰部カンジダ症　76
介護　186
外食　127
改定長谷川式認知機能検査　182
下肢閉塞性動脈硬化症　26
家族関係　191
学校　170, 178
褐色細胞腫　45
合併症　49
家庭　170
カナグリフロジン水和物　136
カロリーカウンター　132
間欠性跛行　70
肝硬変　45
カンジダ症　76
カンジダ性膀胱炎　76
患者教育チーム　9
患者教育法　6
緩徐進行 1 型糖尿病　42
緩徐発症成人自己免疫性糖尿病　42, 176
感染症　74
冠動脈疾患　69

冠動脈バイパス術　72

気腫性胆嚢炎　75
基礎カーボカウント　110
喫煙　201
拮抗調節機構　157
急峻高血糖　32，45
急性合併症　25
教育モデル　6
境界型　29，37，40
強化インスリン療法　99
狭心症　26，69
虚血性黄斑症　52
巨大児　148
起立性低血圧　63，67

空腹時血中インスリン　139
空腹時血糖異常　30
空腹時血糖値　29
空腹状態　21
グリクラジド　136
グリクロピラミド　136
グリケーション　68
グリコアルブミン　88
グリベンクラミド　136，138
グリメピリド　136
グルコース　21
グルココルチコイド　164
クロピドグレル　72
クロルプロパミド　136

経過観察　81
計画妊娠　147
鶏眼　79
経口ブドウ糖負荷試験　29
経皮的カテーテル冠動脈形成術　72
血圧管理　60
血圧コントロール　71，89
血行再建療法　72
結婚　189
血清脂質コントロール目標　89
血中Cペプチド　46
血糖管理　57
血糖基準値　34
血糖コントロール　71，88
血糖自己測定　17，84，99

血糖上昇係数　107
血糖認識トレーニング　159
ケトアシドーシス昏睡　144，153
牽引性網膜剝離　52，53
健康日本21　13，18
原発性アルドステロン症　45

降圧薬　71
口渇　24，81
高カロリー輸液　164
抗血小板療法　72
甲状腺機能亢進症　44
高浸透圧高血糖昏睡　144
高浸透圧高血糖症候群　153
硬性白斑　51
高齢者　35，181
高齢者総合的機能評価　181
コーヒー　202
コーピング　8
呼吸器感染症　74
こころの問題　167

細小血管症　27，49
サキサグリプチン水和物　136
酢酸フルドロコルチゾン　67
酒　201
サマーキャンプ　179
サルコペニア　181，184

糸球体濾過量　55
嗜好品　202
自己管理ノート　17
自己効力感　8
脂質　125
脂質異常症　125
歯周病　76
持続血糖モニター　85
持続式携帯型腹膜透析　61
持続皮下インスリン注入療法　85，99，100
シタグリプチンリン酸塩水和物　136
シックデイ　161，162
自動車の運転　195
自動腹膜透析　61
しびれ　66

若年発症成人型糖尿病　174
重症下肢虚血　70
粥腫　68
粥状硬化　68
手術　163
熟考期　8
出産　190
準備期　8
硝子体手術　53
硝子体出血　53
常染色体優性遺伝　46
小児　35，108
初期症状　25
職業の選択　192
食後高血糖　83
食事療法　56，94，105，119，122
職場　170，193
食品交換表　123
食物繊維　126
除脂肪体重　129
自律神経障害　63
シルデナフィルクエン酸　67
シロスタゾール　72
人為低血糖　104
心筋梗塞　26，69
神経因性膀胱　63
神経伝導検査　64
振戦　103
心理・行動科学的評価　7

膵移植　205
膵性糖尿病　44
膵島移植　206
膵島細胞抗体　41
スタチン　71
ステロイド薬　164
ストレス　170
スポーツ　198
スルホニル尿素（SU）薬　137

生活習慣の改善　70
生活の質　8，49
生活理論　8
正常型　29
性生活　190
生命保険　196
清涼飲料水ケトーシス　25

索引

前熟考期　8
全身倦怠感　81
選択的網膜光凝固　53
先天奇形　147
専門分野別チーム　10
専門連合チーム　10

増殖前網膜　52
増殖網膜症　52
足関節上腕血圧比　70
足趾上腕血圧比　70
組織プラスミノーゲン活性化因子　73
速効型インスリン分泌促進薬　138

大血管症　26, 49
代謝性アシドーシス　25
体重減少　24, 81
耐糖能異常　30, 128
多飲　24, 81
他科との連携　16
たこ　77, 79
多尿　24, 81
ダパグリフロジン　136
タバコ　201
多発末梢神経障害　62
単純網膜症　51
弾性ストッキング　67
蛋白尿　56

チアゾリジン系薬　139
地域ネットワーク　15
中膜硬化　68
超専門チーム　10
超速効型インスリン　99

槌状足趾　77

て

低血糖　103, 131, 157, 187
低血糖昏睡　158
テネリグリプチン臭化水素酸塩水和物　136
デュロキセチン　66
電子カルテ　16

動悸　103
瞳孔反応異常　63
透析療法　61
疼痛　66
糖尿病足病変　70
糖尿病胃障害　103
糖尿病黄斑症　52
糖尿病型　29
糖尿病合併妊娠　46, 147
糖尿病眼手帳　17, 53, 54
糖尿病ケトアシドーシス　25
糖尿病昏睡　153
糖尿病神経障害　27, 62
糖尿病腎症　27, 55, 127
糖尿病診療ネットワーク　15
糖尿病の遺伝　203
糖尿病網膜色素上皮症　52
糖尿病網膜症　27, 50
糖尿病予備群　37
糖尿病療養指導士　3
糖尿病療養指導士認定制度　13
糖尿病連携手帳　17, 90, 160
糖負荷試験　32
動脈硬化　26, 49, 68
ドコサヘキサエン酸（DHA）　126
トホグリフロジン水和物　136
トルブタミド　136
ドロキシドパ　67

内臓脂肪型肥満　82
ナテグリニド　71, 136, 138

2 型糖尿病　43, 119
肉体的加齢　184
日本糖尿病対策推進会議　13, 18
日本糖尿病療養指導士　3, 4
日本糖尿病療養指導士認定機構　4
乳酸アシドーシス　144, 156
乳酸性閾値　129
尿中 C ペプチド　46
尿中微量アルブミン排泄量　56
尿路感染症　75
妊娠　190
妊娠前管理　147
妊娠糖尿病　35, 46, 147, 191

認知症　184

脳血管障害　69
脳梗塞　26, 69
脳出血　69

バーセルインデックス　182
白癬菌症　76
発育加速仮説　175
発汗異常　63
ハネムーン期　43, 93
バルデナフィル塩酸塩　67
汎網膜光凝固　53

ピオグリタゾン　71, 136, 139
皮下脂肪型肥満　82
皮下注射　97
ビグアナイド薬　138
否認　168
皮膚の感染　76
肥満　82
病診連携　15
ビルダグリプチン　136

フィブラート系薬剤　72
フットケア　77, 79
ブドウ糖　21
ブホルミン　136, 138
プラーク　68
フルオレセイン蛍光眼底造影　53
プレガバリン　66
プロピレングリコール水和物　136

閉塞性動脈硬化症　70
胼胝　77, 79

ボグリボース　136, 138
補食　114
歩数計　132
勃起障害　63, 67, 190

末梢神経障害　62

末梢動脈疾患　70
慢性合併症　25
慢性肝炎　45

み

ミグリトール　136, 138
ミクロアンギオパチー　49
ミチグリニドカルシウム水和物　136, 138
ミトコンドリア遺伝子異常　46, 190
ミニメンタルテスト（MMSE）　182

む

無関心期　8
無酸素運動　130
無酸素性代謝閾値　130
無自覚低血糖　63, 103, 148, 159, 195
無症候性心筋梗塞　69
無症候性脳梗塞　69

無痛性心筋梗塞　63

め

メタボリックシンドローム　37
メチル硫酸アメジニウム　67
メディカルチェック　112, 131
メトホルミン　71, 136, 138
メモリー効果　71

も

網膜出血　51
モノフィラメント検査　64

や

薬物療法　120

ゆ

有酸素運動　130
遊離脂肪酸　24, 128

よ

余暇　198

り

リキシセナチド　145
リナグリプチン　136
旅行　199
リラグルチド　145

る

ルセオグリフロジン水和物　136

れ

冷汗　103
レジスタンス運動　130
レパグリニド　136, 138

ろ

労働者としての権利　192
ロコモティブシンドローム　181, 184

■「糖尿病療養指導の手びき（改訂第5版）」執筆者一覧 （敬称略，五十音順）

雨宮　伸（埼玉医科大学小児科）
石塚達夫（岐阜市民病院総合診療・リウマチ膠原病センター）
犬飼敏彦（獨協医科大学越谷病院糖尿病内分泌・血液内科）
絵本正憲（大阪市立大学代謝内分泌病態内科学）
川村智行（大阪市立大学発達小児医学）
島田　朗（東京都済生会中央病院糖尿病・内分泌内科）
杉山　隆（東北大学産科学婦人科学教室）
関口雅友（札幌厚生病院第一内科）
玉澤直樹（青森労災病院糖尿病・内分泌センター）
土井康文（麻生飯塚病院医務室）
成田琢磨（秋田大学内分泌・代謝・老年内科学）
西村英紀（九州大学大学院歯学研究院口腔機能修復学）
船津英陽（東京女子医科大学八千代医療センター眼科）
山﨑真裕（京都府立医科大学内分泌免疫内科）
山根公則（NTT西日本中国健康管理センター）

利益相反に関して

　日本糖尿病学会「糖尿病治療の手びき編集委員会」では，委員・担当理事・執筆者と糖尿病および関連疾患に関与する企業との間の経済的関係につき，以下の基準で各委員・担当理事・執筆者より過去1年間の利益相反状況の申告を得た．

1. 企業・組織や団体の役員，顧問職などの有無と報酬額（1つの企業・組織や団体からの年間100万円以上）
2. 株式の保有と，その株式から得られる利益（1つの企業について，1年間の株式による利益が100万円以上，あるいは当該全株式の5％を有する場合）
3. 企業・組織や団体から支払われた特許使用料（1つの権利使用料が年間100万円以上）
4. 企業・組織や団体から，会議の出席（発表）に対し，研究者を拘束した時間・労力に対して支払われた日当（講演料など）（1つの企業・団体からの年間の講演料が合計50万円以上）
5. 企業・組織や団体が，パンフレットなどの執筆に対して支払った原稿料（1つの企業・組織や団体からの年間の原稿料が合計50万円以上）
6. 企業・組織や団体が提供する研究費（1つの企業・団体から医学研究（受託研究費・共同研究費など）に対して支払われた総額が年間200万円以上）
7. 企業・組織や団体が提供する奨学（奨励）寄付金（1つの企業・組織や団体から，申告者個人または申告者が所属する部局（講座・分野）あるいは研究室の代表者に支払われた総額が年間200万円以上）
8. 企業・組織や団体が提供する寄付講座に申告者らが所属している場合
9. 研究とは無関係な旅行，贈答品などの提供（1つの企業・組織や団体から受けた総額が年間5万円以上）

　委員・担当理事・執筆者はすべて「糖尿病療養指導の手びき（改訂第5版）」の内容に関して，糖尿病および関連疾患の医療・医学の専門家あるいは専門医として，科学的および医学的公正さと妥当性を担保し，対象となる疾患の診療レベルの向上，対象患者の健康寿命の延伸・QOLの向上を旨として編集作業を行った．利益相反の扱いに関しては，日本糖尿病学会の「利益相反（COI）に関する指針」に従った．

　申告された企業名は以下の通りである（対象期間は2014年1月1日～2014年12月31日）．企業名は2015年3月現在の名称とした（50音順）．

記

1：なし
2：なし
3：なし
4：アステラス製薬株式会社，アストラゼネカ株式会社，MSD株式会社，小野薬品工業株式会社，株式会社三和化学研究所，興和株式会社，興和創薬株式会社，サノフィ株式会社，大日本住友製薬株式会社，武田薬品工業株式会社，田辺三菱製薬株式会社，日本イーライリリー株式会社，日本ベーリンガーインゲルハイム株式会社，ノバルティスファーマ株式会社，ノボノルディスクファーマ株式会社
5：なし
6：MSD株式会社，白鳥製薬株式会社，田辺三菱製薬株式会社，日本イーライリリー株式会社，ロシュ・ダイアグノスティックス株式会社
7：アステラス製薬株式会社，アストラゼネカ株式会社，MSD株式会社，小野薬品工業株式会社，株式会社三和化学研究所，株式会社ツムラ，協和発酵キリン株式会社，サノフィ株式会社，第一三共株式会社，大正富山医薬品株式会社，武田薬品工業株式会社，田辺三菱製薬株式会社，日本たばこ産業株式会社，日本ベーリンガーインゲルハイム株式会社，ノボノルディスクファーマ株式会社
8：田辺三菱製薬株式会社
9：なし

改訂第4版 執筆者一覧 （五十音順）（所属は発刊当時のもの）

雨宮　伸	埼玉医科大学小児科
石塚　達夫	岐阜大学総合病態内科学分野
岩瀬　正典	九州大学病態機能内科学
植木　彬夫	東京医科大学八王子医療センター内科
絵本　正憲	大阪市立大学大学院医学研究科代謝内分泌病態内科学
島田　朗	東京都済生会中央病院糖尿病・内分泌内科
杉山　隆	東北大学医学部附属病院周産母子センター
関口　雅友	札幌厚生病院第一内科
成田　琢磨	秋田大学内分泌・代謝・老年医学分野
藤本　新平	高知大学内分泌代謝・腎臓内科
間中　英夫	山形県立中央病院内科
山根　公則	NTT西日本中国健康管理センター

改訂第3版 執筆者一覧 （五十音順）（所属は発行当時のもの）

渥美　義仁	東京都済生会中央病院内科
穴澤　園子	東京都済生会中央病院内科
雨宮　伸	埼玉医科大学小児科
石井　均	天理よろづ相談所病院内分泌内科
岩瀬　正典	九州大学大学院医学研究院病態機能内科学
絵本　正憲	大阪市立大学大学院医学研究科代謝内分泌病態内科学
岡　芳知	東北大学大学院医学系研究科分子代謝病態学
河津　捷二	埼玉医科大学健康管理センター
貴田岡　正史	公立昭和病院内分泌代謝科
北川　良裕	JR大阪鉄道病院血液内分泌内科
葛谷　英嗣	国立病院機構京都医療センター
小林　哲郎	山梨大学医学部第三内科
佐藤　利彦	大阪市立総合医療センター代謝・内分泌内科
高橋　昭光	筑波大学臨床医学系内科（内分泌代謝）
高橋　和眞	岩手医科大学糖尿病代謝内科
富永　真琴	山形大学大学院医学系研究科器官病態統御学講座液性病態診断医学分野
西沢　良記	大阪市立大学大学院医学研究科代謝内分泌病態内科学
船津　英陽	東京女子医科大学八千代医療センター眼科
細井　雅之	大阪市立総合医療センター代謝・内分泌内科
松岡　健平	東京都済生会渋谷診療所
間中　英夫	山形県立中央病院内科
安田　圭吾	松波総合病院生活習慣病センター
安田　斎	滋賀医科大学看護学科
山田　信博	筑波大学臨床医学系内科（内分泌代謝）
横野　浩一	神戸大学大学院医学系研究科老年内科学
吉岡　成人	北海道大学大学院医学研究科免疫・代謝内科学

初版・改訂第2版 執筆者一覧（五十音順）（所属は発行当時のもの）

赤澤　好温	元国立病院機構京都医療センター
阿部　隆三	元太田綜合病院附属太田記念病院
池田　義雄	タニタ体重科学研究所
石井　　均	天理よろづ相談所病院内分泌内科
一色　保子	愛媛大学小児科
伊藤　卓夫	いとう小児科
大澤　春彦	愛媛大学分子遺伝制御内科
大森　安恵	東京女子医科大学名誉教授
戒能　幸一	亀井小児科
門脇　　孝	東京大学糖尿病・代謝内科
金澤　康徳	自治医科大学名誉教授
河津　捷二	埼玉医科大学健康管理センター
河西　浩一	香川大学名誉教授
菊池　方利	朝日生命成人病研究所
貴田　嘉一	元愛媛大学小児科
吉川　隆一	滋賀医科大学
鬼原　　彰	札幌医科大学名誉教授
葛谷　　健	自治医科大学名誉教授
葛谷　英嗣	国立病院機構京都医療センター
佐々木英夫	山形大学名誉教授
佐藤　祐造	愛知学院大学心身科学部
鈴木　　進	太田西ノ内病院糖尿内科
竹田　亮祐	金沢大学名誉教授
垂井清一郎	大阪大学名誉教授
豊田　隆謙	東北大学名誉教授
仲村　吉弘	元福岡赤十字病院
羽倉　稜子	埴生内科
馬場　茂明	元国際糖尿病教育学習研究所
平田　幸正	東京女子医科大学名誉教授
藤井　　暁	元大阪市立総合医療センター
堀田　　饒	中部労災病院
松岡　健平	東京都済生会渋谷診療所

（一般社団法人）日本糖尿病学会糖尿病治療の手びき編集委員会

関口雅友（北海道）	絵本正憲（近畿）
玉澤直樹（東北）	山根公則（中国・四国）
成田琢磨（東北）	土井康文（九州）
犬飼敏彦（関東甲信越）	荒木栄一（担当理事）
島田　朗（関東甲信越）	稲垣暢也（担当理事）
○石塚達夫（中部）	難波光義（担当理事）
山﨑真裕（近畿）	

（2015年4月現在，○：委員長）

糖尿病療養指導の手びき（改訂第5版）

1999年5月20日　第1版第1刷発行	編・著　一般社団法人　日本糖尿病学会
1999年11月25日　第1版第4刷発行	発行者　小立鉦彦
2001年5月1日　第2版第1刷発行	発行所　株式会社　南江堂
2004年4月1日　第2版第3刷発行	〒113-8410　東京都文京区本郷三丁目42番6号
2007年6月5日　第3版第1刷発行	☎（出版）03-3811-7236　（営業）03-3811-7239
2011年3月10日　第3版第3刷発行	ホームページ　http://www.nankodo.co.jp/
2012年6月1日　第4版第1刷発行	印刷　横山印刷／製本　三水舎
2015年5月15日　改訂第5版発行	装丁　永田早苗

Handbook on Diabetes Education, 5th Edition
Ⓒ The Japan Diabetes Society, 2015

定価は表紙に表示してあります．　　　　　　　　Printed and Bound in Japan
落丁・乱丁の場合はお取り替えいたします．　　　ISBN978-4-524-25767-6

本書の無断複写を禁じます．

JCOPY〈（社）出版者著作権管理機構　委託出版物〉

本書の無断複写は，著作権法上での例外を除き，禁じられています．複写される場合は，そのつど事前に，（社）出版者著作権管理機構（TEL 03-3513-6969，FAX 03-3513-6979，e-mail: info@jcopy.or.jp）の許諾を得てください．

本書をスキャン，デジタルデータ化するなどの複製を無許諾で行う行為は，著作権法上での限られた例外（「私的使用のための複製」など）を除き禁じられています．大学，病院，企業などにおいて，内部的に業務上使用する目的で上記の行為を行うことは私的使用には該当せず違法です．また私的使用のためであっても，代行業者等の第三者に依頼して上記の行為を行うことは違法です．